中 医 食 疗 学

（第二版）

主编　杨永良　张正浩

中国医药科技出版社

内 容 提 要

　　本书系中医食疗学专著，简要论述了中医食疗学的发展沿革及食物的性能特点与运用，重点介绍了果品、蔬菜、肉食、水产、酿造及谷物等6大类食物的性味归经、功效应用、用法用量、文献摘要及现代研究等，同时介绍了常见26科病证的中医食疗。全书内容丰富、资料翔实，所述食疗方法简明扼要、通俗易懂、实用有效。本书适合于中医院师生、临床师参考，同时适合于广大中医药爱好者阅读参考。

图书在版编目（CIP）数据

　　中医食疗学/杨永良，张正浩主编 . —2 版 . —北京：中国医药
科技出版社，1998.11
　　ISBN 978 - 7 - 5067 - 1954 - 4

　　Ⅰ. 中…　Ⅱ.①杨…②张…　Ⅲ. 食物疗法　Ⅳ.R247.1

　　中国版本图书馆 CIP 数据核字（98）第 29127 号

出版　　中国医药科技出版社
地址　　北京市海淀区文慧园北路甲 22 号
邮编　　100082
电话　　发行：010 - 62227427　邮购：010 - 62236938
网址　　www.cmstp.com
规格　　787 × 1092mm $^1/_{16}$
印张　　12 ½
字数　　304 千字
版次　　1998 年 12 月第 2 版
印次　　2023 年 5 月第 13 次印刷
印刷　　三河市百盛印装有限公司
经销　　全国各地新华书店
书号　　ISBN 978 - 7 - 5067 - 1954 - 4
定价　　32.00元
本社图书如存在印装质量问题请与本社联系调换

主　编　杨永良　张正浩

编　委　（按姓氏笔画为序）

丁艳蕊　杨永良　张正浩
周祯祥　周琍珍　胡爱萍
郝建新

再 版 前 言

中医食疗学源远流长，是一门古老而又新兴的学科。谓其古老，是自人类诞生以来，药食同源，几乎与生息并存；谓其新兴，是指食疗乃纯天然疗法，倍受世人青睐，研究和发展十分迅速。

食疗学和本草学同是中医学的重要组成部分，从古迄今，有关食疗的论述、研究，均是按照本草学的体例进行编写的。我们编写的这本《中医食疗学》，在编写体例上，亦根据本草学的特点，将每味食物分别从来源、别名、性味归经、功效应用、用量用法、使用注意、古代文献、现代研究等方面进行阐述，其中"来源"主要介绍食物的品种来源、食用部位。"功效应用"介绍食物的主治、食用意义，为全书之重点。"古代文献"一般选用古代医家的精辟论述 3～5 段。"现代研究"侧重于食物的成分、药理、临床等。对于同源异物者，则附于同源食物之后，以资鉴别。总之，我们力求从本草学的角度进行分述，以便于学员学习、掌握、记忆，进而在临床、医疗实践和饮食方面有针对性、选择性应用。

本书曾在湖北中医学院试作教材使用，学员们对其编写反映良好。近年来，我们对其不断增减修改，这次增添了 26 种常见疾病的食疗，更完善了食疗法的内容，但由于我们水平有限，有些本来应该编写进去的食物及有些疾病的食疗方法还未能编入，对有些食物作用的阐述还不十分贴切，对一些有学术价值的资料还未能全面收录。其错误在所难免，恳望同仁提出批评指正，以便进一步修改提高。

编　者
1998 年 7 月

目　　录

总　　论

各　　论

第一章　果品类

第二章　蔬菜类

总　　论

　　中医食疗学是中医学伟大宝库中的一个重要组成部分。几千年来，我国人民在与疾病的顽强斗争过程中，不仅创立了独特的中医学体系，而且还积累了丰富的食疗经验，并逐步将其融汇于其中，最终发展成为中医食疗学。今天，随着社会的进步，人民生活水平的提高，人们对自身健康的维护和疾病的防治有了更高的要求。多数人都希望能获得一种既安全、又有效的保健强身措施，以避免受到药物毒性的伤害，这就使得中医食疗倍受青睐。

　　食疗（食物疗法），又称食治，即利用食物来影响机体各方面的功能，使其获得健康或愈疾防病的一种方法。通常认为，食物是为人体提供生长发育和健康生存所需各种营养素的可食性物质，也就是说，食物最主要的是营养作用。其实不尽然，中医学很早就认识到食物不仅能营养机体，而且还能疗疾却病。如近代医家张锡纯在《医学衷中参西录》中曾指出：食物"病人服之，不但疗病，并可充饥。不但充饥，更可适口。用之对症，病自渐愈，即不对症，亦无他患"。可见，食物本身就具有"养"和"疗"二方面的作用。而中医学则更重视食物在"疗"、"治"方面的特性。

　　中医食疗学是以中医药学理论为指导，专门研究各种食物在人体医疗保健中的作用及应用规律的一门实用性学科。其主要研究内容包括食物的性能、功效和在保健强身、防病治病中的应用规律等理论与经验，以及食用价值、饮食卫生、加工配制等。在研究方法上，现代中医食疗学已不再局限于经验积累和文献整理，而是更多地利用现代科学技术手段和思路，并注意与现代营养学、植物化学、生物化学及烹饪学等其他学科相结合，这就为食物的开发利用和食物疗法的运用开辟了更广阔的前景。

　　由于中医食疗学是以中医药学理论为基础的，以"养"、"疗"结合为主要内容的学科，因此，还具有以下几个显著特点：①经验丰富、行之有效。中医食疗有3000多年的发展历史，在这段漫长的岁月中，人们积累了大量的实践经验，其中绝大多数都被收载于古典文献和著作中，至今仍具有很强的实用价值。如现代保健食品，不少是在古人经验的基础上研制而成的。同时，古典文献中记载的许多食疗方法亦被现代临床实践所证实。②方法独特，简便实用。中医食疗具有浓厚的民族风格和传统特色，其加工制作方法多采用我国传统的烹饪技术，加工出来的食品，都是我国人民熟悉喜爱的，"不但可口，且可疗疾"，如赤小豆煲鸡、蜜糖蒸百合等。因此，极易为人们所接受和掌握。③饮食有节，调适合理。元代营养学家忽思慧在《饮膳正要》中指出："善养性者，先饥而食，食勿令饱，先渴而饮，饮勿令过。食欲数而少，不欲顿而多。"这就是说，人的饮食要有节制，既不能狂食滥饮，也不能偏食偏嗜。只有做到饮食有度，调适合理，才能起到保健强身，延年益寿的作用。可见强调饮食卫生是中医食疗学的重要特点。④辨证施食，个体调整。以中医理论为指导的食疗实践，最突出的特点是辨证施食，即根据食疗对象的体质和病证特征，给予相应的食物。如素体阳虚的人，适宜多吃有温补作用的食物，而发热、烦渴的患者，则应多吃寒凉滋润的食品。以使其内环境恢复协调，保持健康，或起到防治疾病的作用。

目前，中医食疗，作为一种比较理想而有效的医疗保健方法，越来越受到我国医药学和营养学界的重视，并已成为现代人体医疗保健综合措施中的一个重要组成部分。

第一章 中医食疗学的发展沿革

中医食疗是我们的祖先遗留的宝贵文化遗产，同中药一样，为中华民族的繁衍昌盛和人民的身心健康作出了巨大的贡献。药食同源一说，反映了食物的起源与药物的发现是密切联系的。从古人类开始发现食物到认识其有一定的治疗作用，全部的经验都是在自觉与不自觉的探索中得到的。如关于"神农尝百草，一日而遇七十毒"的传说，就证明了这一点。"百草"就包括了某些食物。商汤时期伊尹创汤液，可能是人们知道得最早的有关食疗的传说了。药物汤剂的出现与食物烹调术的发展是并行而不悖的。

西周时期，宫廷中开始专设食医，主要管理帝王的饮食营养。其时，人们对饮食物宜忌已有了充分的认识，而且更注意到了不同食物在防治疾病、保健强身方面的不同作用。但其经验仍然是原始的、不成体系的，食物和药物的界限还不明显、呈朦胧模糊状态。

战国时期，我国传统医药学理论体系初步形成，关节食疗学的内容已显端倪，从《汉书·艺文志》中著录有《神农黄帝食禁》七卷来看，先秦时期关于饮食禁忌的内容已经受到人们的极大重视并且总结出一些带规律性的东西。我国现存的最早的医学巨著《黄帝内经》就提出"毒药攻邪，五谷为养，五果为助，五畜为益，五菜为先，气味合而服之，以补精益气"（《素问·脏气法时论》）以及"谷肉果菜，食养尽之，无使过之，伤其正也"（《素问·五常政大论》）的合理饮食内容。强调了饮食物在疾病治疗和康复过程中的重要作用，这些论述为后世食疗学的建立奠定了基础。

东汉时期成书的我国现存最早的药学专著《神农本草经》中收载了不少食物，包括谷、米、果、木、草、鱼、禽、兽等，并从药物学的角度对其性味、功效、主治等进行了论述。同时期的著名临床医学家张仲景在《伤寒杂病论》中，创制了如猪肤汤、苦酒汤、当归生姜羊肉汤等疗效卓著的食疗方。

其后，南朝·梁代陶弘景在著录《神农本草经集注》时，注意按饮食物的自然属性（谷、米、果、鱼、禽、兽）单独成章与玉石、草木等并列，可见陶氏在编撰药物学时很重视食物的特殊性，这种分类法为后世食疗本草和中医食疗学的诞生起到了极大的促进作用。尽管如此，这一时期食疗仍未成为一门独立的学科，不过随着食疗经验的丰富积累，当时的医药学家们已经基本完成了从经验到理论的过渡，无论在经验的总结和理论的准备上都为食疗学的产生打下了坚实的基础。

迨至唐代，随着社会生产力的发展，经济的繁荣，人民生活水平的提高，人们对饮食的要求有了很大变化。至此，食疗学独立发展的社会大环境已经具备。唐初著名医药学家孙思邈特在他所撰的《备急千金要方》中设立《食治》专章，其中共收载食物 154 种，分为果实、菜蔬、谷米、鸟兽（附虫、鱼）等 4 类，并强调"安身之本必资于食、食能排邪而安脏腑，悦神爽志以资气血，若能用食平疴、释情遣疾者，可谓良工"。可见孙氏已充分认识到食物具有营养、预防、治疗、保健等多方面的综合作用。这说明食疗的实践已升华到了理论阶段。其后，孟诜撰成《补养方》3 卷，共收食物 138 种。张鼎又在此基础上增补食物 89 种，其中收载了不少前代本草书中无记载的食物，著成了《食疗本草》3 卷，该书较全面地从食物的营养、治疗等方面进行了论述，提出了妊娠、产妇的饮食禁忌，小儿对食品的要求及过食、久食某些食物的副作用。自《食疗本草》问世后，咎殷撰写的《食医心鉴》、陈士良所著《食性本草》亦相继问世，至此，食疗学作为一门独立发展的学科已具雏型。

宋元时期，在本草学迅速发展的基础上，食疗学的内容也得到极大的丰富，大部头方书如《太平圣惠方》、《圣济总录》及药物学专著《证类本草》中都专设有《食治》门，收录了更多的食物。专门论述食物疗法，食物疗病的著作不断出现，如宋·陈直的《养老奉亲书》、元·贾铭的《饮食须知》、吴瑞的《日用本草》、忽思慧的《饮膳正要》、娄居中的《食治通说》等，其中尤其以《饮膳正要》价值较高，该书 3 卷收载单味食物 230 种，附图 168 幅，饮膳方 238 首，将食物分为米、谷、兽、禽、鱼、果、菜、料物等 7 类，并分别系统地介绍了食物的性味、功效、主治、宜忌等内容。书中还增收了当时外域食用或少数民族习用的食物，如烧酒（蒸馏酒）作为食品，亦首次被记载于食疗学专书中，由于该书注意从营养、烹饪技术、饮食卫生、饮食宜忌及治疗等方面加以论述，故被誉为是我国现存最早的营养学专著。

明清以来，食疗作为中医临床治疗中的重要方法之一，受到了当时医药学家的普遍重视，被收入本草专著中的食物大大增加，以食疗为主要研究对象的著作亦日益增多，如明代李时珍的《本草纲目》中收载食物达 500 余种，且多数附有验方，朱橚的《救荒本草》、卢和的《食物本草》、清代费伯雄的《食鉴本草》、王世雄的《随息居饮食谱》、章穆的《调疾饮食辨》等都有较高的学术及实用价值，其中尤以刊行于公元 1642 年～1644 年间的《食物本草》（作者不详，与卢和书同名）收载内容最多，该书 22 卷，载食物 1679 种，分为水谷、菜、果、鳞介、蛙虫、禽兽、草木、火、金、玉石、土等 16 部，堪称我国食物本草之最。

纵观古今，食疗源远流长，据统计从汉代到清代我国食疗著作约 300 倍，但现在可见到的仅有 16 部。在历经了 3000 余年漫长的发展过程后，中医食疗学又再次引起了国内外人士的重视，尤其是近十几年来，我国的食疗著作颇丰。此外，在大量食疗著作出现的同时，社会上的食疗实践方兴未艾，医学科研人员研制的新产品、保健食品不断问世，传统的药膳滋补品亦倍受人们青睐，食疗科或食疗门诊、药膳餐厅、餐馆的开设将流传于民间的食疗实践推向了一个更高的水平。市场上丰富多采的保健食品和饮料广为人们喜爱，至此，中医食疗学在客观上已经成为中医药学领域中的一门独立学科，围绕食疗所进行的临床实践和科学研究也达到高潮。可以认为，食疗的再兴起，是人类物质文明和精神文明发展的需要，它将为人类企望的健康长寿展示新前景。

第二章 食物的性能特点

食物的性能包括性、味、归经、功效等内容。这是因为食疗学是中医药学的一个分支，其理论同源异流，故在性能的表达和性能的归纳上与中药无本质区别，因此，自有食疗学专著以来，都是按本草学的特点，用性、味、归经、功效等来反映并指导应用的。不过食物的偏性（即性能）不如药物显著，具有可食可药的双重性，如山药、薏苡仁、生姜等。

对食物性能的认识，是通过长期反复食疗实践经验的总结，并与中医药基本理论相融合而形成的。中医学对食物性能的认识，拓宽了饮食物的应用领域。可以说，我国现代营养学的产生和发展，与中医学亦不无关系。

一、性味

性是指食物具有的不同属性，包括寒、凉、温、热、（平）等，习称"四气"。食物性质的确定与药物相同，亦是从食物作用于机体后产生的反应中概括出来的，如西瓜、梨子等食用后有清凉的感觉，当身体有热象时有祛热的作用并有凉爽可口的滋味，而当身体有寒象时，食后会自觉不适，甚或有寒凉感，故认为这些食物是寒性或凉性。又如当盛夏时食用羊肉、狗肉会引起燥热烦渴，而严寒时食用则能增强抗寒能力，故认为这些食物是温性或热性。可见，食物的寒热之性是确实存在的，但表现显著的却不多见。多数食物的性不甚明显，故常概括为平性，如粳米、大枣等。

食物的属性一般可以通过其功效来反映，如具清热作用的食物其性寒凉，具散寒作用的食物其性温热，反之具寒凉特性的食物多有清热润燥，生津等作用，具温热特性的食物多有温里、散寒、助阳等作用。平性的食物一般表现为作用缓和、无明显副作用，应用范围较广。掌握食物的不同属性，对于临床辨证施食具有重要指导意义。

味，即滋味。在中药学里，味的实质包括口尝及理论推测两方面。口尝是通过人们的味觉器官直接感受到的，如生姜味辛、白糖味甘、海带味咸等。所谓理论推测，是指某一物质具有某种味道，临床上能治疗某种病证，但口尝却无这种感受。在食物中，通常所说的味，多以人们的味觉感知而确定其味道。

食物的味包括辛、甘、酸、苦、咸（涩、淡）5种，习称"五味"，其作用和中药学所介绍的相同。

辛味，具有能行能散的特点。即能行气、行血、散风寒、散风热的作用。如萝卜、洋葱行气；黑木耳行血；生姜散风寒；豆豉散风热。

甘味，具有能补能缓的特点。即补虚，缓和的作用。如补气的山药，补血的大枣，补阴的甘蔗，补阳的狗肉。

酸味，具有能收能涩的特点，即收敛固涩的作用，如乌梅涩肠止泻。

苦味，具有能泄能燥的特点，即泻下、燥湿的作用。如苦瓜清热。

咸味，具有能下能软的特点，即泻下、软坚作用，如海带软坚。

涩味和酸味虽口感不同，但作用基本相同。一般来说，食物中具涩味和酸味者还有生津的特点，如菠萝、蕃茄。

淡味，具有渗利水湿的作用，如薏苡仁利水渗湿。另外，食物中淡味还指一些清淡之品，即素菜食物多宜于病后体虚病者，与药性中的淡味概念不同。

二、功效

食物的功效是对食物的预防、治疗、保健等作用和疗效的直接概括，是食物性能的重要组成部分，是食物治疗疾病的主要依据。功效产生于食疗实践，是从食物的多种防治、保健作用与疗效中概括出来的，一个具体的功效，往往能综合反映一种食物性能的多个方面。每一种食物都具有中药学理论意义上的功效，这些功效大致可以概括为以下几类：协调阴阳，如河虾壮阳、银耳滋阴、葱白通阳；调理气血，如菠菜养血、黄豆益气、萝卜行气、醋活血；调整脏腑，如蜂蜜润肺、海参补肾、洋葱和胃、百合清心；祛邪除病，如菠萝清暑、酒散寒、鸽肉祛风解毒、海带消痰。

食疗是通过调整全身机能而起到治疗作用的，有针对性地选用具有不同功效的食物来祛除病邪，消除病因，纠正阴阳的偏盛偏衰，恢复脏腑功能的协调，即能促使病体恢复正常，增强机体的抗病能力和适应能力，保持身体健康，延长寿命。

此外，食物的特点还涉及到归经、升降浮沉，毒性理论等方面的问题，这些内容可参考一般中药学书籍。

第三章　食　物　的　运　用

一、运用食疗的基本原则

食物作用于人体，需根据一定的原则来应用。食物虽然作用平和，仍有一定的偏性，故须根据不同食物的特点进行灵活取舍，并应强调合理利用，即根据个体需要，选用相应食物，或者合理搭配，以符合人体健康需要。有鉴于此，食疗的基本原则如下：

1. 整体性原则　人体作为一个有机整体与自然界息息相通，人体内环境与自然环境间呈动态平衡，若因内外环境的改变或致病因素的干扰，破坏了这一平衡，即可能导致疾病的发生，如气候突然变化，骤受寒冷，导致脏腑功能失调，应及时用驱寒食物以维持和促使人体内外环境相对稳定和平衡。因为，食物的摄入本身就是自然界对人体内环境的一种直接干预，是保持人体内外环境相对统一的重要因素。正确运用不同性能的食物可以使人体顺应气候变化，保持内环境的稳定，如夏季应多食西瓜、绿豆等，冬季应多食羊肉、狗肉等，秋季应多食梨子等即因时制宜。我国地域广阔、物产丰富，但人们生活的地理位置和生态环境差别较大，故其生活习惯和饮食结构不尽相同，突出反映食物的地域性，是提高食物疗效的重要方面，亦是使人体顺应不同地理环境的重要条件，如东南沿海地区潮湿温暖、宜食清淡、长于除湿的食物；西北高原地区寒冷干燥，宜食性湿热、长于散寒、生津，润燥的食物，即因地制宜。人体的生理病理状况，随着年龄的变化和体质的不同而有明显区别，若根据个人的不同体质，有选择性的摄入食物，即可能起到防病治病，保持健康的作用。例如，儿童身体娇嫩，为稚阴稚阳，宜选用性质平和、易于消化，又能健脾开胃的食物，而应慎食滋腻峻补之品；老年人气血阴阳渐趋虚弱，身体各部机能亦较低下，故宜选用有补益作用食物，凡过于寒凉和温热及难于消化的食物均应慎用；个体上的差异，食物的选择亦有不同，如男性在生理上因消耗体力过多，常以阳气偏衰为主，宜多食补气助阳的食物，而女性则有经孕产乳等特殊生理时期，容易伤血，故宜食清凉阴柔之品；阳虚者宜食温热补益之品，阴血不足宜食养阴补血之品，易患感冒者宜食补气之品，湿热较甚者宜食清淡渗利之品，即因人制宜。总之，充分利用食物的各种性能，调节和稳定人体的内环境，使之与自然环境相适应，方能保持健康，祛病延年。

2. 辨证施食原则　辨证论治（包括施治、施药、施食）是中医治疗学上的一大特征。中医学认为，疾病发生发展的全过程是呈动态变化的，一种疾病可随病因、体质、年龄、气候、地域或发展阶段等因素的变化，表现为不同的证，所谓辨证施食。即指根据不同的病证来选配食物。因此，在疾病治疗过程中，食物的选配应在辨证施食的原则下进行，如虚证宜用补益之品，实证宜用祛邪之品，表证宜用发散之品，里实宜用通泄之品，里寒证宜用温里之品，里热证宜用清泄之品。针对一种疾病，在临床上表现出的多种不同的证，在选择食物时亦有差别。如患泄泻，属湿热内蕴证，宜食马齿苋；属食积中焦证，宜食山楂、萝卜；脾胃虚弱证，宜食莲子、藕。气滞胃脘痛宜食橘子，但不宜食柿子；胃阴不足应食含水份较多的水果，不宜食干果。辨证施食，能调节机体的脏腑功能，促进内环境趋向平衡、稳定，它是中医食疗学的重要特点。

3. 辨病施食原则　一种疾病的发生发展变化，在病理生理上具有其独特的内在规律，尽管在不同人体和不同阶段，其证的表现有异，但它固有的变化规律依然存在，在治疗中必须注意到病的特殊性，故食疗也讲究辨病施治，如遗精病，无论呈现何证均宜用莲子；消渴病，宜食用南瓜、山药；瘿瘤病，宜食用海带。食物所含有的物质成分决定一种食物往往对某一种或几种疾病具有特异性作用，以辨病施食来指导实践，亦具有一定意义。在食疗实践中，辨证与辨病施食是提高食疗效果的2个重要原则，也就是说，在食物选配时，既要注意证的多样性，又要重视病的内在特殊本质，在病的诊断确立后，辨明其证是正确选用食物的前提，掌握每一食物的性能特点，有针对性施用，是保证治疗效果的重要基础。辨证与辨病，两者相辅相成，不可顾此失彼。

4. 平衡膳食原则　即在可能的情况下，尽可能食用多种食物，而使种类齐全，数量充足，比例适当，避免偏食。嗜食某种食物可致使体内某些物质缺乏。谷物、动物、蔬菜、水果，在膳食中均尽可能占有适当比例，以保证机体的需求。在日常生活中，经常可见到因为偏嗜而引发的疾病，如过食辛辣温热性食物，即可产生口渴咽干、腹痛便秘等。我国古代医家早就认识到这一点，如《素问·五脏生成篇》中曾指出："多食咸，则脉凝泣而变色；多食苦则皮槁而毛拔；多食辛则脉急而爪枯；多食酸则肉胝皱而唇揭；多食甘则骨痛而发落。"可见，尽管食物都有营养机体的作用，但因其性能不同，偏嗜不仅起不到营养作用，反而会导致脏腑功能失调，阴阳乘戾，危害健康，滋生疾病。因此，平衡膳食即成为食疗中的一个重要应用原则。

二、食物的应用方式

1. 服用方式 食物服用主要分为 2 大类，即食用和饮用，按照中国人的饮食习惯，食用是主要的，如粳米饭、粉蒸排骨。饮用是次要的，如喝酒、饮茶。

2. 应用类型 食物既可单用，如炒菠菜，亦可联用，如三仙饮、八宝饭。也有药膳相兼者，如生姜、红糖以沸水浸泡代茶饮。

3. 食品类型 食品种类很多，食用方法也很多，按照中国人传统的饮食习惯，大致有如下几种。（1）米饭：一般以粳米、糯米为主，蒸食用，具有补气益脾、养血作用。（2）粥食：多以粳米、糯米、玉米、小米为主，加水煮成半流质状，适用于病后、身体虚弱进行调补。（3）汤羹：多以肉、蛋、奶、鱼、银耳为主，主要起补益滋养作用。（4）菜肴，多以蔬菜、肉类、禽蛋、鱼虾进行凉拌、蒸、闷、炒、卤、烧、炖、氽等。（5）汤料：是以某种物质加入多量的水进行煨、炖而成，如排骨汤、银耳汤。（6）饮料：是将某种原料合干燥糖粉制成干燥颗粒状散剂，如橘汁精、菠萝精。（7）酒：一般以粮食或葡萄经发酵制成。酒具有散寒、活血、温胃、利尿、助药力的作用。（8）散（粉）：是将食物研末晒干，临时加水冲服，如糯米粉、荸荠粉。（9）蜜膏：将食物切碎，熬取汁液，浓煎，加入蜂蜜或白糖收膏，如雪梨膏。多具有生津止咳，滋养的功效。（10）蜜饯：以水果加水煎煮，快煮开时，加入蜂蜜，小火煮透即成。多具滋养和胃，润燥生津的作用。（11）糖果：以糖为主，加水熬炼至稠状，再渗入其他食物的汁液、浸膏或粗粉，搅匀、熬至不拈手为止，冷却后成块。（12）饼干：用面粉、糖、油、乳品、香料、疏松剂等原料加水调和成面团，经过辊压成薄片，成形烧烤而成的一种松疏干制食品，便于携带，随用随取。以上食品中，米饭、粥食、汤羹、菜肴、汤剂为主食，即每日必须进食者，其中又以米饭、菜肴为最主要，饮料、酒剂、散剂、蜜饯、饼干为副食。

三、食物禁忌

食物禁忌，习称食忌、忌口，指在某种情况下某些食物不能食用，否则会导致身体出现偏差，甚至引起病变。食疗学认为，不同食物性能（偏性）有差异，尽管都有可食性和营养功能，但在防治疾病时，是有一定范围的。如果滥用即可产生不良反应和副作用，如《金匮要略·禽兽鱼虫禁忌并治篇》曾指出："所食之味，有与病相宜，有与身有害，若得宜则益体，害则成疾，以此致危，例皆难疗。"食物禁忌有如下几项：

1. 病中禁忌 指患有某种疾病，某些食物在此期间不宜食用，如久患疮疡、皮肤疾患者不宜食发物，如公鸡、鲤鱼及辛辣之品，阴虚热盛者应忌辛辣动火之品，虚寒泄泻不宜生冷、寒凉之品。一般来说，患病期间凡属生冷、粘腻腥臭及不易消化之物均应避免食用。

2. 配伍禁忌 一般情况下，食物都可以单独使用，有时为了矫味或提高某方面的作用，常常将不同食物搭配起来食用，其中有些食物不宜在一起配合应用，即所谓配伍禁忌，据文献记载，柿子忌螃蟹，葱忌蜂蜜，鳖鱼忌苋菜。关于食物配伍禁忌，《金匮要略》以及历代本草著作中都有不少记载，但古人对某些食物禁忌因经验性成分较多，应灵活分析看待，也有必要运用现代科学技术作进一步研究。

3．胎产禁忌　妇女胎前产后饮食应有不同。妊娠期由于胎儿生长发育的需要，机体的阴血相对不足，而阳气则偏盛，因此凡辛热温燥之物不宜食用，即所谓"产前宜凉"。若有妊娠恶阻者，则更应忌用油腻、腥臭及不易消化的食物。产后随着胎儿的娩出，气血均受到不同程度的损伤，机体常呈虚寒状态，同时多兼见瘀血内停，此时凡属寒凉、酸收、辛酸、发散之品均宜禁食，故有"产后宜温"之说。

4．时令禁忌　四季气候交替，人类必须顺应自然规律而不可悖，春夏阳气旺盛，万物生机益然，应尽量少食温燥发物，如春夏之际忌食狗肉，少食羊肉；秋季气候干燥，万物肃杀，人们常常出现口干舌燥、鼻出血，此时应尽量少食辛热食物，多食含水分较多的水果；冬季严寒应少食甘寒伤胃的食物，宜进食温热性食物。

5．质变腐烂禁忌　食物必须干净卫生，无霉变腐烂，否则不堪入食。有些食物还必须新鲜，如土豆发芽不能食。更有些食物必须是活的，如鳝鱼、河虾、螃蟹等，否则即发生质变，应忌食。

6．偏食当忌　五味各有所偏，适时适量搭配食物有益于身体健康，过食易致弊，如经常食用猪肉易发胖、多痰，偏食鱼易出现火旺证，所以有"肉生痰，鱼生火"之说。食物品种应多样化，也就是前面所说的平衡膳食的原则。

各　论

第一章　果　品　类

果品类包括水果和干果。其中，含水分较多的植物果实为水果，如梨、桃等。外有硬壳而水分较少者为干果，如栗、核桃等。另外，晒干了的水果（如柿饼）也为干果，或名果干。

果品类多质柔而润，富含液汁，多具有补虚、养阴、生津、除烦、消食开胃、醒酒、润肠通便等功能。适应于病后体弱、津伤烦渴、食欲不振、肠燥便秘等证。

现代研究认为，果品类的营养成分与蔬菜相似，主要含维生素 C，其次含无机盐、有机酸及糖类。经常少量食用可以增强人的力量及耐力，也能防治高血压、动脉硬化、冠心病等多种疾病。由于果品类食物中的果胶具有吸收细菌毒素的功能，防止身体抗病力减弱，故又能预防癌肿的发生。

果品类食物有寒温之性的区别。寒性疾病不宜食用寒凉性果品，热性疾病不宜食用温性果品。亦不能暴食或过量食用。

荔　枝　《本草拾遗》

为无患子科植物荔枝的成熟果实。产于福建、广东、广西、四川等地。6～7月采收。

【别　　名】　离支、丹荔。

【性味归经】　甘、酸，温。归心、脾、肝经。

【功效应用】

1. 补脾　用于脾虚久泻。取荔枝干果 7 个，大枣 5 枚，水煎服。每日 1 次，以愈为度。

2. 益肝补血　用于妇女虚弱、血虚崩漏等证。用荔枝干果 30 克，水煎服。亦可用于血虚心悸、头昏，加大枣 30 克，煮熟，吃果肉饮汤汁。每日 1 次。

3. 温中理气止痛　用于胃寒腹痛及气滞呃逆不止。本品理气之中又可温散寒邪。治气虚胃寒腹痛，取荔枝肉 5 枚，煮酒 1 小杯，屡服有效。治呃逆不止。取荔枝 7 个，连皮核烧存性，为末，白汤调服。

4. 补心安神　用于思虑过度，劳伤心脾之心悸、怔忡、失眠、健忘等证。

【用量用法】　5～10 枚，或 10～30 克。生食、煎汤、烧存性研末或浸酒。

【使用注意】 不可多食，阴虚火旺者慎用。

【文献摘要】

《食疗本草》：益智，健气。

《本草纲目》：治瘰疬、疔肿，发小儿痘疮。

《本草从新》：解烦渴，止呃逆。

《玉揪药解》：暖补脾精，温滋肝血。

【现代研究】 成分：含葡萄糖、蔗糖、蛋白质、脂肪、叶酸、柠檬酸、苹果酸，以及维生素 C、维生素 A、维生素 B，尚含多量游离的精氨酸和色氨酸等。

【附　注】

荔枝虽香气清远、甘甜适口，但不可多食，否则，可引起发炎上火和"荔枝病"。荔枝病实际上是低血糖引起的一种急性疾病，轻则恶心、四肢无力；重则头晕、心悸、出冷汗等。解救方法，用荔枝壳煎汤饮服，或大量静脉注射葡萄糖溶液，可取得显著疗效。

龙　眼　肉　《神农本草经》

为无患子科植物龙眼的成熟果肉。主产于广西、广东、福建、台湾、四川等地。于初秋果实成熟时采摘，烘干或晒干，剥开果肉，取肉去核，晒至干爽不粘，贮存备用。

【别　名】 桂圆肉。

【性味归经】 甘，温。归心、脾经。

【功效应用】 补心安神，养血益脾：用于心血不足之心悸怔忡、失眠健忘等证。本品补益之中既不滋腻，又不壅气，为滋补良药。用治心血不足之心悸等证，取龙眼肉 15～30 克，加水煎汤，于睡前饮服。亦可用治脾虚泄泻、虚肿，取龙眼干 14 粒，生姜 3 片，煎汤服。

此外，现临床多用治贫血、神经衰弱的患者。

【用量用法】 10～15 克，大剂量 30 克。煎汤、熬膏、浸酒或入丸剂。

【使用注意】 湿阻中满或有停饮、痰水者忌服。

【文献摘要】

《神农本草经》：主安志，厌食，久服强魂魄，聪明。

《滇南本草》：益血安神，长智敛汗，开胃益脾。

《得配本草》：益脾胃，葆心血，润五脏，治怔忡。

【现代研究】

1. 成分　含葡萄糖、蔗糖、酒石酸、胆碱、腺漂呤、蛋白质、维生素 B 等。

2. 药理　龙眼水浸剂（1:2）在试管内对奥杜盎氏小芽胞癣菌有抑制作用。

大　枣　《神农本草药》

为鼠李科植物枣的果实。主产于河南、河北、山东、陕西等地。初秋果实成熟时采收。晒干生用。

【别　　名】　红枣、枣子。

【性味归经】　甘，温。归脾、胃经。

【功效应用】

1. 补中益气　用于脾胃虚弱，倦怠乏力。本品甘温益气，入脾胃而调补中焦，常作为补益脾胃的辅助药。可以大枣 10～20 枚，煎汤常服。

2. 养血安神　用于血虚萎黄及妇女脏躁、精神恍惚、无故悲伤、心神不安。大枣功能补益脾胃，脾胃乃营血生化之源，化源充足，心得血养则神志安定。常用大枣 10 枚，甘草 9 克，淮小麦 30 克，煎服。

3. 缓和药性　在服用攻下药及各种作用猛烈的药物时，另服红枣或配以红枣同用，可缓解药物的烈性，并调和各药的寒热偏性。

此外，现代临床上常用治过敏性紫癜或神经官能症，单用或配伍其他药物同用。

【用量用法】　3～20 枚，擘开用为好。

【使用注意】　湿盛或脘腹胀满者忌用。食积、虫积龋齿作痛及痰热咳嗽均忌服。烂枣不能食用。

【文献摘要】

《神农本草经》：安中养神，助十二经，……补少气少津，身中不足，大惊，四肢重，和百药。

《日华子本草》：润心肺，止嗽，补五脏，治虚损，除肠胃中气。

《药对》：杀附子、天雄毒。

【现代研究】

1. 成分　含皂甙、生物碱、黄酮、氨基酸、糖类、钙、磷、铁、镁、钾及多种维生素等。

2. 药理　大枣具有 cAMP 活性及抗变态反应、抑制中枢神经、保肝、强壮、降低胆固醇、抑制癌细胞增殖等作用。

山　　楂　《新修本草》

为蔷薇科植物山楂的果实。主产于河南、江苏、浙江、安徽、湖北、贵州、广东等省。秋末冬初采收，晒干。生用或炒用。

【别　　名】　棠球子、朹、酸梅子、酸查。

【性味归经】　酸、甘，温。归脾、胃、肝经。

【功效应用】

1. 消食化积　用于肉食积滞之脘腹胀满、嗳气吞酸、腹痛便溏者等症。本品能健运脾胃而助消化，尤善消油腻肉积，取山楂肉 15～30 克，单味煮食之，并饮其汁，或加麦芽等药同用。若因伤食而引起腹痛泄泻，可用焦山楂 10 克研末，开水调服。

2. 活血散瘀　用于血瘀经闭、痛经、产后瘀血腹痛、恶露不尽等血瘀证。通过活血祛瘀而达止痛之效。取山楂 10 余个，打碎煎汤，入砂糖少许，空腹温服。

此外，现代用治痢疾，以 20％的山楂煎剂加糖矫味，每服 200 毫升（小儿酌减），1

日 3 次。治高血压、冠心病、心绞痛、阵发性心动过速，用山楂 10~12 克，水煎服。

【用量用法】 10~15 克，大剂量 30 克。可生用，亦可制成果脯、果酱、山楂片、山楂糕等。炒焦能增强消导之力。

【使用注意】 胃中无积、脾胃虚弱和牙齿有病者，不宜食用。

【文献摘要】

《新修本草》：冲服主水痢，沐头及洗身上疮痒。

《本草纲目》：化饮食，消肉积，癥瘕，痰饮，痞满吞酸，滞血胀痛。

《随息居饮食谱》：多食耗气，损齿，易饥，空腹及羸弱人或虚病后忌之。

【现代研究】

1．成分　含酒石酸、柠檬酸、山楂酸、黄酮类、内酯、糖类、甙类。

2．药理　山楂有扩张血管、增加冠状动脉血流量、降低血压、降低血清胆固醇、强心、收缩子宫等作用。焦山楂煎剂对各型痢疾杆菌及绿脓杆菌有明显的抑制作用。

胡 桃 仁　《开宝本草》

为胡桃科植物胡桃的种仁。我国各地广泛栽培，华北、西北、东北地区尤多。9~10 月果熟时采收，除去肉质果皮，晒干敲破，取出种仁，生用或炒用。

【别　　名】 胡桃肉、核桃仁、核桃肉。

【性味归经】 甘，温。归肺、肾、大肠经。

【功效应用】

1．补肾强腰　用于肾虚腰痛、阳萎遗精、尿频等。以胡桃仁 60 克，切细，注以热酒，另加红糖调服。

2．温肺定喘　用于肺肾不足之虚喘。本品既能温肺定喘，又善补肾纳气而定喘。常以胡桃仁、人参各 6 克，水煎服。

3．润肠通便　用于老年或病后津亏之肠燥便秘。本品甘温质润，富含油脂，故能润肠通便。取胡桃仁 4~5 枚。于睡前拌少许蜜糖服食。

此外，本品还可用治泌尿系结石。并有抗衰老、补脑之功。患神经衰弱者，每天早晚各吃 1~2 个胡桃仁，可起到补益和治疗的双重作用。

【用量用法】 10~30 克。定喘止咳、补肾温肺宜连皮用，润肠通便宜去皮用。

【使用注意】 阴虚火旺，痰热咳嗽及便溏者均不宜服。

【文献摘要】

《开宝本草》：食之令人肥健，润肌，黑须发。

《本草纲目》：温肺润肠，治虚寒喘咳，腰脚重痛。

《医林纂要》：补肾，润命门，固精，润大肠，通热秘，止寒泻虚泻。

【现代研究】

1．成分　含脂肪油、蛋白质、碳水化合物、核黄素、胡萝卜素、维生素 E，以及钙、磷、铁等元素。

2．药理　给犬喂食含胡桃油的混合脂肪饮食，可使其体重增加，血清蛋白增加，而且胆甾醇水平之升高较慢，它可能影响胆甾醇的体内合成及氧化、排泄。

栗　子　《名医别录》

为壳斗科植物栗的种仁。我国大部分地区均有栽培。每年 8 ～ 10 月间果实成熟时采收，晒干，去壳取仁用。

【别　　名】　板栗、樆子、栗果、大栗、栗楔。

【性味归经】　甘，温。归脾、胃、肾经。

【功效应用】

1. 养胃健脾　用于脾胃虚弱之反胃、泄泻等证。取栗肉适量，煮熟食用。或栗子磨粉，煮成糊状，加糖食用。

2. 补肾强腰　用于肾虚腰膝无力、小儿筋骨不健等证。取生栗 7 枚，风干，每日空腹食之。或再以猪肾煮粥食。

此外，本品还能活血止血。以生吃为好，用于吐血、衄血、便血等。捣烂外敷，可治筋骨肿痛、金刃斧伤。

【用量用法】　内服：生食、熟食或炒存性研末服。外用：捣烂敷患部。

【使用注意】　本品生食难化，熟食又易滞气膈食，故不宜多食。脾湿者禁用。

【文献摘要】

《名医别录》：主益气，厚肠胃，补肾气，令人耐饥。

《千金·食治》：生食之，甚治腰脚不遂。

《新修本草》：嚼生者涂病上，疗筋骨断碎、疼痛、肿瘀。

《滇南本草》：生吃止吐血、衄血、便血，一切血症俱可用。

《随息居饮食谱》：外感未去，痞满疳积，疟痢产后，小儿病人不饥，便秘者并忌之。

【现代研究】　成分：含蛋白质、脂肪、碳水化合物、淀粉、维生素 B、脂肪酶等。

松　子　《开宝本草》

为松科植物红松的种子。产于我国东北地区，果熟后采收。

【别　　名】　松子仁、海松子、新罗松子。

【性味归经】　甘，温。归肝、肺、大肠经。

【功效应用】

1. 润肺止咳　用于肺燥咳嗽证。以松子 30 克，胡桃仁 60 克，研为泥状，加蜂蜜收膏，每服 6 克，食后开水调服。

2. 补虚润肠　用于年老体虚大便无力及妇女产后大便秘结者。本品润滑肠道而通大便，缓泻而不伤正气，尤其适用于虚秘之人。以松子同粳米煮粥吃即可奏效，或与胡桃仁、黑芝麻等同食。

【用量用法】　内服：煎汤 5 ～ 10 克；或入膏，丸。

【使用注意】　大便溏薄者不宜多食。

【文献摘要】

《日华子本草》：逐风痹寒气、虚羸少气，补不足，润皮肤，肥五脏。

《开宝本草》：主骨节风，头眩，去死肌，变白，散水气，润五脏，不饥。

《本草衍义》：与柏子仁同治虚秘。

《本草纲目》：润肺，治燥结咳嗽。

《本草通玄》：益肺止咳，补气养血，润肠止渴，温中搜风。

【现代研究】 成分：含脂肪油、蛋白质、碳水化合物、钙、磷、铁等。

槟　榔　《名医别录》

为棕榈科植物槟榔的成熟种子。主要产于海南岛、福建、云南等地，冬春两季果实成熟时采集。

【别　　名】 大腹子、海南子。

【性味归经】 辛、苦，温。归胃、大肠经。

【功效应用】

1．杀虫　用于多种肠寄生虫病。本品能驱杀绦虫、姜片虫、钩虫、蛔虫、蛲虫等。并有泻下之功，有助于虫体排出体外。可与南瓜子配合同用。

2．行气消积　用于气滞食积，泻痢后重。可单品煎水内服。

3．利水消肿　用于水肿、脚气肿痛等证。可用槟榔10克煎水服。

此外，还有抗疟作用，可用于疟疾发作。在疟疾发作之前2～3小时，以槟榔煎水代茶饮。

【用量用法】 内服：煎汤，5～10克（若单味驱虫，可用至60～120克）；或入丸、散。外用：煎水洗或研末调敷。

【使用注意】 脾虚便溏者不宜服用；不宜多食。

【文献摘要】

《名医别录》：主消谷逐水，除痰癖，杀三虫伏尸，疗寸白。

《本草纲目》：治泻痢后重，心腹诸痛，大小便气秘，痰气喘急，疗诸疟，御瘴疬。

《药性论》：宣利五脏六腑壅滞，破坚满气，下水肿，治心痛、风血积聚。

【现代研究】

1．成分　含生物碱、缩合鞣质、脂肪、槟榔红色素等。

2．药理　槟榔内含有多种生物碱，其中槟榔碱有良好的驱虫作用，可使虫体发生弛缓性麻痹瘫痪，而随粪便排出体外。

石　榴　《名医别录》

为石榴科植物石榴的果实。我国大部分地区有分布。秋季果实成熟时采摘食用。

【别　　名】 安石榴、甘石榴、金罂、丹若。

【性味归经】 甘、酸，温。归胃、大肠经。

【功效应用】

1. 生津止渴　用于津伤咽燥口渴，可生食或绞汁饮。

2. 涩肠止泻　用于久泻、久痢。取陈石榴焙干，研末，每次 10～12 克，米汤调下；或连皮捣汁，或水煎服。

【用量用法】　生食、捣汁或煎汤服。

【使用注意】　不宜多食，多食易伤肺损齿。

【文献摘要】

《滇南本草》：治日久水泻，……又治痢脓血，大肠下血。

《本草纲目》：止泻痢，下血，脱肛，崩中带下。

【现代研究】

1. 成分　含糖、蛋白质、脂肪、维生素 C、钙、磷、钾等。

2. 药理　有收敛、抑菌、抗病毒作用。

番　石　榴　《广西中药志》

为桃金娘科植物番石榴未成熟的干燥幼果。原产热带美洲，现我国广东、广西、福建、台湾等地均有栽培。夏、秋季采收。

【别　　名】　秋果、鸡矢果、饭桃。

【性味归经】　酸、涩，温。归大肠经。

【功效应用】　收敛止泻：用于久泻、久痢。本品酸温而涩，能涩肠止泻。用番石榴 6～10 克，煎汤内服。

此外，有记载本品可解巴豆毒，用番石榴、土炒白术、石榴皮各 10 克，清水一碗半，煎至一碗饮用。

【用量用法】　内服：煎汤，5～10 克。

【文献摘要】

《广西药植名录》：止泻。

《广东中药》：止痢疾。

【现代研究】

1. 成分　含 β-谷甾醇、槲皮素、番石榴甙、维生素 C、多种糖类等。

2. 临床　本品叶含丁香油酚等挥发油；树皮、叶、未成熟果实含鞣质。故有止泻、止痛、止血、消炎、收敛、燥湿的作用。将其叶煎取浓汁，一日数次涂洗皮肤，可治皮肤湿疹瘙痒。未成熟的果实焙干研末，撒布外用，或以蜂蜜调匀后搽，对刀伤出血、跌打损伤等有止血及促进伤口愈合的作用。

杨　　梅　《食疗本草》

为杨梅科植物杨梅的果实。分布我国东南各省，于夏季果实成熟时采收。以红而紫，颗大而核细者为佳。鲜用或干燥备用。

【别　　名】　白蒂梅、树梅。

【性味归经】　甘、酸，温。归肺、胃经。

【功效应用】

1．生津止渴　用于津伤口干、烦渴，生食，或以盐、糖腌制后含咽。

2．和胃止呕　用于胃失和降所致之吐泻、食少等证。可用本品与橘皮煎汤同服。

3．涩肠止泻　用于泻痢不止，或痧气腹痛、吐泻。前者取杨梅研末，每服6克，米汤送服，每日2次；后者饮服杨梅酒半酒盅，或食酒浸之杨梅2~3个，每能获效。

【用量用法】　生食、腌制、煎服、研末或浸酒。

【使用注意】　多食助湿生痰，损齿。

【文献摘要】

孟诜：和五脏，能涤肠胃，除烦愦恶气，亦能治痢。

《日华子本草》：疗呕逆吐酒。

《玉揪药解》：酸涩降敛，治心肺烦郁，疗痢疾损伤，止血衄。

【现代研究】　成分：含葡萄糖、果糖、柠檬酸、苹果酸、草酸、乳酸等。

樱　　桃　　《名医别录》

为蔷薇科植物樱桃的果实。全国各地均有栽培。初夏果实成熟时采收。洗净用。

【别　　名】　含桃、荆桃、朱樱、朱果、樱珠。

【性味归经】　甘，温。归脾、肝经。

【功效应用】

1．解表透疹　用于麻疹初起，疹出不畅。取鲜樱桃150g，装罐密封埋入地下，1日后取出，饮其汁，每服200~250毫升。或用樱桃适量煎汤外洗。

2．祛风除湿　用于风湿腰腿疼痛、四肢不仁、瘫痪等。可用本品浸酒服之。

此外，本品还可解毒，用于水火烫伤、虫蛇咬伤等，将其挤汁涂敷患处，每日多次。

【用量用法】　内服：生用、煎汤或浸酒。外用：捣汁外搽或捣烂外敷。

【使用注意】　不可多食，多食令人吐。

【文献摘要】

《名医别录》：主调中，益脾气。

《日华子本草》：多食令人吐。

《滇南本草》：浸酒服之，治左瘫右痪，四肢不仁，风湿腰腿疼痛。

【现代研究】　成分：含蛋白质、糖、磷、铁、胡萝卜素及维生素C等。其中含铁量居水果之首。

桃　　《名医别录》

为蔷薇科植物桃的成熟果实。产于全国各地。夏季采收。去核鲜用。

【别　　名】　桃实、桃子。

【性味归经】 甘、酸，温。归胃、大肠经。

【功效应用】 养阴、生津、润燥：用于胃阴不足、口中干燥，肠道燥热、大便干结之证。本品味甘微酸，长于养胃阴而生津液，质多液而润肠燥，生食或蒸熟食。

【用量用法】 鲜食、蒸食或制成桃脯、桃酱、罐头食品等。

【使用注意】 不可多食，尤其是生桃更不能多吃，多食易使人腹胀并生痈疖。

【文献摘要】

《滇南本草》：通月经，润大肠，消心下积。

《滇南本草图说》：多食动脾助热，令人膨胀，发疮疖。

【现代研究】 成分：含糖、蛋白质、维生素类、钙、磷、铁、钾、钠等。

杏 　《名医别录》

为蔷薇科植物杏或山杏的果实。多产于辽宁、河北、山东、山西、宁夏、江苏等地。夏季果熟时采收，洗净去核用。

【别　　名】 杏子、杏实。

【性味归经】 酸、甘，温。归肺、大肠经。

【功效应用】

1．止咳定喘　用于伤风感冒所致的咳嗽、痰多、气喘等症。取甜杏 15～20 克，桑白皮 15 克，猪肺 250 克，加清水适量炖服。

2．生津止渴　用于胃阴不足，口渴咽干。生食，或作果脯含咽。

现代认为，本品含较多的抗癌物质，对人体具有各种直接或间接的防癌抗癌效能。

【用量用法】 生食，煎汤，或制成果脯、蜜饯、果酱、果酒、果醋等。

【使用注意】 不可多食，多食易上火，生痈疖，并对牙齿不利。

【文献摘要】

《千金·食治》：其中核犹未鞭者，采之曝干食之，甚止渴，去冷热毒。

《滇南本草》：治心中冷热，止渴定喘，解瘟疫。

《随息居饮食谱》：润肺生津。

【现代研究】 成分：含柠檬酸、苹果酸、β-胡萝卜素、少量 γ-胡萝卜素和番茄烃。

梅 　《神农本草经》

为蔷薇科植物梅的果实。我国各地均产。每年 5～6 月采收，洗净鲜用，或以盐腌制，晒干用。用时去核。

【别　　名】 青梅、梅实、乌梅。

【性味归经】 酸，温。归肝、脾、肺、大肠经。

【功效应用】

1．敛肺止咳　用于肺虚久咳。取梅肉、罂粟壳各等分，为末，每服 6 克，睡前蜜汤调下。

2．生津止渴　用于津伤口渴。取本品单味煎汤，加白糖适量服之。

3．涩肠止泻　用于久泻、久痢。可单用本品煎汤服之。

4．安蛔止痛　用于蛔虫所致的腹痛。取青梅30克，黄酒100毫升，隔水煎20分钟，温饮。每次服20~30毫升。

【用量用法】　煎汤，或研末吞服。

【使用注意】　胃酸过多者慎用，有实邪者忌用。

【文献摘要】

《神农本草经》：下气，除热烦满，安心，止肢体痛，偏枯不仁，死肌，去青黑痣，蚀恶肉。

《名医别录》：止下痢，好唾口干。

《本草纲目》：敛肺涩肠，止久嗽泻痢，……蛔厥吐利。

【现代研究】

1．成分　含柠檬酸、苹果酸、琥珀酸、碳水化合物、谷甾醇、蜡样物质及齐墩果酸样物质。

2．药理　对大肠杆菌、痢疾杆菌、伤寒杆菌、霍乱弧菌、绿脓杆菌、结核杆菌，以及各种皮肤真菌等均有抑制作用；并能收缩胆囊，促进胆汁分泌及抗过敏。

3．临床　近年来，单用本品或以其组成的复方用于胆道蛔虫症及细菌性痢疾等，有一定的疗效。

李　《名医别录》

为蔷薇科植物李的果实。全国大部分地区有栽培。夏、秋季果实成熟时采收。洗净去核鲜用。

【别　　名】　李子、李实、嘉庆子。

【性味归经】　甘、酸，平。归肝、胃经。

【功效应用】

1．清肝除热　用于肝虚有热，虚劳骨蒸。取李适量，生食或捣汁饮。

2．生津止渴　用于胃阴不足，消渴引饮。取鲜李适量，捣汁，冷服。

【用量用法】　生食，或捣汁饮。

【使用注意】　多食易生痰湿、伤脾胃，又损齿。故脾虚痰湿及小儿不宜多吃。

【文献摘要】

《名医别录》：除痼热，调中。

《滇南本草》：治风湿气滞血凝。

《泉州本草》：清湿热，解邪毒，利小便，止消渴。治肝病腹水，骨蒸劳热，消渴引饮等证。

【现代研究】　成分：富含碳水化合物及多种氨基酸等。

葡　　萄　《神农本草经》

为葡萄科植物葡萄的成熟果实。主产于长江流域以北地区，尤以新疆吐鲁番地区所产味甘品优而遐迩闻名。夏末秋初时采收，鲜用或干燥备用。

【别　　名】　草龙珠、蒲桃。

【性味归经】　甘、酸，平。归脾、肺、肾经。

【功效应用】

1．补气血　用于气血两虚之心悸失眠、神疲、盗汗等。本品味甘性平，能益气补血，食之使人健壮，尤以葡萄干补力为甚，宜与桂圆肉同煎服。

2．益肝肾，强筋骨　用于肝肾不足，腰膝无力。取葡萄、人参适量，浸酒服。

3．生津止渴除烦　用于热病烦渴、声嘶、咽干等症。鲜食，或取汁加蜂蜜少许，温开水送服。

4．利小便　用于水肿、小便短赤涩痛。取葡萄汁、藕汁、生地汁、蜂蜜各等份，煎为稀汤，于食前服60毫升。

【用量用法】　生食、捣汁、煎汤或浸酒。

【使用注意】　脾胃虚弱者不宜多食，多食则令人泄泻。

【文献摘要】

《神农本草经》：益气倍力，强志，令人肥健耐饥，忍风寒。

《名医别录》：逐水，利小便。

《滇南本草》：大补气血，舒筋活络，泡酒服之。

《随息居饮食谱》：补气，滋肾液，益肝阴，强筋骨，止渴，安胎。

【现代研究】　成分：含葡萄糖、果糖、酒石酸、苹果酸、柠檬酸、蛋白质，以及多种维生素和矿物质。

枸　杞　子　《神农本草经》

为茄科植物枸杞或宁夏枸杞的成熟果实。以产于宁夏、河北、甘肃、青海等地质量最好。夏至前后果实成熟时采摘。

【别　　名】　苟起子、甜菜子、狗奶子、地骨子、血杞子。

【性味归经】　甘、平。归肝、肾、肺经。

【功效应用】

1．滋补肝肾、生精养血、明目　用于肝肾阴虚、头晕目眩、视力减退、腰膝酸软、遗精消渴等症。枸杞为滋补强壮之品，久服可坚筋骨，耐寒暑，益精血，令人长寿。可鲜食，亦可置于瓶中酒浸，还可与米煮粥食。若用枸杞、白菊花泡水代茶，可治夜盲、视力减退。

2．滋阴润肺止嗽　用于阴虚劳嗽证。可与麦冬、贝母、知母等养阴化痰之品同用。

【用量用法】　内服：生食或煎汤，5～15克；熬膏、浸酒，或入丸、散。

【使用注意】 外邪实热，脾虚便溏者不宜服。

【文献摘要】

《本草经集注》：补益精气，强盛阴道。

《食疗本草》：坚筋耐老，除风，补益筋骨，能益人，去虚劳。

《本草纲目》：滋肾，润肺，明目。

《汤液本草》：主渴而引饮，肾病消中。

【现代研究】

1. 成分 含甜菜碱、胡萝卜素、维生素 B_1、B_2、C、烟碱、钙、磷、铁等。

2. 药理 枸杞有影响脂质代谢和抗脂肪肝的作用，同时有拟胆碱样作用，还能促进乳酸菌生长及产酸。

葵花子 《采药书》

为菊科植物向日葵的种子。我国各地都有栽培。秋季将向日葵花托摘下，收集成熟的种子，晒干。临用时除去果壳（称葵花子仁）。

【别　　名】 葵花子、葵子、向日葵子。

【性味归经】 甘，平。归大肠经。

【功效应用】 驱虫：用于蛲虫病。取葵花子 250 克，去壳，临睡前空腹一次嚼服，连用 2~3 次。

此外，民间还用于治疗血痢。取本品 30 克，冲开水炖 1 小时，加冰糖服，有效。

【用量用法】 去壳取仁生嚼，或炒熟食。亦可榨油服，煎服。

【使用注意】 炒后性温燥，多食易引起口干、口疮、牙痛等"上火"症状。

【文献摘要】

汪连仕《采药书》：通气透脓。

《国药的药理学》：向日葵油为被覆药。

《福建民间草药》：治血痢。

【现代研究】

1. 成分 富含脂肪油，尚有磷脂、β-谷甾醇等。

2. 药理 磷脂对动物的急性高脂血症及慢性的高胆甾醇血症有预防作用。向日葵油，特别是亚油酸部分，能抑制实验性血栓形成。

椰子 《本草衍义》

为棕榈科植物椰子的胚乳（椰肉）。生长于热带地区，我国海南岛、广东、云南、台湾等地均有栽培。全年可采。

【别　　名】 胥余、胥耶、越王头、椰檬。

【性味归经】 甘，平。归脾、胃、大肠经。

【功效应用】 消疳驱虫：用于小儿疳积、绦虫等证。取椰子半个至 1 个，先服椰汁、再吃椰肉，每日清晨空腹1次食完，3小时后方可进食，不需另服泻剂。用其驱虫安全，无任何毒副反应。

【用量用法】 内服：生食，1次量100~200克。

【文献摘要】

《开宝本草》：益气，去风。

《本草求原》：消疳积白虫，小儿青瘦。合蜜食。

【现代研究】

1. 成分 含脂肪油、蛋白质、维生素B_1、维生素B_2、生育醇、维生素C、葡萄糖、蔗糖等。

2. 药理 内胚乳有杀绦虫作用，饮其汁而食其肉可驱虫。

3. 临床 据报道，临床取椰水或椰肉治疗姜片虫病。以椰水试治18例，2例排虫；椰肉汁治疗123例，24例排虫；全椰治疗69例，30例排虫。大部分患者于排虫后自觉症状减轻。排虫数最少为1条，最多为417条，平均为76条。均在服药当日或第二日排虫，虫体大多数尚能活动。治疗中未发现副作用。

无 花 果 《救荒本草》

为桑科植物无花果的干燥花托。因雌雄异花，隐于囊状总花托内，外观只见果不见花，故名。各地均有栽培，秋季采收。

【别　　名】 天生子，映日果、文仙果、奶浆果、蜜果。

【性味归经】 甘，平。归脾、胃经。

【功效应用】

1. 健胃润肠 用于久泻不止、痢疾，或大便秘结、痔疮、脱肛等证。本品能健胃止泻，用无花果5~7枚，水煎服可止痢，还能开胃润肠，以鲜无花果生吃，或干果10个、猪大肠1段，水煎服，可减少痔疮出血。亦可用于脾胃虚弱、消化不良、饮食减少。将本品切碎炒至半焦加红糖，煎服或沸水泡服。

2. 清热解毒消肿 用于肺热声嘶、咽喉肿痛，或痈疮疥癣等证。前者将无花果15克，水煎调冰糖服，或鲜无花果晒干，研末吹喉。后者将无花果适量水煎外洗，或鲜者捣烂外敷，或研末后撕布创面。

此外，本品还能发乳。用无花果100克，炖猪前蹄服食可奏效。

【用量用法】 内服：煎汤，50~100克；或生食1~2枚。外用：煎水洗，研末调敷或吹喉。

【文献摘要】

《滇南本草》：敷一切无名肿毒，痈疽疥癞癣疮，黄水疮，鱼口便毒，乳结，痘疮破烂；调芝麻油搽之。

《本草纲目》：治五痔，咽喉痛。

《食物本草》：开胃，止泄痢。

《随息居饮食谱》：清热，润肠。

【现代研究】

1. 成分　含多种糖类（葡萄糖、果糖、蔗糖），有机酸（柠檬酸、琥珀酸、苹果酸、草酸等），多种酶类（淀粉酶、脂酶、蛋白酶），另含维生素 C、磷、钙等。

2. 药理　发现无花果乳汁中含有 1 种抗癌成分，能抑制大鼠移植性肉瘤、小鼠自发性乳癌、延缓腺癌、白血病、淋巴肉瘤的发展，或使之退化。

白　　果　《本草纲目》

为银杏科植物银杏的种子。主产于四川、云南、湖北、江西等地。秋末果实成熟时采收。除去肉质的外种皮，洗净晒干，用时去壳，打碎生用，或蒸（煮）熟后用。

【别　　名】　银杏。

【性味归经】　甘、苦、涩，平。有小毒。归肺、肾经。

【功效应用】

1. 敛肺平喘　用于咳喘痰多之证。本品甘苦收涩，长于敛肺气，定喘嗽。取白果 30 克，冰糖 15 克，水煮至种仁熟透，连渣服。每日 1～2 次。

2. 收涩止带　用于白带、遗尿等证。治下元虚惫，赤白带下，取白果、莲肉、粳米各 10 克，胡椒 3 克（略捣），乌鸡 1 只（去肠，盛药煮烂），空腹食用，亦可佐餐用。治遗尿，将白果炒香，5～10 岁儿童每次 5～7 枚，成人每次 8～10 枚，1 日 2 次，食时细嚼慢咽，至不遗尿为度。

3. 杀虫　外涂治疥癣、疳䘌、阴虱。

【用量用法】　6～10 克，或 5～10 枚。熟食，或入丸、散剂。

【使用注意】　不可生食，熟食亦不可过量，以防中毒。本品的毒性成分能溶于水，加热可使其毒性减弱。

【文献摘要】

《本草品汇精要》：煨熟食之，止小便频数。

《本草纲目》：熟食温肺益气，定喘嗽，缩小便，止白浊；生食降痰，清毒杀虫。

《本草便读》：上敛肺金和咳逆，下行湿浊化痰涎。

【现代研究】

1. 成分　含蛋白质、氨基酸、脂肪、胡萝卜素、维生素 B、钙、磷、铁和微量氢氰酸等。

2. 药理　能抑制结核杆菌的生长，对多种类型的葡萄球菌、链球菌、白喉杆菌、炭疽杆菌、枯草杆菌、大肠杆菌、伤寒杆菌等亦有不同程度的抑制作用。

3. 临床　治肺结核：在中秋节前后，将半青带黄的银杏摘下，不用水洗，亦不去柄，随即浸入生菜油内，10 天后即可使用。每次 1 粒（小儿酌减），日服 3 次，饭前服用，视病情 1～3 个月，对肺结核患者，缓解症状有较好的疗效。

番 木 瓜 《现代实用中药》

为番木瓜科植物番木瓜的果实。原产中美洲，现世界热带地区都有栽培。我国广东、广西、云南、福建、台湾有少量出产。夏、秋季果实成熟时采收。

【别　　名】　石瓜、万寿果、番瓜、蓬生果、乳瓜。

【性味归经】　甘，平。归脾、胃经。

【功效应用】　健胃消食、止痢：用于消化不良、胃痛、痢疾等证。可用本品50～100克煎汤内服，或用鲜品捣汁内饮。本品尤善消肉食积滞。

此外，还可治长年烂脚。用番木瓜100克，单味煎水外洗。

【用量用法】　内服：煎汤，鲜者50～100克；研末15～25克；或绞汁饮。外用：煎水洗。

【文献摘要】

《本草纲目》：主心痛，煎汁洗风痹。

《食物本草》：主利气，散滞血，疗心痛，解热郁。

《岭南采药录》：果实汁液，用于驱虫剂及防腐剂。

《现代实用中药》：未熟果实，治胃消化不良，并为营养品，又为发奶剂。熟果，可利大小便，也可治红白痢疾。

《陆川本草》：治手足麻痹，远年烂脚。

【现代研究】

1. 成分　含番木瓜碱、木瓜蛋白酶、凝乳酶等。

2. 药理　番木瓜碱具有抗淋巴性白血病细胞（L_{1210}）的"强烈抗癌活性"和抗淋巴性白血病P_{388}和"EA"肿瘤细胞的"适度活性"。番木瓜碱在试管内对结核杆菌稍有抑制作用，有杀灭阿米巴原虫的作用。但对中枢神经有麻痹作用，小鼠及兔于中毒末期可引起轻度痉挛。木瓜蛋白酶能帮助蛋白消化，其作用类似于人体所分泌的胃蛋白酶和胰蛋白酶。

3. 临床　木瓜酶列为内服药用于临床，对痢疾、胃痛、胃溃疡、十二指肠球部溃疡有效。同时用于外伤、灼伤的治疗，只清除坏死组织，对正常组织没有损害，可代替手术扩创，减少换药次数。

【附注】番木瓜和木瓜不同，番木瓜为消食健胃化积之食物，木瓜为舒筋活络、和胃化湿之药品，两者效用不同。

橄　　榄 《日华子本草》

为橄榄科植物橄榄的果实。主产于广东、广西、福建、台湾、四川等地。9～10月果实成熟后采摘，晒干或阴干，或用盐水浸渍后晒干。

【别　　名】　青果、青子。

【性味归经】　甘、酸，平。归脾、胃经。

【功效应用】

1．清肺、利咽、生津　用于咳嗽吐血、咽喉肿痛、烦渴等症。治风火喉痛，喉间红肿，可以鲜青果配莱菔。水煎服。若治百日咳，可取本品20粒，加冰糖同炖，分3次服。

2．解毒　用于食河豚鱼、鳖中毒所致诸证。常以其捣汁或煎浓汁饮服。并能解酒毒，用于酒伤昏闷，取橄榄肉10个，煎汤饮。

3．治骨鲠　用于鱼骨鲠咽。常单用本品捣汁或煎浓汤饮。

【用量用法】　3～10克，煎汤或烧存性研末、捣汁及熬膏内服。

【文献摘要】

《日华子本草》：开胃，下气，止泻。

《本草衍义》：嚼汁咽治鱼鲠。

《本草纲目》：治咽喉痛，咀嚼咽汁，能解一切鱼鳖毒。

《本草再新》：平肝开胃，润肺滋阴，消痰理气，止咳嗽，治吐血。

【现代研究】

1．成分　含蛋白质、脂肪、碳化化合物、钙、磷、铁及抗坏血酸。

2．临床　据报道，秋冬季节，每日嚼食2～3枚鲜橄榄，有利于防治上呼吸道感染。儿童经常食用，对儿童骨骼发育大有补益之功。以橄榄煎液湿敷，尚可用于急性炎症性皮肤病，具有收敛、消炎及减少渗出的功效。

菠　萝　《台湾府志》

为凤梨科植物凤梨的果实。主产于广东、广西、云南、福建、台湾等地。果实成熟后采摘。

【别　　名】　凤梨

【性味归经】　甘、微涩，平。归脾、胃经。

【功效应用】

1．清暑解渴　用于暑热烦渴或口渴。取菠萝1个，生吃或榨汁，凉开水和服。

2．消食止泻　用于伤食泄泻。

【用量用法】　生食或制成罐头、蜜饯。切片后于盐水中稍浸后食之，可增加甜度。

【现代研究】

1．成分　含糖类、脂肪、淀粉、蛋白质、有机酸等。

2．药理　菠萝中含一种强力酵素——菠萝蛋白酶，它能溶解导致心脏病发作的血栓，能防止血栓的形成。

3．临床　治疗心脏病。据报道，140个心脏病人接受了菠萝酶治疗。原来预计至少有20％的人2年期满时有致命的心脏病发作，而治疗后，只有2％的人死去，大大减少了心脏病人的死亡率。

【附注】　①本品在古代本草著作中尚未收载。据《台湾府志》云："（菠萝）果生于叶丛中，果皮似菠萝蜜而色黄，味甜而带酸，尖端具有绿叶一簇，形似凤尾，故名凤梨。"②部分人服菠萝会引起过敏反应，主要表现为腹痛、恶心、呕吐、麻疹、头痛、头晕，甚至休克等，现代医学称之为"菠萝病"。故食用菠萝时，去皮和切成片或块，放在开水里煮一下再吃或放在盐水里浸泡30分钟左右，再用凉开水浸洗去咸味，可避免或减少过敏反应。

柠 檬 《岭南采药录》

为芸香科植物黎檬或洋柠檬的成熟果实。我国南部有栽培。其根、叶、果皮亦供药用。

【别　　名】　黎檬子、柠果。

【性味归经】　酸，平。

【功效应用】

1. 祛暑、生津、止渴。用于暑热口渴，可用浓柠檬汁 30 克，开水泡饮。

2. 和胃安胎　用于消化不良，孕妇食少，胎动不安之证。用盐制柠檬适量，拌稀米粥中食用。

【用量用法】　绞汁饮和生食。

【文献摘要】

《食物考》：浆饮渴瘳，能避暑。孕妇宜食，能安胎。

《粤语》：以盐腌，岁久色黑，可治伤寒痰火。

《本草纲目拾遗》：腌食，下气和胃。

【现代研究】

1. 成分　本品含橙皮甙、柚皮甙、圣草次甙、圣草酚葡萄糠甙和柠檬素、柠檬酸等有机酸。

2. 药理　橙皮甙、柚皮甙有抗炎作用。

苹 果 《滇南本草》

为蔷薇科植物苹果的果实。原产于欧洲及中亚。现我国东北、华北、华东等地广为栽培。9～10 月间，果熟时采收。

【别　　名】　奈、频婆、天然子。

【性味归经】　甘、酸，凉。归脾、肺经。

【功效应用】

1. 生津、润肺　用于热病津伤、咽干口渴或肺燥干咳等证。以其甘凉清润之性，而收生津润肺之功。可生食或冰糖炖服。

2. 除烦解暑　用于热病心烦及夏季暑湿外感发热。生食或捣汁服之。

3. 开胃、醒酒　用于病后胃纳不佳，或食后脘部胀气不舒及醉酒。因本品香甜可口，既有开胃之功，又有醒酒之效。无论取其开胃或是醒酒，均可于饭后生食之。

4. 止泻　用于慢性腹泻。以苹果干粉 15 克，空腹时温水调服，有较好的止泻效果。或以苹果皮煎水内服。

此外，现代医学认为本品为高血压病的防治有一定作用。治疗高血压时，可饮苹果汁，每日 3 次，每次 100 克。本品还可消除疲劳。

【用量用法】 生食、捣汁、制成粉剂、煎汤或熬膏。加肉同烹，或作成拔丝苹果亦为佐餐佳肴。

【使用注意】 多食令人腹胀，故不宜多食。

【文献摘要】

《滇南本草》：炖膏食之生津。

《随息居饮食谱》：润肺悦心，生津开胃，醒酒。

《千金·食治》：益心气。

《医林纂要》：止渴，除烦，解暑，去瘀。

【现代研究】

1. 成分 主要含碳水化合物（其中大部分是糖），及苹果酸、枸橼酸、酒石酸、鞣酸，此外含脂肪、粘液质、胡萝卜素、维生素 B、维生素 C。

2. 药理 苹果有升高血糖的作用。还能使离体兔肠之异常运动正常化，轻度阻止去氧皮质酮对大鼠之升高血压作用。

3. 临床 ①据报道，多闻苹果的香味，可以解除忧郁感和压抑感。②苹果纤维可治疗大肠憩室。③其所含维生素 C 可以滋养皮肤，使其保持光润和弹性；并能增强人体的抵抗能力，保护微血管，预防坏血病，促进伤口的愈合。④苹果中的钾，能与体内过剩的钠结合，并使之排出体外。所以，食入过多盐分时，可吃苹果来帮助排除。

橘 《神农本草经》

为芸香科植物福橘或朱橘等多种橘类的成熟果实。产于福建、安徽、湖北、四川等地。秋、冬季采收，去皮取瓤用。

【别　　名】 橘子、橘实、黄橘。

【性味归经】 甘、酸，凉。归肺、胃经。

【功效应用】

1. 理气和中 用于脾胃气滞、胸腹胀闷、呕逆少食等证。用鲜橘去皮、核，生食。若伤食生冷，泄泻不止者，可用橘饼（用鲜橘以蜜糖浸渍而成）1 个，切成薄片，沸水泡出汁，饮汤食饼，一饼作数次服。

2. 生津止渴 用于胃阴不足，口渴或消渴证。橘子去皮，后取汁液，加等量凉开水稀释，白糖适量，随量饮用。

3. 化痰止咳 用于咳嗽、痰多之证。以沸水泡橘饼，饮汤食饼。

【用量用法】 生食或绞汁饮。

【使用注意】 不宜过量食用，多食易生痰湿，故痰湿内盛者咳嗽者不宜多食。

【文献摘要】

孟诜：止泄痢，食之下食，开胸膈痰食结气。

《日华子本草》：止消渴，开胃，除胸中膈气。

《饮膳正要》：止呕下气，利水道，去胸中瘕热。

【现代研究】 成分：含少量蛋白质、脂肪及丰富的葡萄糖、果糖、苹果酸、柠檬酸等。

柑 《本草拾遗》

为芸香科小乔木植物多种柑类的成熟果实。冬季果实成熟时采摘。主产于广东、福建、台湾等地。其叶、果皮、种子亦供药用。

【别　　名】 柑子、金实。

【性味归经】 甘、酸，凉。

【功效应用】 生津止渴、醒酒利尿：用于热病后津伤之口渴或伤酒烦渴之证。本品适量生食或捣汁饮服。

【用量用法】 生食或捣汁服。

【使用注意】 因性凉，凡脾胃虚寒者宜少吃。古代医书记载："多食生寒痰"。

【文献摘要】

《食经》：食之下气，主胸热烦满。

《开宝本草》：利肠胃中热毒，止暴渴，利小便。

《医林纂要》：除烦，醒酒。

【现代研究】 成分：本品含橙皮甙、川陈皮素和挥发油等。

柚 《本草经集注》

为芸香科常绿乔木植物柚的成熟果实。10～11月果实成熟时采摘。主产福建、广东、台湾、广西、云南、浙江等地。以福建漳洲、厦门所产者为上品，故有："厦门文旦"美称。其根、叶、花、果皮，种子亦供药用。

【别　　名】 柚子、胡柑、臭柚、文旦。

【性味归经】 甘、酸，寒。

【功效应用】

1. 行气宽中、开胃消食　用于胃病、消化不良之证。若治寒凝胃痛、腹痛。取柚子一只（留在树上，用纸包好，经霜后摘下）切碎，童子母鸡一只（去内脏），放入锅内，加入黄酒、红糖适量，蒸至烂熟，1～2天吃完。

2. 解渴、化痰止咳　用于伤酒，慢性咳嗽、痰多气喘等证。取柚子生食，用治醉酒。若治咳嗽、痰多气喘，取柚子1只，去内层白囊，切碎，放于有盖碗中，加适量饴糖（或蜂蜜），隔水蒸至烂熟，每日早晚各1汤匙，冲入少许热黄酒内服。

此外，民间以柚子2只，烧灰研细末，每日饭后服6～9克，1日3次，可治黄疸。

【用量用法】 生食，捣汁或蒸熟食。

【文献摘要】《日华子本草》：治妊孕人食少并口淡，去胃中恶气。消食，去肠胃气。解酒毒，治饮酒人口气。

【现代研究】

1. 成分　本品含有与黄酮类似的柚皮甙，枳属甙、新橙皮甙，还含有胡萝卜素，维生素 B_1、维生素 B_2、维生素 C、菸酸、钙、磷、铁、糖类等。

2．药理　有抗炎作用，对病毒感染还有保护作用。其新鲜果汁中含有胰岛素样成分，能降低血糖。

梨　《新修本草》

为蔷薇科植物白梨、沙梨及秋子梨等栽培品种的果实。产于全国大部分地区。8～9月间果实成熟时采收。鲜用或切片晒干。

【别　　名】　果宗、快果、蜜父、玉乳。

【性味归经】　甘、微酸，凉。归肺、胃经。

【功效应用】

1．润肺消痰　用于热咳或燥咳之证，用川贝母 5 克、冰糖 15 克，与梨同蒸，将梨与汁服；治久咳不止，痰滞不利，阴虚有热者，用雪梨 1 个，银耳 6 克，川贝 3 克，水煎服。

2．清热生津　用于热病津伤口渴或酒后烦渴。治消渴，用生梨切碎，捣取汁饮服，或熬成雪梨膏，每次 10～15 克，每日 2～3 次。治酒后烦渴，取梨汁、荸荠汁、芦根汁、鲜藕汁，各等份和匀，凉服或温服。治醉酒，取鲜梨榨汁，连服 150～300 克。

【用量用法】　捣汁或熬膏服。清热生津，生食；滋阴润肺，熟食。

【使用注意】　脾虚便溏及寒嗽者忌服。

【文献摘要】

《新修本草》：主热嗽，止渴。

《本草纲目》：润肺凉心，消痰降火，解疮毒，酒毒。

《本草通玄》：生者清六腑之热，熟者滋五脏之阴。

【现代研究】

1．成分　果肉中含丰富的苹果酸、柠檬酸、果糖、葡萄糖、蔗糖及有机酸。

2．药理　能降低血压，有促进胃酸分泌、帮助消化和增进食欲等作用。

【附注】　①梨有降压、镇静的作用。故高血压、心脏病患者如有头晕、目眩、心悸时，可大量食用。②梨含有丰富的糖分和多种维生素，有保肝和助消化的作用，故肝炎、肝硬化患者常食之，可作为辅助治疗的食品。

柿　子　《名医别录》

为柿科植物柿的果实。主产于河南、山东、河北、山西等地。秋、冬季采收，经脱涩红熟后用，亦可采青柿脱涩后用。

【别　　名】　鲜柿，绿柿。

【性味归经】　甘、涩，寒。归肺、胃、大肠经。

【功效应用】

1．清热润燥　用于燥热咳嗽或咳血，或痔疮出血。本品善清肺之燥热而化痰止咳，亦可清润大肠而疗痔。柿子 1～2 个，去皮生食。

2．生津止渴　用于胃热伤阴，烦渴口干。本品丰腴多汁，味甜可口，入胃能养阴生津而止渴。用未成熟的鲜柿250克，切片捣碎，后取汁液，用开水分2次冲服。

【用量用法】　生食，或绞汁服。可加工制成柿饼、柿干等食用。或作糕点之配料。柿饼表面之白色结晶体为柿霜，润肺力强。

【文献摘要】

《名医别录》：软熟柿解酒热毒，止口干，压胃间热。

《本草经疏》：鼻者肺之窍也，耳者肾之窍也，二脏有火上炎，则外窍闭而不通，得柿甘寒之气，俾火热下行，窍自清利矣。肺与大肠相表里，湿热伤血分，则为肠澼不足，甘能养血，寒能除热，脏气清而腑病亦除也。

《随息居饮食谱》：鲜柿，甘寒养肺胃之阴，宜于火燥津枯之体。

【现代研究】

1．成分　含蔗糖、葡萄糖、果糖、蛋白质、胡萝卜素、维生素C、碘、钙、磷、铁等。未成熟果实含鞣质。

2．药理　有降低血压、增强冠状动脉血流量的作用。口服柿子可促进血中乙醇的氧化。

3．临床　治慢性气管炎：用柿子浸出液制成无菌水溶液（每2ml含柿子0.6克），于膻中、定喘、肺俞、天突穴行穴位注射，每穴注射0.3～0.5ml，每次取1～2穴，交替使用，每日或隔日1次，7次为1疗程。治疗194例，近期控制71例（36.5％），显效66例（34％），好转51例（26.2％），无效6例，总有效率为96.7％。

【附注】　①不宜过食柿子，空腹时尤当注意。过食未成熟、未去皮及未去种子的柿子，或空腹吃柿，或咀嚼不彻底，均易导致胃柿石病。因此，食柿不宜过量，尤其不要空腹或与酸性药物同吃。②柿子含有鞣质，易与铁结合而妨碍人体对食物中铁的摄取，故缺铁性贫血患者不宜食柿。③凡食柿不可与蟹同，令人腹痛大泻。

香　蕉　《本草纲目拾遗》

为巴蕉科植物甘蕉的果实。主产于广东、广西、云南、福建、台湾、四川等地。秋季采收。

【别　　名】　甘蕉、蕉子、蕉果。

【性味归经】　甘，寒。归脾、胃经。

【功效应用】

1．清热润肠　用于痔疮出血、大便干结。于每日早晨空腹吃香蕉1～2个。若便血或痔疮出血也可取香蕉2个，不去皮，炖熟，连皮食之。胃火盛而泻痢者，食之反能止泻。

2．润肺止咳　用于肺燥咳嗽日久。本品甘寒质润，下可润肠以通便，上可润肺而止咳。治肺燥咳嗽可用香蕉1～2个，冰糖炖服，每日1～2次，连服数日。

此外，本品还可解酒毒。现代医学认为本品对胃溃疡有一定的保护作用。

【用量用法】　内服，生食或炖熟食。

【使用注意】　本品性寒滑肠通便，脾虚便溏者不宜多食。

【文献摘要】

《日用本草》：生食破血，合金疮，解酒毒；干者解肌热烦渴。

《本草求原》：止渴润肺解酒，清脾滑肠。

《本草纲目》：除小儿客热。

【现代研究】

1. 成分　含淀粉、蛋白质、脂肪、糖，以及维生素 A、维生素 B、维生素 C、维生素 E 等。

2. 药理　成熟香蕉之果肉甲醇提取物的水溶性部分有抑制真菌、细菌的作用。未成熟的香蕉肉对豚鼠的保泰松诱发性胃溃汤有预防或治疗作用；对强制性不动所诱发的大鼠胃溃疡也有保护作用。此外，糖尿病人进食香蕉后尿糖并不见升高。

3. 临床　每天吃香蕉 3～5 枚，或饮香蕉茶（制法：以 50 克香蕉研碎，加入等量的茶液中，再加适量糖），每服 1 小杯，日饮 3 次，可治疗高血压、动脉硬化、冠心病。

【附注】

香蕉营养丰富，尤其是含钾量为水果之冠（每 100 克含钾 472 毫升）；钾对维持人体细胞功能和体内酸碱平衡，及改进心肌功能，均是有益的。因此高血压、心脏病患者，可常食香蕉，有益无害。但若伴肾功能不良者，则不宜食用。

枇　　杷　　《名医别录》

为蔷薇科植物枇杷的果实。产于全国各地。果实按色泽分为红砂枇杷和白砂枇杷 2 类，成熟于每年 4～5 月。

【性味归经】　甘、酸，凉。归脾、肺、肝经。

【功效应用】

1. 润肺化痰止咳　用于肺痿咳嗽吐血及暑热声音嘶哑、口渴、肺热咳嗽等。本品甘酸，柔软多汁，善润燥、清肺、宁嗽、止咳。

2. 和胃降逆止呕　用于胃气上逆之呕吐呃逆等证。

【用量用法】　生食适量。

【使用注意】　多食助湿生痰，脾虚滑泄者忌用。

【文献摘要】

《食经》：下气，止哕呕逆。

《日华子本草》：治肺气，润五脏，下气，止呕逆，并渴疾。

《滇南本草》：治肺痿痨伤吐血，咳嗽吐痰，哮吼。又治小儿惊风发热。

《本经逢原》：必极熟，乃有止渴下气润五脏之功。若带生味酸。力能助肝伐脾，食之令人中满泄泻。

【现代研究】　成分：含蛋白质、苹果酸、柠檬酸、维生素 A、维生素 B 及磷、钙等矿物质。

番　茄　《陆川本草》

为茄科植物番茄的新鲜果实。全国大部分地区有栽培。

【别　　名】　西红柿、番柿、六月柿、洋柿子、洋海椒、毛腊果。

【性味归经】　甘、酸，微寒。归肝、胃、肺经。

【功效应用】

1. 清热生津　用于热病口渴等证。因本品甘酸生津，性寒清热，功能清热而止渴。应用时可将番茄去皮后白糖渍，糖溶后以酸甜可口为度。另外，热天还可以将番茄切片熬汤，代茶喝，有清热防暑的作用。

2. 开胃消食　用于暑天乏味纳少，单用番茄素油炒后煮汤食。

此外，本品还可用于高血压、眼底出血，以鲜西红柿，每日早晨空腹时生吃 1～2 个，15 天为 1 疗程。

【用量用法】　煎汤、生食或绞汁，也可当蔬菜炒煮、烧汤佐餐，还可制成番茄酱。

【文献摘要】

《陆川本草》：生津止渴，健胃消食。治口渴，食欲不振。

【现代研究】

1. 成分　含丰富的维生素 A、维生素 B_1、维生素 B_2、维生素 C、胡萝卜素、烟酸、苹果酸、柠檬酸、钙、磷、铁、腺嘌呤、胆碱、胡芦巴碱和少量番茄碱。

2. 药理　番茄能降低血压，降低毛细血管通透性，并有抗真菌及消炎的作用。

【附注】　临床报道番茄所含的维生素 P 可以保护血管，防治高血压，尼克酸可以保护皮肤健康，治疗癞皮病，还能够维持胃液的正常分泌，促进红细胞的形成，其所含的维生素 C 又可以治疗齿龈出血和出血性疾病。维生素 A 可以防治夜盲症和眼干燥症。取其抑菌作用，还可用治口腔发炎。

阳　桃　《本草纲目》

为酢浆草科植物阳桃的果实。多栽培于园林或村旁，分布于亚热带，我国东南部及云南等地有栽培。

【别　　名】　五敛子、五棱子、羊桃，杨桃。

【性味归经】　甘、酸，寒。归脾、胃经。

【功效应用】

1. 清热解毒、生津止渴　用于热病烦渴、口舌生疮、咽喉肿痛、风火牙痛、痈疽肿毒、虫蛇咬伤等证。本品味甘酸，性寒凉，能除热解烦、生津止渴。以阳桃鲜食，或鲜阳桃捣烂取汁服用。

2. 利尿通淋　用于小便短赤涩痛、热淋、石淋等证，以阳桃 3～5 枚和蜜煎汤服。

此外，还可用治疝母、痞块。取本品 5～8 枚，捣烂绞汁，每服 1 杯，日服 2 次可奏效。

【用量用法】　内服、生食、煎汤或捣汁。

【使用注意】 脾胃虚寒、食少便溏者不宜多食。

【文献摘要】

《本草纲目》：主治风热，生津止渴。

《岭南杂记》：能解肉食之毒。又能解岚瘴。

《本草纲目拾遗》：脯之或白蜜渍之，不服水土与疟者皆可治。

《岭南采药录》：止渴解烦，除热，利小便，除小儿口烂，治蛇咬伤症。

《陆川本草》：疏滞，解毒，凉血，治口烂，牙痛。

【现代研究】 成分：含多种糖类（蔗糖、果糖、葡萄糖）、有机酸、维生素 B_1、维生素 C 等。

猕 猴 桃 《开宝本草》

为猕猴桃科植物猕猴桃的果实。产于河南、江苏、安徽、浙江、湖南、湖北、四川、陕西、云南等地。8～10月果实成熟时采摘。

【别　　名】 羊桃、阳桃、扬桃、猕猴梨。

【性味归经】 甘、酸，寒。归肾、胃、膀胱经。

【功效应用】

1．清热生津　用于热病烦渴、消渴等证。可生食或以猕猴桃取瓤和蜜煎服。

2．和胃消食　用于食欲不振，消化不良之证。取猕猴桃干果二两，水煎服，若伴呕逆者，可用本品绞汁，加生姜汁服。

3．利湿通淋　用于石淋及黄疸等证，因本品性寒，归膀胱经，能清膀胱经的热邪而通淋。可生食或绞汁服。

【用量用法】 30～60克。生食、绞汁或水煎服。

【使用注意】 脾胃虚寒者慎服。

【文献摘要】

《开宝本草》：止暴渴，解烦热，下石淋。热壅反胃者，取汁和生姜汁服之。

《食疗本草》：取瓤和蜜煎，去烦热，止消渴。

《食经》：和中安肝。主黄疸，消渴。

【现代研究】

1．成分　含糖、有机酸、色素及蛋白、类脂、维生素 C、硫胺素、抗坏血酸、硫、磷、氯、钠、钾、镁、钙、铁、类胡萝卜素等。

2．药理　本品可防止致癌物亚硝胺在人体内生成，并可降低胆固醇和甘油三酯水平。对心血管疾患、癌症均有一定防治和辅助治疗的作用。

桑　　椹 《新修本草》

为桑科落叶乔木桑树的成熟果穗。全国大部分地区均产，以南方育蚕区产量较大。4～6月果穗成熟时采收。洗净，捻去杂质，晒干。生用，或加蜜熬膏用。

【别　　名】　桑实、桑果。

【性味归经】　甘、寒。归心、肝、肾经。

【功效应用】

1. 滋阴补血　用于阴血不足之眩晕乏力等证。本品能滋肝肾，养阴血，为性质平和的滋阴补血药。若治阴血不足之眩晕等证，可服用桑椹膏，每次 10 ~ 15 克，每日 2 ~ 3 次。若阴血不足须发早白、眼目昏花、遗精，可取桑椹 30 克，配枸杞子 18 克，水煎服，每日 1 剂。

2. 生津、润肠　用于津伤口渴及阴血亏虚的肠燥便秘等证。治津伤口渴，消渴可单用煎汤或配麦冬、生地等煎汤内服。若治肠燥便秘，可用桑椹 30 克，蜜糖 30 克，水煎服。

3. 利水消肿　治水肿、小便不利等。饮桑椹酒佳。

【用量用法】　10 ~ 15 克，大剂量 30 克。桑椹膏 15 ~ 30 克，温开水冲服。

【使用注意】　脾胃虚寒及腹泻者忌服。

【文献摘要】

《新修本草》：单食，主消渴。

《滇南本草》：益肾脏而固精，久服黑发明目。

《本草纲目》：捣汁饮，解酒中毒，酿酒服，利水气，消肿。

《本草求真》：除热，养阴，止泻。

《随息居饮食谱》：滋肝肾，充血液，祛风湿，健步履，息虚风，清虚火。

【现代研究】　成分：含糖、鞣质、苹果酸及钙质、维生素 A、维生素 B_1、维生素 B_2、维生素 C 以及烟酸等。

罗　汉　果　《岭南采药录》

为葫芦科植物罗汉果的果实。分布在我国南方，多为栽培品。9 ~ 10 月间果实成熟时采收。以形圆、个大、坚实、摇之不响、色黄褐者为佳。

【别　　名】　拉汗果，假苦瓜。

【性味归经】　甘，凉。归脾、肺经。

【功效应用】

1. 清肺利咽　用于百日咳、痰火咳嗽、咽喉肿痛等证。治百日咳：以罗汉果 1 个，柿饼 15 克，用水煮食。罗汉果和瘦猪肉煎汤服用，可疗痰火咳嗽。本品味清甜，胜如甘草，将罗汉果切成薄生，泡饮代茶，是保护嗓音的理想食物。

2. 清热润肠　用于血燥胃热、大便干结不通。本品甘凉，润肠不致泻，是老年人肠燥便秘的良食，可生食或煎汤服用。

【用量用法】　内服，煎汤或生食，10 ~ 15 克。

【文献摘要】

《岭南采药录》：理痰火咳嗽，和猪精肉煎汤服之。

《广西中药志》：止咳清热，凉血润肠。治咳嗽，血燥胃热便秘等。

【现代研究】 成分：含多量葡萄糖等。

芒 果 《岭南采药录》

为漆树科植物芒果的果实。为热带或亚热带果树，栽培于庭园或作行道树。分布广东、广西、云南、福建、台湾等地。夏季采收。

【别　　名】 庵罗果、蜜望、望果、沙果梨、檬、檬果。

【性味归经】 甘、酸，凉。归脾、胃经。

【功效应用】 养胃止呕，生津利尿：用于胃热口渴、呕吐、晕车晕船、眩晕、呕吐不食、小便不利等证。本品甘酸生津益胃止呕。以芒果生食或煎水饮用均可。

【用量用法】 内服：生食或煎汤代茶。

【使用注意】 不可过食。《开宝本草》记载：动风气。天行病后及饱食后均不宜食之，亦不可同大蒜辛物食，令人患黄疸。

【文献摘要】

《食性本草》：主妇人经脉不通，丈夫营卫中血脉不行。

《开宝本草》：食之止渴。

《本草纲目拾遗》：益胃气，止呕晕。

《中国树木分类学》：利尿。

【现代研究】

1．成分　含蛋白质、脂肪、碳水化合物、钙、磷、铁、胡萝卜素、维生素 B_1、维生素 B_2、维生素 C 等。

2．药理　未成熟的果实能抑能化脓球菌、大肠杆菌。

3．临床　民间常以芒果煎水代茶治疗慢性咽喉炎、声音嘶哑等。

西 瓜 《日用本草》

为葫芦科植物西瓜的果瓤。产于全国各地。夏季采收，去果皮、种子，鲜用。

【别　　名】 寒瓜、夏瓜、水瓜、天生白虎汤。

【性味归经】 甘，寒。归心、胃、膀胱经。

【功效应用】

1．清热解暑、生津止渴　用于暑热、温热病津伤烦渴之证。本品富含果汁，甘甜爽口，善解暑热，疗烦渴，素有"天生白虎汤"之誉。单用西瓜捣汁饮，每次 150～300 克。

2．利尿除烦　用于心火上炎所致的心烦、口疮、舌赤及湿热蕴结于下焦、小便短赤等证。西瓜，能引心包之热，从小肠、膀胱下泄，故有清心利尿之功。用西瓜浆徐徐饮之。

【用量用法】 生食或绞汁饮。

【使用注意】 本品性属寒凉，多食能积寒助湿，凡中寒湿盛者慎用。

【文献摘要】

《日用本草》：清暑热，解烦渴，……利小水，治血痢。

《本草纲目》：消烦止渴，解暑热，疗喉痹，宽中下气，利小水，治血痢解毒，含汁治口渴。

《本经逢原》：西瓜，能引心包之热，从小肠、膀胱下泄，能解太阳、阳明中热及热病大渴，故有天生白虎汤之称。

【现代研究】

1．成分　含瓜氨酸、丙氨酸、谷氨酸、苹果酸、磷酸、甜菜碱、腺嘌呤、葡萄糖、胡萝卜素，维生素等。

2．药理　能增进大白鼠肝中的尿素形成，导致利尿。

3．临床　①治咽炎：大西瓜1个，在蒂上切1小孔，挖去瓤子，装满朴硝，将蒂盖上，用绳子缚定，悬挂于通风处。待析出白霜后，用鹅毛扫下，研细末装瓶备用。用西瓜霜吹喉，有卓效。②本品对高血压、肾炎、泌尿系感染等均有辅助治疗作用。

【附注】　①西瓜是所有瓜果中含果汁最丰富者，含水量高达90％以上，堪称夏季水果之王。然肾功能不全者不宜多食，以免大量水分潴留体内，不能及时排除，从而增加肾脏负担。②西瓜富含营养，几乎包含人体所需的各种成分。暑热时节，病者或平人皆宜常服。若切开后放置时间过长的西瓜，则有利于细菌的生长繁殖，故不宜食用。

甜　瓜　《开宝本草》

为葫芦科植物甜瓜的果实。全国各地均有栽培。7～8月果实成熟时采收。鲜用。

【别　名】　番瓜、甘瓜、熟瓜。

【性味归经】　甘，寒。归心、胃经。

【功效应用】

1．清热解暑，除烦止渴　用于暑热所致的胸膈满闷不舒、食欲不振、烦热口渴等证。

2．清热利尿　用于热结膀胱，小便不利等证。

【用量用法】　内服生食。

【使用注意】　脾胃虚寒，腹胀便溏者忌用。

【文献摘要】

《食疗本草》：止渴，益气，除烦热，利小便，通三焦壅塞气。

《本草衍义》：甜瓜，多食未有不下痢者，为其消损阳气故也。

《孙真人食忌》：患脚气病人食甜瓜，其患永不除，又多食发黄疸病，动冷疾，令人虚赢。解药力。

【现代研究】

1．成分　含球蛋白，柠檬酸等有机酸，胡萝卜素，维生素B、维生素C等。

2．药理　对某些真菌有效。

哈密瓜　《开宝本草》

为葫芦科植物甜瓜的果实。哈密瓜是甜瓜的1种，其正式大名叫"新疆甜瓜"，因盛产于新疆哈密而得名。全国各地均有栽培，7~8月果实成熟时采收。

【别　　名】　香瓜、甘瓜、果瓜、菜瓜。

【性味归经】　甘，寒。归心、胃经。

【功效应用】　清暑除烦，止渴利尿：用于暑热烦渴、口鼻糜烂生疮、小便短赤等证。本品甘甜爽口，为夏令消暑瓜果，有利尿之功，可使热从小便而解。可用哈密瓜生食或捣烂取汁饮用。

【用量用法】　内服、生食适量

【使用注意】　本品性寒凉，脾胃虚寒、腹胀便溏之人不宜多食。

【文献摘要】

《食疗本草》：止渴，益气，除烦热，利小便，通三焦壅塞气。……多食令人阴下湿痒生疮，动宿冷病，癥癖人不可食之，多食令人惙惙之虚弱，脚手无力。

《本草衍义》：甜瓜，多食未有不下痢者，为其消损阳气故也。

【现代研究】

1. 成分　含蛋白质、柠檬酸等有机酸、胡萝卜素、维生素 B、维生素 C 等。

2. 药理　本品无抑菌作用，但对某些真菌有效。其含有 1 种胨化酶的成分，可将不溶性蛋白质转化成可溶性蛋白质，对肾病患者食用尤宜。

【附注】　甜瓜的种类较多，哈密瓜为甜瓜的 1 种，此外还有白兰瓜、黄金瓜、生梨瓜等。由于哈密瓜味极香甜，享有盛誉，故此将其单独列出。

地　　瓜　　《中国药用植物志》

为豆科植物豆薯的块根，产于我国南方各地。秋季采挖，洗净，撕去外皮，鲜用。

【别　　名】　木瓜、凉瓜、凉薯、薯瓜。

【性味归经】　甘，凉。归胃经。

【功效应用】　清热除烦，生津止渴：用于热病烦渴。本品甘凉多汁，长于清胃热而除烦，生津液而止渴。鲜地瓜 120~240 克，切片，加白糖适量拌食。

此外，本品还能解酒毒，治疗慢性酒精中毒。

【用量用法】　生食、绞汁，或煎汤服。

【使用注意】　脾胃虚寒者不宜服用。

【文献摘要】

《陆川本草》：生津止渴，治热病口渴。

《四川中药志》：止口渴，解酒毒。

【现代研究】　成分：含蛋白质、脂肪、碳水化合物等。

花　　生　　《滇南本草》

为豆科植物落花生的种子，全国各地均有栽培。

【别　　名】　落花生。

【性味归经】 甘，平。归肺、脾、胃经。

【功效应用】

1. 润肺止咳 用于肺燥咳嗽或久咳，小儿百日咳。多以盐水煮食，也可生食。

2. 和胃健脾 用于脾胃健运失常之食少，反胃。多炒熟食用。

此外，亦治乳妇奶少，可以花生米 200 克，猪前脚 1 条共炖服。

【用量用法】 内服，生食或煎汤服。

【使用注意】 本品质润多脂，故体寒湿滞及肠滑便泄者不宜食用。霉花生不能食，因其易产生黄曲菌毒素，可诱发肝癌。

【文献摘要】

《滇南本草》：盐水煮食治肺痨，炒用燥火行血，治一切腹内冷积肚疼。

《医林纂要》：和脾，醒酒，托痘毒。

《本草求真》：食则清香可爱，适口助茗，最为得宜。

【现代研究】

1. 成分 含脂肪油 40～50%、氮物质 20～30%（蛋白质、氨基酸、卵磷脂等）、淀粉、纤维素、维生素 B_1、泛酸等。

2. 药理 止血作用：花生米能缓解血友病患者的出血症状，对其它某些出血患者亦有止血作用，花生衣的效力较花生米本身强 50 倍，炒熟后效力大减，每日口服 10 克皮的提取物即有作用。

荸 荠 《名医别录》

为莎草科植物荸荠的球茎。产于我国南方各地。秋季、冬初采收。洗净鲜用或风干备用。

【别 名】 乌芋、地粟、马蹄。

【性味归经】 甘，寒。归肺、胃经。

【功效应用】

1. 清热生津 用于热病津伤口渴。本品味甘多汁，性寒清热。可单用绞汁服，或配梨汁、藕汁、芦根汁、麦冬汁同用，可增强其生津止渴之功。

2. 消积化痰 用于阴虚肺热，咳嗽痰多，食积不消等证。鲜荸荠 10 克，鲜萝卜 250 克，捣烂后取汁液，加入麦冬 15 克煎服。

3. 止血 用于血痢及崩漏下血。

【用量用法】 煎汤，捣汁或浸酒服。

【使用注意】 脾胃虚寒及血虚者慎用。

【文献摘要】

《名医别录》：主消渴，痹热，热中，益气。

《本草求真》：盖以味甘性寒。则于在胸实热可除，而诸实胀满可消；力善下行，而诸血痢血毒可祛。是以冷气勿食，食则令人每患脚气。

《本草再新》：清心降火，补肺凉肝，消食化痰，破积滞，利脓血。

【现代研究】

1. 成分　含荸荠英、淀粉、蛋白质、脂肪，尚含钙、磷、铁及维生素类。

2. 药理　荸荠英为一种不耐热的抗菌成分，对金黄色葡萄球菌，大肠杆菌及产气杆菌均有抑制作用。此外，荸荠尚有降压作用。

3. 临床　据文献报道，鲜荸荠，生石膏适量，煮汤代茶，可用于预防流行性脑膜炎；据民间经验，荸荠尚有解铜毒的作用，如若误吞铜或铜物，可用荸荠绞汁灌肠。

【附注】　生食荸荠易感染姜片虫，一般以熟食为宜，爱好或必须生食者，应充分浸泡后刷洗干净，再以沸水烫过，削皮再吃，则无患姜片虫之虞。

莲　子　《神农本草经》

为睡莲科植物莲的种仁，主产于湖南、福建、江苏等地。8～9月采收成熟莲子，水浸后去皮心，晒干备用。

【别　　名】　莲实、莲米、莲肉。

【性味归经】　甘、涩，平。归脾、肾、心经。

【功效应用】

1. 补脾涩肠　用于脾虚久痢不止或噤口痢。本品因其甘能益脾、涩能固肠，故能止泻止痢。

2. 固肾涩精　用于肾虚遗精、早泄，小便频数等证。用莲子、益智仁、龙骨各等份，研为细末，每服6克，空心用清米饮调下。

3. 养心安神　用于病后余热未尽、心阴不足、心烦口干、心悸不眠等。莲子30克（带心），百合30克，麦冬12克，加水煎服。

【用量用法】　煎汤，或入丸散。

【使用注意】　中满痞胀、大便燥结者忌服。

【文献摘要】

《医林纂要》：莲子，去心连皮生嚼，最益人，能除烦，止渴，涩精，和血，止梦遗，调寒热，煮食仅治脾泄，久痢，厚肠胃，而交心肾之功减矣，更去皮，则无涩味，其功止于补脾而已。

《玉楸药解》：莲子甘平，甚益脾胃，而固涩之性，最宜滑泄之家，遗精便溏，极有良效。

【现代研究】　成分：含蛋白质、脂肪、碳水化合物、钙、磷、铁等。

芡　实　《神农本草经》

为睡莲科植物芡的成熟种仁。产于湖南、江苏、湖北、安徽等地。9～10月采收，去掉硬壳，取出种仁，晒干备用。

【别　　名】　鸡头实、鸡头米。

【性味归经】　甘、涩，平。归脾、肾、心经。

【功效应用】

1．补脾止泻　用于脾虚泄泻，日久不止等证。因甘能补脾，涩能止泻，以本品 500 克，莲子米 500 克分别炒黄，研为细末，加藕粉 250 克，拌匀即成散剂，每次取 30 克，加白糖适量调匀，煮成糊状，每日 3 次，连服 10 天。

2．固肾涩精　用于肾虚遗精，小便频数等证。治肾虚遗精，用芡实 30 克炒黄研成粉，另加牡蛎 30 克，煎汤送服，每日早晚各 1 次。治小便频数，用芡实 30 克，米酒 30 克加水煎，睡前服，每晚 1 次。

【用量用法】　适量。煎汤，或入丸、散。

【文献摘要】

《日用本草》：止烦渴，治泻痢，止白浊。

《本草从新》：补脾固肾，助气涩精。

【现代研究】　成分：含淀粉及少量蛋白质、磷、钙、核黄素、维生素 C 等。

菱　《名医别录》

为菱科植物菱的果肉。生长于池溏河沼中，各地多有种植，8~9 月采收。

【别　　名】　菱角、水菱。

【性味归经】　甘，凉。归脾、胃经。

【功效应用】

1．清热除烦　用于暑热烦渴。多生食。

2．益气健脾　用于食纳不佳，气短乏力。

【用量用法】　生食或煮熟食。

【使用注意】　痢疾患者不宜食，不可多食，否则令人腹胀。

【文献摘要】

《名医别录》：主安中补脏。

《本草纲目》：解暑（及）伤寒积热，止消渴，解酒毒，射罔毒。

【现代研究】

1．成分　含丰富的淀粉，葡萄糖，蛋白质。

2．药理　以艾氏腹水癌作体内抗癌的筛选试验中，发现种子的醇浸水液有抗癌作用。

甘　蔗　《名医别录》

为禾本科植物甘蔗的茎秆。产于温带及热带地区，我国南方各省均有栽培。秋季采收。洗净鲜用。

【别　　名】　糖梗、竿蔗。

【性味归经】　甘，寒。归肺、胃经。

【功效应用】

1．清热润燥　用于阴虚肺燥之咳嗽，胃阴不足之呕吐。本品甘寒多汁，长于清润肺胃。前者用甘蔗汁、萝卜汁各半杯，野百合 60 克，在百合煮烂后加入煎汁，于临睡前服食，常服甚佳；后者用甘蔗汁 1 杯，生姜汁 8 滴，混合后服用。

2．生津止渴　用于夏季暑热伤阴之发热、口渴、思饮等。甘蔗 500 克切片，同菊花 50 克，煎水代茶饮，或以甘蔗汁、西瓜汁混合饮服。

3．透疹　用于痘疹不出，或闷痘不发，毒盛胀满者。饮蔗汁，可促使痘疹透发。

【用量用法】　生食（嚼汁）或绞汁饮。

【使用注意】　脾胃虚寒，痰湿咳嗽者慎用。

【文献摘要】

《本草纲目》：蔗、脾之果也。其浆甘寒，能泻火热，……蔗浆消渴解酒，自古称之，而孟诜乃谓共酒食发痰者，岂不知其有解酒热之力耶。

《玉楸药解》：蔗浆，解酒清肺，……土燥者最宜。阳衰湿旺者服之，亦能寒中下利。

《随息居饮食谱》：甘蔗，榨浆名为天生复脉汤。

【现代研究】　成分：含蔗糖、碳水化合物、钙、磷、铁及多种氨基酸等。

【附注】　①霉变的甘蔗不能食用。食用霉变的甘蔗易致中毒，主要是黄曲菌和寄生曲菌所产生的黄曲霉毒素在人体内作祟。人体摄入黄曲霉毒素后，很快会进入血液及组织中，引起神经、血管、肾脏等组织的损害，干扰身体的免疫功能，出现神昏、谵语、抽搐及水、电解质紊乱等临床症状，尤以儿童为多见。黄曲霉毒素是一种耐热、经紫外线照射等不易破坏的化学物质，预防的关键的防霉防毒，谨防病从口入。②吃甘蔗应注意卫生。有人作了试验，将未洗也未削皮的甘蔗 2 根，用清水刷洗后，将洗液的沉淀物放在显微镜下观察，结果查到蛔虫卵 1441 个，其中具有感染力的蛔虫卵占 74.8%，若吃了不洁净的甘蔗，易引起蛔虫性肺炎。因此，吃甘蔗一定要讲究卫生，要注意清洗，削皮后食用。③食用甘蔗切勿过量。甘蔗含糖量达 12% ~ 17%，过食易致高渗性昏迷，表现头昏、烦躁、呕吐、四肢麻木、神志渐渐朦胧等。因此，甘蔗味虽好，切勿过量，尤其是嗜食甘蔗者，务必警惕。

第二章　蔬　菜　类

蔬菜，是可以作为副食品的草本植物的总称。"凡草菜可食者通名曰蔬"，菜是指供作副食品的植物，可以分为：陆生植物和水生植物。而陆生植物又分为栽培和野生2种，其中栽培者大多具有补益作用，如扁豆，野生者大多具有清热解毒作用，如荠菜。水生植物又分为淡水植物（如藕）和咸水植物（如海带）。

蔬菜从食用选择来看，可分为茎叶类，如葱、白菜；茎菜类，如芦笋、竹笋；根菜类，如萝卜、藕；果菜类，加茄子、辣椒；瓜类，如丝瓜、冬瓜。

另外，蔬菜还包括少数可作副食品的木本植物和菌类，如蘑菇、木耳；藻类，如海带。

根据其种类和食用部分的差异，其性能方面也略有不同，一般荤辛的蔬菜性偏温，如辣椒，其他多数性质偏寒凉。

蔬菜类食物主要有和中健脾、消食开胃、清热生津、通利二便的作用，适应于脾胃健运功能失常所致食少、食积、胀满、四肢倦怠等症。

现代研究认为，一般蔬菜水分在70%以上，尤以新鲜者水分含量更高，味道更鲜美，是人体所需维生素、无机盐、果胶、糖的主要来源，可提供食物多种变化的食感、香味和色泽等。蔬菜的最终代谢产物呈碱性，可保持人体内的酸碱平衡，使血液的pH值稳定在7.35～7.45之间。因此，当人们久不食蔬菜便会感到胃中不适，或食饭无味。

中国人饮食讲究的是色、香、味、形，而其主要则是蔬菜。

南　瓜　《滇南本草》

为葫芦科植物南瓜的果实。全国各地均有栽培。

【别　　名】　番瓜、金瓜、麦瓜。

【性味归经】　甘，温。归脾、胃经。

【功效应用】

1. 补中益气　用于脾虚气弱、营养不良等证。常以本品同大米做成南瓜饭食，取大米500克，淘净，加水煮至七八成时，滤起，取南瓜2～3斤，去皮，切成块，用油盐炒过后，将过滤的大米倒于南瓜上，慢火蒸熟。

2. 解毒杀虫　用于肺痈、水火烫伤、下肢溃疡等。治肺痈，取南瓜500克，牛肉250克，煮食，勿加盐油，连吃数次后，再服六味地黄汤5～6剂。治下肢溃疡，取南瓜，捣烂敷患处或晒干研粉末撒患处。

【用量用法】　蒸煮食，外用捣敷。

【使用注意】　不宜多食。多食则易生湿发黄，令人腹胀。

【文献摘要】

《本草纲目》：补中益气。多食发脚气（黄疸）。

《随息居饮食谱》：凡时病痞症，疝痢胀满，脚气痞闷，产后痧痘，皆忌之。

【现代研究】

1. 成分　含瓜氨酸、精氨酸、麦门冬素、维生素 B、维生素 C、糖、蔗糖等成分。

2. 临床　近年发现南瓜治疗糖尿病有较好疗效，能降低血糖，缓解症状，以南瓜煮粥常吃。若冬季因南瓜不易保管，多先将其晒干研粉备用。

冬　瓜　《本草经集注》

为葫芦科植物冬瓜的果实。全国各地均有栽培。

【别　　名】　白瓜、白冬瓜、枕瓜。

【性味归经】　甘、淡，凉。归肺、大肠、小肠、膀胱经。

【功效应用】

1. 利水　用于水肿，小便不利等。取冬瓜 1250 克，加鲤鱼 250 克左右同煮，亦可配赤小豆，不加食盐，食冬瓜、饮汤。

2. 清热解毒　用于暑热烦闷，消渴，热毒痈肿等。治暑热烦渴，可以冬瓜 1 个，去皮、瓤，捣汁，每次约饮 1 茶杯；每日 2～3 次。

3. 下气消痰　用治痰热喘咳或哮喘，可与生姜配伍用之。

此外，现代医学认为本品含钠盐较低，可用治肾炎水肿，肥胖，并可解暑疗痱子。

【用量用法】　100～120 克，连皮煮汤服食。外用适量，捣敷或煎水洗。

【文献摘要】

《名医别录》：主治小腹水胀，利小便，止渴。

《日华子本草》：除烦，治胸膈热，清热毒痈肿。

【现代研究】　成分：含蛋白质、糖、粗纤维、无机盐、钙、磷、铁、胡萝卜素等成分。

苦　瓜　《滇南本草》

为葫芦科植物苦瓜的果实。全国各地均有栽培。

【别　　名】　锦荔子、癞葡萄、癞瓜。

【性味归经】　苦，寒。归脾、胃经。

【功效应用】

1. 清暑除热　用于热病烦渴引饮，中暑等。取鲜苦瓜 1 个，截断去瓤，纳入茶叶，再接合，悬挂通风处阴干，每次 6～9 克，水煎或泡开水代茶饮。

2. 解毒　用于痈肿，痢疾。前者取鲜苦瓜捣烂敷患处；后者取鲜品捣汁，开水冲服。

【用量用法】　6～15 克，煎汤或炒食。外用适量，捣敷。

【使用注意】　脾胃虚寒者不宜食。食之令人吐泻腹痛。

【文献摘要】

《滇南本草》：治丹火毒气，疗恶疮结毒，或遍身已成芝麻疔疮疼难忍。泻六经实火、清暑、益气、止渴。

《生生编》：除邪热，解劳气，清心明目。

《本草求真》：除热解烦。

【现代研究】 成分：含苦瓜甙及多种氨基酸和果胶等。

黄 瓜 《本草拾遗》

为葫芦科植物黄瓜的果实。全国各地均有栽培。

【别　　名】 胡瓜、王瓜、刺瓜。

【性味归经】 甘，凉。归脾、胃、大肠经。

【功效应用】 清热、利水、解毒：用于热病烦渴，咽喉肿痛，目赤火眼，水火烫伤等证。用嫩黄瓜 5 条，切成条状加水煮沸，去水趁热加蜂蜜 100 克调匀，日数次随意服用，可取清热解毒之效。亦可将老黄瓜去子，填入芒硝，阴干，硝析出后刮下，点于眼睛或吹于咽喉部。老黄瓜捣烂取汁涂入水火烫伤之处，可止疼消肿。

此外，现常用黄瓜作美容品，将新鲜黄瓜切断，以汁液外擦皮肤。

【用量用法】 生啖或煮熟食。外用浸汁、制霜或研末调敷。

【使用注意】 其性寒凉，胃寒者不宜食用。

【文献摘要】

《日用本草》：除胸中热，解烦渴，利水道。

《陆川本草》：治热病身热、口渴、烫伤；瓜干陈久者，补脾气，止腹泻。

【现代研究】

1. 成分　含糖类、胡萝卜素、维生素、丰富的钾盐、钙、磷、铁等矿物质，以及葫芦素 A、葫芦素 B、葫芦素 C、葫芦素 D。

2. 药理　葫芦素 C 在动物实验中有抗肿瘤作用，毒性较低。据研究认为，鲜黄瓜中含有丙醇、乙酸等成分，有抑制糖转化为脂肪的作用。故多吃黄瓜可以减肥。黄瓜中还含有细嫩的纤维素，能促进胃肠蠕动，加速体内腐败物质的排泄，并有降低胆固醇的作用。

【附注】 黄瓜，又名胡瓜，原为张骞出使西域得以引种，故名。隋·大业四年，为避讳而改名为黄瓜，延至今日。《本草纲目》中将胡瓜作为黄瓜的正名，而黄瓜则为别名。

丝 瓜 《滇南本草》

为葫芦科植物丝瓜和粤丝瓜的鲜嫩果实。全国各地均有栽培。

【别　　名】 天丝瓜、天罗、蛮瓜、布瓜、绵瓜、天吊瓜。

【性味归经】 甘，凉。归肝、胃经。

【功效应用】

1. 清热解毒凉血　用于热病烦渴，肠风痔漏，疔疮痈肿，血淋等证。本品味甘，性凉，有清热解毒之效。将丝瓜 250 克切块，瘦猪肉 200 克切片，加适量水炖汤，可清热利肠、解暑除烦。用丝瓜捣烂取汁，频抹痛疽，可使其解毒收口。亦可将丝瓜烧灰存性，与石灰、雄黄各 15 克研为末，用猪胆汁，鸡蛋清及香油调和，贴于患处，治疗痔疮、脱肛。

2．祛风化痰通络　用于咳嗽痰喘，乳汁不通等证。可用生丝瓜绞汁和蜜少许服用，或将丝瓜藤切段挤取自然汁 1 小杯，炖热加冰糖服治疗小儿百日咳。丝瓜连子烧存性，研末，每服 6 克，酒送下，可通乳。

【用量用法】 生用绞汁，或煎汤。外用捣汁或研末调敷。

【使用注意】 多服能滑肠致泻，脾虚便溏者不宜服用。

【文献摘要】

《医学入门》：治男妇一切恶疮，小儿痘疹余毒，并乳疽、疔疮。

《本草纲目》：煮食除热利肠。老者烧存性服，去风化痰，凉血解毒，杀虫，通经络，行血脉，下乳汁；治大小便下血痔漏崩中，黄积，疝痛卵肿，血气作痛，痈疽疮肿，齿䘌，痘疹胎毒。

《陆川本草》：生津止渴，解暑除烦。治热病口渴，身热烦躁。

《滇南本草》：不宜多食，损命门相火，令人倒阳不举。

《本草逢原》：丝瓜嫩者寒滑，多食泻人。

【现代研究】

1．成分　含皂甙、丝瓜苦味质、多量粘液、瓜氨酸、糖、蛋白质、钙、磷等。

2．药理　粤丝瓜全植物有杀昆虫作用，果实含氢氰酸，对鱼毒性很大。

【附】 丝瓜花、丝瓜根、丝瓜藤、丝瓜叶、丝瓜子、丝瓜络。

1．丝瓜花　性味：甘、微苦，寒。功效：清热解毒。用于肺热咳嗽、咽痛、鼻炎、疔疮、痔疮等。

2．丝瓜根　功效：消炎防腐。煎水外洗患处，可祛腐生肌。

3．丝瓜藤　功效：通筋活络，祛痰镇咳。

4．丝瓜叶　性味；苦、酸，微寒。功效：清热解毒，化痰止咳，外用止血。鲜丝瓜叶可擦治顽癣。

5．丝瓜子　性味：苦、微甘，平。功效：清热，化痰，润燥，解毒。

6．丝瓜络　性味：甘，平。功效：清热解毒，活血通络，利尿消肿。常用于气血阻滞胸胁疼痛、筋骨酸痛、乳痈肿痛等。

越　　瓜 　《本草经集注》

为葫芦科植物越瓜的果实。生于温热地带。我国各地多有栽培。夏、秋间果实成熟时采收。

【别　　名】 菜瓜、稍瓜、生瓜、白瓜。

【性味归经】 甘，寒。归肠、胃经。

【功效应用】 利小便、解热毒：用于烦热口渴，小便不利等证。

【用量用法】 生食、煮食或腌食。外用烧存性研末调敷。

【使用注意】 脾胃虚寒者忌服。

【文献摘要】

《千金·食治》：益肠胃。

《本草拾遗》：利小便，去烦热，解酒毒，渲泄热气。为灰敷口吻疮及阴茎热疮。

瓠　子　《新修本草》

为葫芦科植物瓠子的果实。我国大部分地区均能栽培。夏季采收。

【别　　名】　甘瓠、甜瓠、长瓠、天瓜，龙蜜瓜。

【性味归经】　甘，寒。归心、肺、小肠经。

【功效应用】

1. 清热利水　用于水肿，小便不利，腹胀等证。本品味甘性寒，有清热渗湿，通利小便之功。若用于治水肿，可单用煎汤食之。

2. 除烦止渴　用于热病之心烦口渴，消渴等证。本品能清热而除烦、生津而止渴，尤以夏季为多用。若用于治心烦口渴，可取鲜瓠子捣烂绞汁，调蜂蜜内服，每次服半杯至1杯，1日2次。

此外，本品尚能清热解毒，可用于热毒疮疡，用时将瓠子烧炭存性，研末，用麻油调匀后外敷。

【用量用法】　30～120克，煎汤内服。外用适量，烧炭存性、研末用油调敷。

【使用注意】　瓠子有甜、苦2种。甜瓠无毒，味似冬瓜，可以煮食；苦瓠有毒味苦，不能食用。素体阳虚，或脾虚有寒者不宜食之。

【文献摘要】

《新修本草》：通利水道，止渴消热。

《千金要方》：主消渴恶疮，鼻口中肉烂痛。

《日华子本草》：除烦，治心热，利小肠，润心肺，治石淋。

葫　芦　《饮片新参》

为葫芦科植物瓢瓜的果实。全国大部分地区均有栽培。秋季采取成熟而未老的果实，去皮用。本植物的种子，陈旧的老熟果皮亦供药用。

【别　　名】　壶芦、瓠瓜、甜瓠瓤、葫芦瓜。

【性味归经】　甘、淡，平。归肺、脾、肾经。

【功效应用】

1. 清肺热　用于燥热咳嗽，烦热口渴。以本品绞汁或煎汤服。

2. 利尿通淋　用于湿热小便不利，水肿，腹胀，黄疸，淋病等证。可用本品与冬瓜皮、西瓜皮煎汤服。

【用量用法】　5～30克，煎汤或煅存性研末。

【使用注意】　中寒者忌服。

【文献摘要】

《饮膳正要》：主消水肿，益气。

《滇南本草》：利水道，通淋，除心肺烦热。

《陆川本草》：润肺。治肺燥咳嗽。

《本草再新》：利水。治腹胀，黄疸。

【现代研究】

1．成分　含葡萄糖、戊聚糖、维生素 B、维生素 C、脂肪、蛋白质、木质素等。

2．药理　麻醉犬静脉注射葫芦煎剂有显著的利尿作用。

菠　　菜　《履巉岩本草》

为藜科植物菠菜的带根本草。全国各地有栽培，种子亦供药用。

【别　　名】　菠棱、赤根菜、波斯菜、鹦鹉菜。

【性味归经】　甘，凉。归肠、胃经。

【功效应用】　养血止血、滋阴润燥：用于虚人、老人大便涩滞不通，肠燥便秘或便血，消渴，眼目昏花等证。因其味甘性凉，为一种作用缓和的补血滋阴之品，对"虚不受补"者尤宜。用于治血虚便秘及便血、衄血，取菠菜 250 克，切段，煮汤，加少许食油、酱油和盐调味后服食。用于治消渴多饮，取菠菜 250 克、鸡内金 10 克，焙研为末，煎汤取汁送服，1 日 3 次有辅助治疗的意义。用治肝虚目疾，取菠菜 250 克，猪肝 60 克，共煮待熟，以麻油、酱油、食盐等调味食之，每日 1 剂，治愈为度。

此外，现代医学将菠菜作为滑肠药，凡习惯性便秘或痔疮、痔漏、肛裂者食之有益。常以鲜菠菜半斤，开水煮 3 分钟，捞出，以芝麻油拌食，每日早晚各 1 次。本品所含的酶对胃和胰腺的分泌功能起良好作用，高血压、糖尿病患者吃之为好。对于患有贫血、胃肠失调、呼吸道和肺部疾病的人，可以服用菠菜水浸剂（方法：100 克菠菜放入碗中，加水 200 毫升，隔水煮 10 分钟），早晚分食。

【用量用法】　100～250 克。熟食。

【使用注意】　不宜与豆腐共煮，以碍消化影响疗效。脾虚便溏者不宜多食。患肾炎、肾结石的病人不宜食。

【文献摘要】

《食疗本草》：利五脏，通肠胃热，解酒毒。

《本草纲目》：甘冷，滑，无毒。通血脉，开胸膈，下气调中，止渴润燥，根尤良。

《陆川本草》：入血分。生血、活血、止血、去瘀。治衄血，肠出血，坏血症。

《日用本草》：解热毒。

【现代研究】

1．成分　本品含较多的蛋白质、碳水化合物、叶绿素、草酸、胡萝卜素及多种维生素（C、B、D、K）和微量元素等成分。

2．药理　本品能促进胰腺分泌，助消化而可滑肠。特别是维生素 A、维生素 C 的含量高于一般蔬菜，常吃之可维持眼睛的正常视力，防止夜盲症。

芹　菜　《名医别录》

为伞形科植物芹菜的茎，可分为水芹和旱芹2种。生于沼泽地带的叫水芹，长江中下游各省、两广、台湾等地均有栽培；生于旱地叫旱芹，香气较浓，全国各地均有栽培。

【别　　名】　水芹菜、香芹、蒲芹、药芹。

【性味归经】　甘，凉。归肝、胃、肺经。

【功效应用】

1．清热平肝　用于肝火上炎之头晕、目眩、面红目赤等证。可将鲜芹菜绞汁加等量蜂蜜拌匀，日服3次，每次40毫升；或用芹菜500克水煎，加糖适量代茶饮。

2．祛风利湿　用于中风偏瘫，小便不利，淋沥涩痛或尿血，痈肿等证。本品甘凉，能除热、祛风、利水。用鲜芹菜洗净捣汁，每次4汤匙，每日3次，连服1周，尤以水芹效果更佳。

此外，本品还用润肺止咳之功，可用于小儿百日咳或阴虚劳咳之证。

【用量用法】　10～15克，鲜品50～100克。煎汤或捣汁，或入丸剂。外用适量捣敷。

【使用注意】　脾胃虚弱，大便溏薄者不宜多食。

【文献摘要】

《生草药性备要》：补血，祛风，去湿，敷洗诸风之症。

《本经逢原》：清理胃中浊湿。

《本草推陈》：治肝阳头昏，面红目赤，头重脚轻，步行飘摇等证。

《中国药植图鉴》：治小便出血，捣汁服。

《随息居饮食谱》：清胃涤热，祛风，利口齿咽喉头目。

【现代研究】

1．成分　含蛋白质、碳水化合物、脂肪、维生素及矿物质，其中磷和钙的含量较高。

2．药理　芹菜中含有挥发性的芹菜油，具香味，能促进食欲。据报道旱芹有明显的降压作用，主要通过主动脉弓化学感受器所致；对动物中枢有镇静和抗惊厥作用，对狗有利尿作用。

3．临床　①治疗高血压及降低血清胆甾醇。取生芹菜去根，用冷开水洗净，绞汁，加入等量蜂蜜或糖浆。日服3次，每次40毫升（服时加温）。治疗16例，有效14例，无效2例。对原发性、妊娠性及更年期高血压均有效。又报道，用芹菜根10个，洗净捣烂，加大枣10枚，水煎，每日2次分服，15～20天为1疗程。治疗高血压病，冠状动脉硬化性心脏病等血清胆甾醇超过200毫克%以上者21例，其中14例胆甾醇下降8～75毫克%不等。芹菜根以鲜者最好，干者次之；用量尚可酌增。②治疗乳糜尿。取青茎旱芹，下半部分之茎及全根，每次10根，洗净，加水500毫升，文火煎煮浓缩至200毫升。每天2次，早晚空腹服用。期限不定。治疗6例，除1例继续观察外，其余5例均效果显著。服后3～7天乳糜尿可完全消失或显著好转，但远期疗效尚待观察。另外，对神经衰弱、小儿软骨病等有辅助治疗作用。

韭　菜　《滇南本草》

为百合科植物韭的叶。全国各地均有栽培。

【别　　名】　壮阳草、长生韭扁菜。

【性味归经】　辛，温。归肝、胃、肾经。

【功效应用】

1. 温中开胃　用于脾胃虚寒，呕吐食少，或噎膈反胃，胸膈作痛。与生姜、牛乳煮沸，温服。

2. 行气活血　用于气滞血瘀所致胸痹作痛，胃脘痛者，或失血而有瘀，或跌打损伤、瘀血肿痛者。可用鲜韭菜绞汁加红糖内服，或与面粉捣成糊状，敷患处。

3. 补肾助阳　用于肾阳虚之腰膝酸软、阳萎遗精或遗尿等证。用本品与胡桃仁炒熟食。

此外，现代常用本品防治心血管病，用于治食管癌、胃癌或肠胃溃疡、慢性胃炎等，对于预防肠癌也有积极作用。

【用量用法】　10～30克。捣汁或炒熟作菜食。外用适量捣敷。

【使用注意】　阴虚内热及疮疡、目疾患者忌食。

【文献摘要】

《本草拾遗》：温中、下气、补虚、调和脏腑，令人能食、益阳、止泻白脓、腹疼痛，并煮食之。叶及根生捣绞汁服、解药毒、疗狂狗咬人欲发者，亦杀诸蛇、虺、蝎、恶虫毒。

《日华子本草》：止泄精尿血、暖腰膝除心胸痼冷、胸中痹冷、癖气及腹痛等。

【现代研究】　成分：含硫化物、甙类和苦味质、蛋白质、碳水化合物、维生素 C、钙、磷、钾和少量钠等。

包　心　菜　《本草拾遗》

为十字花科植物甘蓝的茎叶。我国各地均有栽培。春、冬季采收，去根，洗净用。

【别　　名】　甘蓝、蓝菜、西土蓝、洋白菜、卷心菜、莲花白。

【性味归经】　甘，平。归脾、胃经。

【功效应用】

1. 益脾胃、祛结气　用于脾胃不和、上腹胀气疼痛。以本品和盐煮，每天 500 克，分 2 次服食。

2. 缓急止痛　用于脘腹拘急疼痛。以本品绞汁，加饴糖或蜂蜜烊化服。

此外，现代常用于胃及十二指肠溃疡病腹痛有一定疗效。并可缓解胆绞痛，慢性胆囊炎和慢性溃疡病患者宜常吃多吃。既可补益，又可抑制癌肿的发生。

【用量用法】　50～100克。绞汁服，煮服或作凉菜。

【使用注意】　对于腹腔和胸外科手术后，胃肠溃疡及其出血特别严重时，腹泻及肝病时不宜吃。

【文献摘要】

《本草拾遗》：补胃髓，利五脏六腑，利关节，通经络中结气，明耳目，健人，少睡，益心力，壮筋胃。治黄毒，煮炸作鳝经宿渍色黄，和盐食之。去心下结伏气。

《千金·食治》：久食大益肾，填髓脑，利五脏，调六腑。

【现代研究】

1．成分　含葡萄糖芸苔素、黄酮甙、绿原酸、异硫氰酸烯丙脂，含多量维生素U样物质。

2．药理　能缓解胆绞痛。维生素U样物质能促进溃疡的愈合。生用能抗甲状腺，加热后作用消失。

蕹　　菜　《本草拾遗》

为旋花科植物蕹菜的茎叶。我国长江流域，南至广东，均有栽培。春夏季采取茎叶，洗净用。

【别　　名】　空心菜、瓮菜、空筒菜、藤藤菜、无心菜、竹叶菜。

【性味归经】　甘，微寒。归肝、心、大肠、小肠经。

【功效应用】

1．清热凉血、利尿　用于血热所致的衄血、咳血、吐血、便血、尿血及热淋，湿热带下等证。治血热出血，可用本品绞汁和蜂蜜服。如《岭南采药录》中记载用蕹菜500克，浓煎取汁，加冰糖或蜂蜜50克，温服以治血淋及鼻出血等证。治疗热淋，湿热带下则可用本品煎汤或煮汤服。

2．润肠通便　用于大便秘结，痔疮。因本品性滑利，能和中解热而通利大便，故多用本品同猪肉煮食。

3．清热解毒　用于疮痈肿痛，疱疹，蛇虫咬伤及食物中毒等证。均可以本品绞汁或煎汤服。若治疱疹及蛇虫咬伤，还可用本品煎汤外洗或捣汁外敷。

此外，常吃能增进食欲。糖尿病患者常吃也有一定效果。

【用量用法】　100～200克。煎汤、煮食或绞汁服；外用煎水洗或捣敷。

【使用注意】　脾虚泄泻者不宜多食。

【文献摘要】

《医林纂要》：解砒石毒，补心血，行水。

《广州植物志》：内服解饮食中毒，外用治一切胎毒，肿物和扑伤。

《陆川本草》：治肠胃热，大便结。

《饮食辨》：性滑利，能和中解热，大便不快及闭结者，宜多食，叶妙于梗。

【现代研究】

1．成分　含蛋白质、脂肪、糖类、胡萝卜素、维生素B_2、维生素C、烟酸、钙、磷、铁等。

2．药理　紫色蕹菜中含胰岛素成分而能降低血糖。

黄 牙 菜 《滇南本草》

为十字花科植物白菜的叶球。它是我国资格最老的一种蔬菜。河北、山东、江苏、浙江等地均有栽培。其变种甚多，主要有山东大白菜、浙江黄芽菜等数种。

【别　　名】　大白菜、黄矮菜、黄芽白菜、结球白菜。

【性味归经】　甘，平。

【功效应用】

1．养胃　用于胃热阴伤之口干食少之证。生食（凉拌）、熟食均宜。

2．利小便　用于小便不利之证。因其甘谈平和，故治疗作用较弱，久食也无明显副作用。

此外，民间常用大白菜根煎汤治伤风感冒，与辣椒熬水洗脚，又可防治冻疮。

【用量用法】　生食、煮食或捣烂外敷。

【文献摘要】

《滇南本草》：性微寒，味微酸。走经络，利小便。

《本草纲目拾遗》：食之润肌肤，利五脏，且能降气，清音声。惟性滑泄，患痢人勿服。

【现代研究】　成分：含蛋白质、脂肪、糖、粗纤维、钙、磷、铁、胡萝卜素、维生素等成分。

松 菜 《本草经集注》

为十字花科植物青菜的幼株。全国各地广为栽培（北京称油菜，南方称小白菜）。

【别　　名】　白菜、小白菜、青菜、油菜。

【性味归经】　甘，平。归肠、胃经。

【功效应用】

1．解热除烦　用于肺热咳嗽等。因其味甘而性偏寒凉，故可除烦解热，多炒食或煮食为宜。

2．通利肠胃　用于便秘，丹毒，漆疮等。治疗大便不通，取白菜叶子（不限量）洗净后炒菜吃，每天3次，能使大便通畅。捣烂外敷用治油漆过敏。

此外，现代常用治维生素C缺乏引起的坏血病，取白菜心1个，洗净捣烂挤汁，每次服半杯，每天3次，对坏血病有一定辅助治疗作用。还可用黄豆60克、白菜45克煎食，治疗急性黄疸性肝炎。

【用量用法】　煮食或捣汁服。外用捣敷。

【使用注意】　烂白菜不宜吃。吃后可引起中毒，出现头晕、头痛、恶心、呕吐、心跳加快、全身皮肤及粘膜青紫，甚至昏迷等症状。所以白菜要注意保管。

【文献摘要】

《名医别录》：主通利肠胃，除胸中烦，解酒渴。

《食疗本草》：治消渴，又消食，亦少下气。

《随息居饮食谱》：鲜者滑肠，不可冷食。

【现代研究】

1. 成分　主含蛋白质、脂肪、碳水化合物、粗纤维、钙、磷、铁和维生素等。

2. 药理　可促进肠壁蠕动，帮助消化。对防治坏血病和增强毛细血管强度有益。

苋　《神农本草经》

为苋科植物苋的茎叶。全国各地均有栽培，春、夏采收。其根、种子亦供药用。

【别　　名】　苋菜、青香苋。

【性味归经】　甘，凉。

【功效应用】

1. 清热解毒利尿　用于赤白痢疾，或湿热腹泻，小便不利。取紫苋叶（细锉）一握，粳米三合。先以水煎苋叶，取汁去滓，下米煮粥，空腹食之。

2. 通利大便　用于虚人、老年大便涩滞或肠燥便秘，可用本品炒熟食。

【用量用法】　炒食、煎汤、煮粥或捣汁。外用煎水洗或捣敷。

【使用注意】　脾弱便溏者慎食。

【文献摘要】

《本草图经》：紫苋：主气痢。赤苋：主血痢。

《本草纲目》：治大小便不通，化虫去寒热，能通血脉，逐瘀血。

《日华子本草》：通九窍。

《新修本草》：赤苋，主赤痢，又主射工沙虱。

【现代研究】　成分：含多量赖氨酸、胡萝卜素、维生素C、钙、磷、铁等。

茼　蒿　《千金·食治》

为菊科植物茼蒿的茎叶。全国大部分地区均有栽培。冬、春及夏初均可采收。

【别　　名】　同蒿、蓬蒿、同蒿菜、蒿菜、菊花菜。

【性味归经】　辛、甘，平。归脾、胃经。

【功效应用】

1. 调和脾胃、利小便　用于脾胃不和，饮食减少。可单用本品作菜食。用于膀胱热结，小便不利，可单用本品绞汁饮或作凉菜吃。

2. 化痰止咳　用于痰热咳嗽。可单用本品作菜食，或同萝卜白菜等煎汤，绞汁服。

【用量用法】　多作蔬菜煮食。

【文献摘要】

《千金·食治》：安心气，养脾胃，消痰饮。

《滇南本草》：行肝气，治偏坠气疼，利小便。

《得配本草》：利肠胃，通血脉，除膈中臭气。

【现代研究】 成分：含丝氨酸、天门冬素、苏氨酸、丙氨酸、谷氨酰酸、胆碱、胡萝卜素、维生素 C、钙、磷、铁等。

落　葵　《名医别录》

为落葵科植物落葵的叶或全草。我国各地都有栽培。

【别　　名】 汤菜、承露、胭脂菜、木耳菜、紫角叶、天葵。

【性味归经】 甘、酸，寒。归心、肝、脾、大肠、小肠经。

【功效应用】

1. 清热滑肠润燥　用于大便秘结、小便短涩。前者以鲜落葵叶煮作副食，后者以鲜落葵 60 克，煎汤代茶频服。也可用治胸膈积热郁闷。

2. 凉血解毒生肌　用于痢疾便血、疔疮、斑疹等。也可用治阑尾炎、膀胱炎。

此外，落葵配猪蹄或老母鸡炖汤、治手足关节风湿疼痛；配瘦肉片或鱼片作汤饮服、治热毒疮。云南省个别地区将落葵作为滋补强壮食品，用于久病体虚、头晕等症。落葵外用捣敷治疗骨折、跌打损伤、外伤出血、烧伤、烫伤、痈疮等亦有明显效果。

【用量用法】 炒食、煎汤，100～200 克。外用适量捣敷，或捣汁涂。

【使用注意】 孕妇及脾胃虚寒者慎食。

【文献摘要】

《名医别录》：主滑中、散热。

《本草纲目》：利大小肠。

《陆川本草》：凉血、解毒、消炎、生肌。治热毒、火疮、血癫、斑疹。

【现代研究】 成分：叶含葡聚糖、粘多糖、胡萝卜素及有机酸。尚含皂甙、铁等。

芸　苔　《新修本草》

为十字花科植物油菜的嫩茎叶。全国各地均有栽培。春季采收，洗净鲜用。

【别　　名】 油菜苔、寒菜、芸苔菜、台菜。

【性味归经】 甘、辛，凉。

【功效应用】 散血消肿：用于产后血瘀腹痛、血痢腹痛等。本品辛散行血，作用缓和，用治血滞诸疾，常作为辅助治疗。可用本品 250 克，切段，加水适量煮汤食。

【用量用法】 煎汤，绞汁，煮或炒熟食。

【使用注意】 麻疹后、疮疥、目疾者不宜食。

【文献摘要】

《新修本草》：主风游丹肿，乳痈。

《本草拾遗》：破血，产妇煮食之。

《本草纲目》：治痈疽，豌豆疮，散血消肿。

【现代研究】 成分：含少量槲皮甙和维生素 K。

芥　菜　《千金·食治》

为十字花科植物芥菜的嫩茎叶。全国各地均有栽培。本植物的种子亦供药用。

【别　　名】　雪里蕻、大芥、皱叶芥、黄芥。

【性叶归经】　辛，温。归肺、胃经。

【功效应用】

1．宣肺豁痰　用于寒痰咳嗽、胸膈满闷。可单用本品炒食，或配鲚菜、生姜等同用。

2．温中健胃　用于胃寒少食、呕呃。可单用本品或配生姜、红糖煎汤服。

3．散寒解表　用于外感风寒之轻症。可与生姜、葱白同用。

【用量用法】　可煎汤或捣汁，但多腌制食用。外用烧存性研末撒或煎水洗。

【使用注意】　凡疮疡、目疾、痔疮、便血及平素热盛之患者忌食。

【文献摘要】

《名医别录》：主除肾邪气，利九窍，明耳目，安中，久服温中。

《食疗本草》：主咳逆，下气，明目，去头面风。

《本草纲目》：通肺豁痰，利膈开胃。

【现代研究】　成分：含胡萝卜素、维生素 B_1、维生素 B_2、维生素 C、烟酸和钙素。

【附注】　芥菜有一变种，其粗状根茎供食用，即榨菜，又名茎用芥菜、包包菜、羊角菜，叶柄基部有瘤状突起，成为膨大的肉质茎，因嫩茎经盐、辣椒、香料腌后，榨出汁液，成微干状态后再供食用，故名。为我国特产，四川涪陵榨菜名闻各地，其作用开胃健脾，增进食欲。

莴　苣　《食疗本草》

为菊科植物莴苣的茎叶，是冬春主要蔬菜之一，长江流域各地普遍栽培。因食用部位不同可分为叶用莴苣和茎用莴苣。

【别　　名】　莴苣笋、莴笋、千金菜、香马笋。

【性味归经】　苦、甘，凉。归肠、胃经。

【功效应用】　清热利尿：用于脾虚小便不利或尿血、小便赤热短少等证。用生莴苣250克去皮洗净生拌或炒服，有清火、通利小便之效。亦可将莴苣捣敷脐上。

此外，莴苣还能通乳，可用于产后母乳不足。

【用量用法】　生拌、炒食或煎汤。外用适量捣敷。

【使用注意】　不可多食，多食使人目糊。

【文献摘要】

《本草拾遗》：利五脏，通经脉，开胸膈。

《日用本草》：利五脏，补筋骨，开膈热，通经脉，去口气，白齿牙，明眼目。

《滇南本草》：治冷积虫积，痰火凝结，气滞不通。常食目痛，素有目疾者切忌。

《本草纲目》：通乳汁，利小便，杀虫蛇毒。

【现代研究】 成分：含蛋白质、糖、胡萝卜素、维生素 B_1、维生素 B_2、维生素 C 以及铁、磷、钙等多种营养成分。

胡荽 《食疗本草》

为伞形科植物芫荽的带根全草。全国各地均有栽培，春季采收，其植物的果实、种子亦供药用。

【别　　名】 香菜、香荽、胡菜、芫荽。

【性味归经】 辛，温。归肺、脾经。

【功效应用】

1. 发汗透疹　用于感冒、小儿麻疹或风疹透发不畅等证。本品辛温香窜，能外达四肢腠理，散风寒，透疹毒。治感冒可用芫荽 30 克，麦芽粉 15 克，加米汤半碗，糖蒸溶化后服用。或用芫荽连根须 3 株，荸荠 3 只，紫草茸 3 克，加水 400 毫升煎水代茶饮，可透疹解毒，常作麻疹患儿的辅助治疗。

2. 消食下气　用于食物积滞、消化不良等证。本品芳香健胃，可用其籽、陈皮各 6 克，水煎服。

【用量用法】 煎汤或捣汁内服，外用煎水熏洗或捣敷患处。

【使用注意】 非风寒外感者忌服，麻疹已透或虽未透出而热毒壅滞者不宜服。

【文献摘要】

《食经》：调食下气。

《食疗本草》：利五脏，补筋脉，主消谷能食，治肠风。

《嘉佑本草》：消谷，治五脏，补五足，利大小肠，通小腹气，拔四时热，止头痛，疗痧疹，豌豆疮不出，作酒喷之立出，通心窍。

《日用本草》：消谷化气，通大小肠结气。治头疼齿痛，解鱼肉毒。

《医林纂要》：升散阳气，辟邪气，发汗，托疹。

【现代研究】 成分：含挥发油、维生素 C、苹果酸钾等。

枸杞苗 《名医别录》

为茄科灌木植物枸杞的嫩茎叶。主产于宁夏、河北、甘肃、青海等地。以宁夏产者最著名。春季采摘其嫩叶，老者不堪食用。

【别　　名】 枸杞尖、枸杞菜、地仙苗、甜菜、枸杞叶、枸杞头。

【性味归经】 苦、甘，凉。归肝、肾经。

【功效应用】

1. 清退虚热　用于虚烦发热。以新鲜枸杞苗炒食。

2. 补肝明目　用于肝肾阴虚或肝热所致的目昏、夜盲、目赤涩痛、目生翳膜。治视力减退以枸杞苗、猪肝等份炒食。治目赤涩痛，可以鲜枸杞苗炒食。

3. 生津止渴　用于热病津伤口干口渴，多以其余汤服食。

此外，还用于肾经虚火上炎所致的牙齿松动疼痛。

【用量用法】 50～100克，凉拌、氽汤、煮粥、炒食等。

【文献摘要】

《药性本草》：能补益精诸不足，易颜色，变白，明目，安神。和羊肉作羹，益人，甚除风，明目，若渴可煮作饮，代茶饮之；发热诸毒烦闷，可单煮汁解之，能消热面毒；主患眼风障赤膜昏痛，取叶捣汁眼中。

《食疗本草》：坚筋耐老，除风，补益筋骨，能益人，去虚劳。

《日华子本草》：除烦益志，补五劳七伤，壮心气，去皮肤骨节间风，消热毒，散疮肿。

《本经逢原》：能降火及清头目。

【现代研究】 成分：含维生素 C、甜菜碱、肌苷、琥珀酸、谷氨酸、天门冬氨酸、脯氨酸、丝氨酸、酪氨酸、精氨酸等。

【附注】 枸杞苗、枸杞子同出一物，功用基本相似，但枸杞子补益作用较好，既是食品，亦是药品，枸杞苗只供食用，不供药用。另外其根皮名"地骨皮"，只供药用，不供食用。

椿　　叶　《本草纲目》

为楝科植物香椿的嫩叶。全国各地均有栽植，春季采收。本植物果《香椿子》、树皮（椿白皮）、树汁（春尖油）亦供药用，但不能食用。

【别　　名】 香椿、春尖叶。

【性味归经】 苦、涩，平。

【功效应用】 解毒杀虫：用于痢疾、疔疮、漆疮、疥疮、白秃等。治痢疾，可以其嫩芽炒食，亦可煎水服；若治疗、疮等外科疾患，可以香椿叶捣烂，取汁外敷；治漆疮，可煎水外洗。

【用量用法】 炒食。

【使用注意】 椿叶的初生嫩芽味鲜，叶老后则不堪食用。

【文献摘要】

《新修本草》：主洗疮疥、风疽。

《生生编》：嫩芽瀹食，消风祛毒。

《陆川本草》：健胃，止血，消炎，杀虫。治子宫炎、肠炎、痢疾、尿道炎。

【现代研究】 成分：含胡萝卜素及维生素 B_1、维生素 C。

【附注】 椿叶为香椿嫩叶，色赤而香，可食。另有一种樗叶，其色白而臭，不入食，专供药用，二者形相似，须辨。

黄　花　菜　《昆明民间常用草药》

为百合科多年生草木摺叶萱草的含苞欲放的花（蕊）。生长在山坡，草地或栽培，长江流域以南均有分布。

【别　　名】 金针菜、萱草。

【性味归经】 甘，平。归肝、脾、肾经。

【功效应用】

1. 养血平肝　用于肝血亏虚、肝阳上亢的头晕、耳鸣等证。以黄花菜炖猪瘦肉，饮汤食肉。

2. 利尿消肿止血　用于小便不利、水肿、淋病及吐血、衄血、大肠下血等。以黄花菜煎水服。

3. 发奶　用于产后虚弱乳汁分泌不足之证。以黄花菜与黄芪、党参炖猪瘦肉或老母鸡，食肉饮汤。临床上妇产科患者广为用之。

【用量用法】 10～15克。煎汤或炖肉食。

【文献摘要】

《昆明民间常用草药》：补虚下奶、平肝、利尿、消肿止血。

《云南中草药》：养血补虚、清热。

荠　　菜 《千金·食治》

为十字花科植物荠菜的带根全草。生长于田野、路边及庭园，全国均有分布。苏、皖、沪有栽培。

【别　　名】 护生草、芊菜、鸡心菜、净肠草、菱角菜、地米菜、鸡脚菜。

【性味归经】 甘，凉。归肝、脾、肺经。

【功效应用】

1. 清热止血、平肝明目　用于暑热伤胃，血热出血，肝火上炎所致目赤肿痛及肝阳上亢所致头晕目眩等证。用鲜荠菜90克（或干品30克），蜜枣5～6枚，加水1500毫升煎至500毫升，去渣饮汤。此法有清热解毒、健胃消食、平肝养阴、凉血止血之功效。

2. 利尿消肿　用于水肿、淋病、乳糜尿等证。可用连根荠菜200克至500克。煮汤顿服。

【用量用法】 煎汤或入丸散。外用适量，研末捣敷或捣汁点眼。

【文献摘要】

《名医别录》：主利肝气，和中。

《千金·食治》：杀诸毒。根，主目涩痛。

《食经》：补心脾。

《陆川本草》：消肿解毒。治疮疖，赤眼。

【现代研究】

1. 成分　含蛋白质、脂肪、糖、粗纤维、氨基酸、维生素、钙、磷、铁等多种营养物质。

2. 药理　据报道荠菜有收缩子宫作用，荠菜酸可缩短凝血时间，有明显止血作用。有一过性降压作用，能抑制大鼠毛细血管通透性的增加，加速应激性溃疡的愈合，对小鼠有利尿作用，对发烧的兔略有退热作用。

【附注】 民间认为"三月三，荠菜当灵丹"，农历三月三左右是食用荠菜的季节，可炒食，亦可煮鸡蛋食。据认为此法可以治头晕，大概即荠菜平肝明目的作用。

蕺　菜　《名医别录》

为三白草科植物蕺菜的全草。多产于长江流域以南各省。夏秋间采收，洗净鲜用或晒干生用。

【别　　名】 鱼腥草、紫蕺、九节莲、肺形草、臭菜、臭腥草。

【性味归经】 辛，微寒。归肺经。

【功效应用】

1. 清热解毒，消痈排脓　用于痰热壅滞所致的肺痈咯吐脓血及肺热咳嗽等证。本品味辛性寒，有良好的清热解毒、消痈排脓之功，为治肺痈之要药。若治肺痈，可大剂量单用或配桔梗、薏苡仁等药同用；若治肺热咳嗽，可取本品60克，猪肚子1个，将其置入猪肚子内，炖汤内服。

2. 利尿通淋　用于湿热淋证、水肿及痢疾等证。本品独归肺经，有通调水道、清热利尿之功。若治淋证，可大剂量单用煎服，或配车前子等药同用；若治痢疾，可取本品20克，配山楂炭6克，水煎加蜜糖内服。

此外，单用本品煎服，或取鲜品捣烂外敷，可用治多种热毒疮疡。

【用量用法】 15～20克，大剂量可至120克，水煎服。外用适量，宜用鲜品。

【使用注意】 本品入汤剂宜后下，不宜久煎。

【文献摘要】

《本草纲目》：散热毒痈肿，疮痔脱肛，断痁疾，解硇毒。

《滇南本草》：治肺痈咳嗽带脓血，痰有腥臭，大肠热毒，疗痔疮。

《分类草药性》：治五淋，消水肿，去食积，补虚弱，消膨胀。

【现代研究】

1. 成分　本品含挥发油，油中主要成分为鱼腥草素（癸酰乙醛）、甲基正壬酮（有恶臭味）、月桂醛、癸醛、癸酸等。还含有氯化钾、硫酸钾、蕺菜碱（有刺激性）及槲皮甙、异槲皮甙等。

2. 药理　①抗菌、抗病毒作用：在体外试验中，鱼腥草素对卡他球菌、流感杆菌、肺炎球菌、金黄色葡萄球菌等均有明显抑制作用。而1/10的鱼腥草液对流感亚洲甲型系科68-1株有抑制作用。②利尿作用：其能使试验动物的毛细血管扩张，增加血流量及尿液分泌，从而具有利尿作用。③其他作用：本品还有镇痛、止血、抑制浆液分泌、促进组织再生等作用。鱼腥草的毒性很低，使用时比较安全。

3. 临床　①治疗肺炎：鱼腥草30克，桔梗15克，煎取200毫升，每次30毫升，每日3～4次。共治疗28例肺炎。其中26例痊愈，其阴影吸收的平均时间为9.4天。②治疗肺脓疡：用干鱼腥草30～60克，冷水浸泡后，煎一沸即服。共治疗小儿肺脓疡5例。脓疡一般于2周左右完全吸收。③治疗百日咳：用1:1的鱼腥草注射液行穴位注射。共治疗百日咳52例，治愈32例，好转18例，无效2例。患儿的阵发性痉咳一般在1～2个疗程时完全消失。

马 齿 苋 《本草经集注》

为马齿苋科草本植物马齿苋的茎叶或全草。我国大部分地区均有分布，夏秋采收，洗净用，或烫后晒干备用。

【别　名】 马齿苋、长寿菜。

【性味归经】 酸，寒。归大肠、肝、脾经。

【功效应用】

1. 清热解毒　用于湿热或热毒之痢疾、泄泻等证。因其味酸，性寒而滑利，最善解血分和大肠热毒，为治痢的常用品。取马齿苋 250 克，粳米 60 克，煮粥，空腹食或单品煎汤服食。既能治痢，又可预防痢疾。

2. 消痈利尿　用治痈肿和淋证。前者多取马齿苋捣烂外敷，后者常同鲜藕取汁饮服，达到利尿止血的目的。

此外，本品还可用治急性肠炎、菌痢、小儿腹泻。同时产妇服之还可收缩子宫和血管。

【用量用法】 煎汤、绞汁饮或凉拌食。外用捣敷。

【使用注意】 脾胃虚寒，肠滑腹泻者不宜食用。

【文献摘要】

《新修本草》：味辛寒，无毒，主诸肿瘘疣目，捣揩之，饮汁主反胃，诸淋，带下，金疮血流，破血癥瘕，小儿尤良。

《本草纲目》：散血消肿，利肠滑胎，解毒通淋，治产后虚汗。

《滇南本草》：益气，清暑热，宽中下气，润肠，消积滞，杀虫，疗疮红肿疼痛。

《生草药性备要》：治红痢症，清热毒，洗痔疮痈疔。

【现代研究】

1. 成分　本品含大量去甲肾上腺素和多种钾盐，并含蛋白质、糖、粗纤维等成分。

2. 药理　①抗菌作用。对志贺氏、宋内氏、斯氏及费氏痢疾杆菌均有抑制作用，对伤寒杆菌、大肠杆菌及金黄色葡萄球菌也有一定的抑制作用。②一般药理作用。提取液对豚鼠、大鼠及家兔离体子宫和家兔及犬的在位子宫都有明显的兴奋作用。产妇口服鲜马齿苋汁 6～8 毫升，可见子宫收缩增多，强度增加。

3. 临床　①预防痢疾。取鲜马齿苋茎叶洗净切碎煎液，或煮粥吃，经数千例观察，在菌痢流行季节服用，发病率明显下降。②治疗菌痢、肠炎及痢疾带菌者。马齿苋对急、慢性菌痢的疗效，与其它治痢药物如磺胺脒、合霉素等相仿，对急性病例的有效率在 90% 以上，对慢性病例的有效率亦在 60% 上下。对痢疾带菌者、肠炎、消化不良性腹泻，也有同样效果。③治疗钩虫病，成人 1 次量为鲜马齿苋 250～300 克，煎汁，加食醋 50 毫升或加适量白糖，每天 1 次或 2 次空腹服，连服 3 天为 1 疗程。临床观察 192 例，服药 1～3 个疗程后粪检虫卵转阴率占 80% 上下，④治疗急性阑尾炎。干马齿苋、蒲公英各 100 克，水煎 2 次，煎液合并再浓煎成 200 毫升，上下午各服 100 毫升。经治疗 31 例，除 1 例疗效不佳而改用手术治疗外，其余均痊愈出院。⑤治疗淋巴结溃烂。取全草 300 克洗净晒干，加工成细粉，放入熬熟的猪板油 400 克中，趁热搅拌，再放蜂蜜 400 克搅拌成糊状，冷却后即成软膏，供内服、外用。临床观察 118 例，其中淋巴结核 42 例，肺结核 31 例，其他结核 45 例，均收到了不同程度的疗效。⑥用于收缩子宫。经 500 例临床观察，马齿苋注射液可以代替麦角新碱，使子宫平滑肌收缩，其作用甚至较麦角新碱为强。对产后流血，功能性子宫出血，可肌注 2 毫升，对剖腹产、刮宫取胎可直接注射于子宫底两侧或注入宫颈。

四 季 豆 《陆川本草》

为豆科植物菜豆的种子和豆荚。主产于河北、湖北、江苏、四川、云南等省。夏秋间采收，洗净鲜用或晒干生用。

【别　　名】　白饭豆、云扁豆、龙爪豆、龙骨豆、云豆、白豆、二生豆。

【性味归经】　甘、淡，平。

【功效应用】　解热，利尿，消肿：用于水肿，小便不利及脚气等证。本品有甘淡渗利之功，能解热消肿，若用治水肿、小便不利，可取四季豆 120 克，苡米 15 克，水煎，加白糖 30 克内服。

【用量用法】　30～60 克，水煎或炒食。

【使用注意】　食用前应充分加热至熟透。

【文献摘要】

《本草纲目》：补五脏，调中，助十二经脉。

【现代研究】

1. 成分　本品含糖蛋白，其糖分为甘露糖、葡萄糖胺、阿拉伯糖、木糖及岩藻糖；蛋白部分含大量的芳香族氨基酸和少量胱氨酸；还含有胰蛋白酶抑制物及血球凝集素、矢车菊素、棉葵花素等。

2. 药理　其所含植物血球凝集素（PHA），是一种蛋白质或多肽，能凝集人的红细胞；另外尚能促进有丝分裂，增加 DNA 和 RNA 的合成作用；在体外其能激活肿瘤病人的淋巴细胞，产生淋巴毒素，对各种动物细胞都有非特异性的伤害作用。若用其对肿瘤病人反复注射，可有显著消退肿瘤的作用，故肿瘤患者经常食用较为适宜。

【附注】　未煮熟透的四季豆，可在数小时或 1～2 天内引起恶心、呕吐、腹痛和泄泻，甚至出现溶血等中毒症状。其所含的胰蛋白酶抑制物能影响人体对蛋白质的消化。若经较长时间的高温处理，其有毒成分即被破坏。

扁 豆 《名医别录》

为豆科植物扁豆的种子。我国南北各地都有栽培，在秋季豆熟时采收，晒干，生用或炒用，其花、种皮均可入药。

【别　　名】　蛾眉豆、藤豆。

【性味归经】 甘，平。归脾、胃经。

【功效应用】

1. 健脾和中　用于脾虚乏力、食少便溏、肢肿带下等症。因其能补脾又不滋腻，故为常用之品，取炒扁豆、茯苓各30克，研为细末，每次3克，加红糖适量，用沸水冲调服。

2. 化湿消暑　用于中暑发热、暑湿吐泻等症。本品化湿而不燥热，为夏日不可缺少的良药。取扁豆30克，加香薷15克，分2次服，或单品煎汤冷服。

【用量用法】 10～20克。煎汤、研末或熟食。

【文献摘要】

《本草纲目》：止泄泻，消暑，暖脾胃，除湿热，止消渴。

《会约医镜》：生用清暑养胃，炒用健脾止泻。

《本草图经》：主行风气，女子带下，兼杀酒毒，亦解河豚毒。

《滇南本草》：治脾胃虚弱，反胃冷吐，久泻不止，食积痞块，小儿疳疾。

【现代研究】

1. 成分　本品含蛋白质、脂肪、糖类、钙、磷、铁、锌等成分。

2. 药理　扁豆中含对人体红细胞的非特异性凝集素，它具有某些球蛋白特性；对牛、羊红细胞并无凝集作用。

豇　　豆　　《救荒本草》

为豆科植物豇豆的种子。全国大部分地区有栽培。秋季果实成熟后采收。其根、叶、荚壳亦供药用。

【别　　名】 豆角、角豆、裙带豆。

【性味归经】 甘，平。归脾、胃经。

【功效应用】

1. 健胃补肾　用于脾胃虚弱，食少便溏，脾虚带下或肾虚滑精等证。因其味甘性平，主入脾肾二经，故能健脾益气、补肾固精。用治脾胃虚弱证，民间多与糯米草根、旋花根、猪瘦肉一同煮熟食用。用治滑精，可蒸食或煎水饮，为常用辅助食疗之品。

2. 利尿除湿　用于湿盛带下，湿热尿浊，小便不利等证，本品可大量煎汤服，或调以食油、盐、醋等食之。

【用量用法】 煎汤或煮食。

【文献摘要】

《本草纲目》：甘、咸，平，无毒。理中益气，补肾健胃，和五脏，和营卫，生精髓，止消渴，吐逆，泄痢，小便频，解鼠蟒毒。

《本草从新》：散血消肿，清热解毒。

《四川中药志》：滋阴补肾，健脾胃，消食。治食积腹胀，白带，白浊及肾虚遗精。

【现代研究】 成分：本品含蛋白质、脂肪、淀粉、磷、钙、铁等成分。

刀　豆　《医林纂要》

为豆科植物刀豆的嫩果壳。豆荚很长，其形如刀，内有粉红色种子（豆子）十多粒。我国长江流域及南方各省均有栽培。本植物的根亦供药用。

【别　　名】　挟剑豆、大刀豆、刀巴豆、刀培豆。

【性味归经】　甘，平。归胃经。

【功效应用】

1. 和中下气　用于胃气上逆之呃逆，反胃呕吐。亦可用于久痢。若治虚寒呃逆，以刀豆壳烧存性，研末，每次 6～10 克，开水送服。若治久痢，以刀豆放饭上蒸熟，蘸糖食。也可以炒吃，但多腌食。

2. 活血散瘀　用于气滞血瘀所致腰痛、妇女经闭。其活血作用较平和，以气滞病变多用。

此外，刀豆还可用治喉痹、喉癣。

【用量用法】　10～15 克，煎汤。多腌食。外用：烧存性研末撒。

【文献摘要】

《医林纂要》：和中，交心肾，止呃逆。

《重庆草药》：散瘀活血，治腰痛，血气痛。

附：刀豆子

为刀豆的种子。性味：甘，温。功效：温中下气，益肾补元。用于虚寒呃逆、呕吐、腹胀、肾虚腰痛、痰喘。若治呃逆、呕吐，取刀豆子 30 克，水煎服食。若治喘急咳嗽，将刀豆子研细，每次 3 克，用白糖、生姜汤送下，1 日 3 次。若治老年咳喘，取刀豆子 15 克。水煎去渣后加冰糖或蜂蜜适量饮服。用治腰痛，常取刀豆子 7 枚，烧存性，研末，拌糯米饭，每日 1 剂，分 2 次吃。还可用治鼻炎、鼻窦炎，将老刀豆带壳焙干，研成细末，每次 18 克，同黄酒调服。用量用法：10～15 克，煎汤或烧存性研末。

刀豆子含尿毒酶、血球凝集素、蛋白质、淀粉、脂肪等，药理研究有抗肿瘤作用，可使肿瘤细胞重新恢复到正常细胞的生长状态。

【附注】　刀豆有刀豆子、刀豆壳及嫩刀豆（连子带壳）。中药学中的刀豆用的是刀豆的成熟种子，而食疗学中食用的刀豆用的是嫩刀豆连子带荚壳，两者不同。

茄　子　《本草拾遗》

为茄科植物茄的果实。有白茄、紫茄等品种。性能相似，入药多用白茄；紫茄亦可用。全国大部分地区均有栽培，夏、秋果熟时采收，其根、叶、花、蒂亦供药用。

【别　　名】　落苏。

【性味归经】　甘，凉。归脾、胃、大肠经。

【功效应用】

1. 清热解毒　用于热毒疮痈，皮肤溃疡，蜈蚣、蜂、蝎咬伤等证。因其性寒，具有较好的清热解毒作用。用治热毒疮痈、皮肤溃疡、烂脚，用鲜茄捣泥或焙干研末外敷，亦可用醋一起捣敷。用治蜈蚣、蜂、蝎、虫咬，取生茄切天擦揉患部，或白糖适量捣烂涂敷。

2. 活血消肿　用于血热便血、痔疮出血、跌扑肿痛等证。因其能活血消痈而利大肠。用治便血、痔血，取茄子烧炭存性，温开水冲服，或茄子煨熟，加白酒浸泡三日，去渣，暖酒空心服用。用治跌扑肿痛，茄子切片，焙研为末，每次 2~3 克，温酒调服以助活血散血之效。

【用量用法】　煎汤。浸酒服或熟食，外用捣敷。

【使用注意】　其性寒滑，脾胃虚寒之人不宜多食，肠滑腹泻者慎服。

【文献摘要】

《滇南本草》：散血，消乳疼，消肿宽肠。烧炭米汤饮，治肠风下血不止及血痔。

《本草品汇精要》：甘寒，久冷人不可多食，损人，动气，发疮及痼疾。

《随息居饮食谱》：活血，止痛，消痈，杀虫，已疟，痕疝诸病。

孟诜：主寒热，五藏劳。又醋摩之，敷肿毒。

【现代研究】

1. 成分　本品含胡芦巴碱、小苏碱、维生素 P 等成分。

2. 药理　果、叶（新鲜或干燥后之粉末）口服或注射其提取物，能降低兔与人的血胆甾醇水平，并有利尿作用，但有人给健康男子每日口服此植物干粉 12~24 克，未能证实此结果。茄子维生素 P 的含量较高，能增强人体细胞间的粘着力，对微血管有保护作用，能提高微血管对疾病的抵抗力，保持细胞和毛细血管壁的正常渗透性，增加微血管韧性和弹性。

3. 临床　①本品为心血管病人的食疗佳品。特别是对动脉硬化症、高血压 冠心病和咯血、紫癜及坏血病者，食之非常有益，有辅助治疗的作用，常吃茄子，可防高血压所致的脑溢血、糖尿病所致的视网膜出血，对急性出血性肾炎等也有一定疗效。②外用治疗多种外科疾患。如乳腺炎、疔疮痈疽，将茄子细末撒于凡士林纱布上，外敷患处，共治 4 例皆有效。用于皮肤溃疡，取茄子煨煅存性，研成细末，加入少量冰片混匀，撒布创面，纱布包扎。

辣　椒　《植物名实图考》

为茄科植物辣椒的果实。有尖椒、团椒等品种，其圆团而肥大的，味不很辣称团椒；紧小而尖的，味较辣称尖椒，又名钉头辣椒。药用以此为佳。我国大部分地区均有栽培，7~10 月间果实成熟时采收。其茎、根亦供药用。

【别　　名】　番椒、秦椒、海椒、辣茄。

【性味归经】　辛，热。归心、脾经。

【功效应用】　温中散寒，开胃消食：用于脾胃虚寒之脘腹冷痛、呕吐泻痢等证。因其辛辣燥热，善走胃肠，常人多喜食之，具有温中健胃散寒的作用。若胃寒痛者，经常少食点炒辣椒可缓解症状，起到健胃消食温中的效果，还可制成辣椒酊，治疗消化不良等症。

此外，本品可防治冻疮，又可治疗神经痛。若防治冻疮，取辣椒细粉2份，凡士林8份，制成辣椒软膏，搅匀搽于冻伤好发部位；若用治冻疮，局部有红肿发痒者，取钉头辣椒6克，切碎，加60度烧酒30克，浸泡10天，去渣过滤频擦患处，1日3~5次，能促使逐渐消散。

【用量用法】 0.3~0.8克，多入丸散。可单独炒食，或与肉、蛋拌炒。或制成辣椒酱、辣椒粉、辣椒油等。外用煎水熏洗，捣敷外擦。

【使用注意】 不宜多食，阴虚有热者勿食。因辣椒具有较强的刺激性，容易引起口干、咳嗽、咽痛、便秘等，吃多了，极易造成口腔和胃粘膜充血，肠蠕动增剧，而致腹部不适。故患有口腔炎、咽喉炎、胃溃疡、大便干结、肺结核、高血压、结膜炎、疖肿、痔疮、肛裂的病人，以及职业演员、教师等都不宜于吃辣椒。

【文献摘要】

《食物宜忌》：辛苦，大热。温中下气，散寒除湿，开郁祛痰，消食，杀虫解毒。治呕逆，疗噎膈，止泻痢，祛脚气。

《纲目拾遗》：辣茄性热而散，亦能祛水湿。

《药检》：能祛风行血，散寒解郁，导滞止游泻，擦癣。

【现代研究】

1. 成分　本品含辣椒碱、脂肪油、龙葵胺、大量维生素C等成分。

2. 药理　①对消化系统的作用。辣椒酊或辣椒碱，内服可作健胃剂，有促进食欲、改善消化的作用。用各种辣椒制成的调味品，人口服后，可增加唾液分泌及淀粉酶活性。大剂量口服可产生胃炎、肠炎、腹泻、呕吐等。②抗菌及杀虫作用。辣椒碱对蜡样芽胞杆菌及枯草杆菌有明显抑制作用，但对金黄色葡萄球菌及大肠杆菌无放。10~20%辣椒煎剂有杀灭臭虫的功效。③发赤作用。外用作为涂擦剂对皮肤有发赤作用，使皮肤局部血管起反射性扩张，促进局部血液循环的旺盛。④对循环系统的作用。辛辣物质可刺激人舌的味觉感受器，反射性地引起血压上升（特别是舒张压），对脉搏无明显影响。⑤辣椒素能促进脂肪的新陈代谢，防止体内脂肪积存。⑥具有治癌与致癌作用。⑦其他作用，国外曾报道，食用红辣椒作调味品的食物三周后，可使血浆中游离的氢化可的松显著增加，尿中的排泄量也增加；还能降低纤维蛋白溶解活性。

3. 临床　①治疗腰腿痛。取辣椒末、凡士林（按1:1），或辣椒末、凡士林、白面（按2:3:1）加适量黄酒调成糊状。涂贴患部，外加胶布固定。治疗65例，有效者25例，明显见效者23例，症状消失者1例，无效16例。②治疗一般外科炎症。取老红辣椒焙焦研末，撒于患处，每日1次；或用油调成糊剂局部外敷，每日1~2次；临床治疗腮腺炎、蜂窝组织炎、多发性疖肿等共557例，用药2~10天不等，均有效。③治疗外伤瘀肿。用红辣椒晒干研成极细粉末，按1:5加入熔化的凡士林中均匀搅拌，待嗅到辣味时，冷却凝固即成油膏。适用于扭伤、击伤、碰伤后引起的皮下瘀肿及关节肿痛等证。敷于局部，每日或隔日换药1次。治疗12例，7例痊愈，3例症状减轻，2例效果不显。有效病例一般敷药4~9次。④治疗蛇咬伤。生食辣椒10余枚，另取数枚捣碎敷患处，或用大红辣椒嚼烂敷伤口。

萝　卜　《新修本草》

为十字花科植物莱菔的新鲜根。有白皮、红皮、青皮红心以及长形、圆形等不同品种。性能大致相近，药用以鲜品红皮白肉辣萝卜为佳。全国各地普遍栽培，其茎、叶、种子亦作药用。

【别　　名】　莱菔。

【性味归经】　辛、甘，凉。归脾、肺经。

【功效应用】

1. 清热生津，凉血止血　用于消渴口干、衄血、咳血等证。因其性凉清热以凉血，味甘生津以止渴，有"土人参"之称。用治热疖口渴，消渴多饮，取鲜萝卜250克，切碎略捣，绞取汁液，冷服，每次2汤匙，1日2次，亦可加适量蜂蜜白糖调味。用治鼻衄、咳血、取萝卜1000克，切碎先煎，加明矾10克，蜂蜜100克，共煮沸后，待冷备用，早晚空腹时服用，每次50毫升，有一定疗效。

2. 下气宽中，消食化痰　用于食积胀满，咳喘泻痢，咽痛失音等证。因其味辛可行气消食，又兼有化痰止咳之效。用治食积腹胀，萝卜生嚼数片。用治咳喘咽痛，取萝卜切片，加饴糖或白糖浸渍成萝卜糖水，频频饮服，或加用生姜捣烂绞汁含咽。用治小儿腹泻，取白萝卜2份，蔗糖1份，共捣糊，滤去渣取汁。每日3次，每次服5~10毫升，连服2~3次有效。

此外，本品可用治细菌性痢疾，外用可治疗冻疮、偏头痛等。

【用量用法】　煎汤、煮食、捣汁饮或外用捣敷。

【使用注意】　脾胃虚寒者不宜生食。习惯上认为服人参时，不可同服本品，以免影响药力。

【文献摘要】

《新修本草》：味辛甘，温，无毒。散服及泡煮服食，大下气，消食去痰癖，生捣汁服，主消渴。

《随息居饮食谱》：治咳嗽失音，咽喉诸病；解煤毒、茄子毒。熟者下气和中，补脾运食，生津液，御风寒，已带浊，泽肥养血。

《四声本草》：凡人饮食过度，生嚼咽之便消，亦主肺嗽吐血。

《本草纲目》：莱菔今天下通有之。……根叶皆可生可熟，可菹可酱，可豉可醋，可糖可醋，可饭可蔬中之最有利益者。

【现代研究】

1. 成分　本品含糖分。主要是葡萄糖、蔗糖、果糖和多种氨基酸、芥子油、木质素等成分。

2. 药理　萝卜含较多糖化物，能分解食物中的淀粉等成分，另含芥子油又具有促进胃肠蠕动，增进食欲，帮助消化之作用。木质素能提高巨噬细胞的活力，而可防癌和抗癌。萝卜汁加蜂蜜服用，可降压、降脂。

3. 临床　①治疗滴虫性阴道炎。有效率可达90％以上。方法：将萝卜洗净，用酒精擦拭消毒后剁成泥状，每次取 1~2 茶匙用消毒纱布包成纱布卷，一端系以长线，作阴道塞剂。每天 1 次。共治 68 例，治愈 62 例。连续上药 4~7 次即可，治程中无副作用。②可治矽肺。用萝卜汁和茅根汁为主药煎服，木薯中毒时，可用大量萝卜汁灌服有解毒效果。③中毒性肠麻痹。取红皮萝卜 1 只，蒜头 1 个，取汁，每日分 2 次服。治疗 3 例，效果明显。④防治流感、喉痛、感冒，上呼吸道感染以及白喉等。吃生萝卜，或萝卜同适量青橄榄，炖水代茶饮。

胡 萝 卜 《日用本草》

为伞形科植物胡萝卜的根。肉色橙红、红或红褐。是一种营养丰富的蔬菜，并可代粮和作饲料。全国各地均有栽培。

【别　　名】　红萝卜、黄萝卜、胡芦菔、丁香萝卜。

【性味归经】　甘，平。归肺、脾经。

【功效应用】

1. 健脾化滞　用于脾虚食欲不振，营养不良或久痢之证。本品味甘入脾经，具有较好的健脾、化食滞之功。每日饭后吃蒸熟的胡萝卜 1~2 个，连服数日有效。

2. 润肠通便　用于肠燥便秘。取胡萝卜 500 克挤汁，加适量蜂蜜调服，每日早晚各 1 次。

3. 杀虫　用于蛔虫，将胡萝卜微炒待散发出香味时为止，然后与川椒共研细末，每次 15 克，早上空腹时服下，连服 2~3 天。

此外，还可用治夜盲证。胡萝卜蒸熟当饭吃，常服效果明显。或用胡萝卜 600 克，鳝鱼肉 400 克，均切成丝，加油、盐、酱油、醋炒熟，每日 1 次，6 天为 1 疗程。现代医学多以其作为细菌性痢疾、神经官能症、高血压的辅助食疗品和预防食道癌、肺癌等的发生。还用于麻疹末期，多同芫荽、荸荠等食物配合使用。

【用量用法】　内服煎汤、生食或捣汁，外用捣汁涂。

【使用注意】　不宜多食或过食。过食会引起黄皮病，全身皮肤黄染、与胡萝卜素有关。但停食 2~3 月，会自行消退。胡萝卜有加速排出人体内的汞离子功能，汞积蓄到一定量可引起中毒。研究认为，胡萝卜中的大量果胶物质可与汞结合，以降低血液中汞离子的浓度。

【文献摘要】

《日用本草》：宽中下气，散胃中邪滞。

《本草纲目》：下气补中，利胸膈肠胃、安五脏、令人健食，有益无损。

《岭南采药录》：凡出麻痘，始终以此煎水饮，能消热解毒，鲜用及晒干均可。

【现代研究】

1. 成分　本品含 α-、β-、γ- 和 ϵ- 胡萝卜素及番茄烃等多种类胡萝卜素，维生素 B_1 和花色素挥发油等。

2. 药理　胡萝卜素在人体内可变成维生素 A，有维持皮肤及眼正常生理功能、增加人体对传染病的抵抗力、促进身体生长发育作用。其粗纤维能刺激胃肠蠕动，所含挥发油能增进消化和杀菌。还具有抗癌、降压、强心、抗过敏等作用。

土　豆　《湖南药物志》

为茄科植物马铃薯的块茎。我国大部分地区均有栽培。

【别　　名】　马铃薯、洋芋、洋番薯。

【性味归经】　甘、平。归胃、大肠经。

【功效应用】

1. 益气健脾　用于胃痛、便秘，治疗胃及十二指肠疼痛和习惯性便秘。本品味甘、能缓挛急，其性滑利。取未发芽的新鲜土豆切碎后，加开水捣烂，用纱布绞汁，每天清晨空服一二匙（也可酌加蜂蜜），连续半月至20天。服药期间，忌食刺激性食物。

2. 解毒　用于小儿水痘、痄腮。对于前者单用本品煮食。对于后者，取土豆1个，以醋磨汁擦患处，中间断，直至痊愈。

【用量用法】　内服，煮食煎汤。外用：磨汁或煎汤涂擦患处。

【使用注意】　凡腐烂、霉烂或生芽较多的土豆（均含过量龙葵素，极易引起中毒）一律不能食用。

【文献摘要】

《本草纲目拾遗》：功能稀痘、小儿熟食、大解痘毒。

《湖南药物志》：补中益气、健脾胃。

【现代研究】　成分：本品含大量淀粉、蛋白质、维生素 B、维生素 C 等，尚含龙葵碱。

山　药　《神农本草经》

为薯蓣科植物薯蓣的块根，现各地有栽培。在霜降后采挖。洗净润透、切片，生用或炒用。

【别　　名】　薯蓣。

【性味归经】　甘，平。归脾、肺、肾经。

【功效应用】

1. 补脾益胃　用于脾胃虚弱之食少、便溏、腹泻、带下等证。因其味甘性平、作用缓和，为常用平补脾胃的食疗佳品。用于脾胃虚弱证，取山药60克，加大枣30克，适量粳米、水煮成稀粥，用糖调味服食。亦可用山药加莲子、芡实共研细粉调羹、蒸熟作糕点食用。用治小儿腹泻，以山药半生半炒为末，1岁以下小儿每次3克，每日2次，1岁以上小儿每次6克，每日2次，小米汤送下。常人久食还可白肤健身，为老幼皆宜的食疗滋补品。

2. 益肺补肾　用于肺虚久咳、肾虚遗精等证，取鲜山药60克捣烂，加甘蔗汁半杯和匀，炖热服食。亦可单品大量煮汁饮服。

此外，与天花粉等量，每日30克，可用治消渴，鲜品捣敷又可治痈疽肿毒。糖尿病患者每次饭前服食 90~120 克蒸熟山药，连续数日，有一定治疗效果。

【用量用法】　10~20 克，煎汤或作丸、散，煮食等，外用捣敷。

【文献摘要】

《神农本草经》：主伤中补虚、除寒热邪气、补中益气力、长肌肉，久服耳目聪明。

《药品化义》：为肺脾二脏要药……但性缓力微，丸剂宜倍用。

《药性论》：补五劳七伤、去冷风、止腰痛、镇心神、补心气不足、患人体虚羸，加而用之。

《日华子本草》：助五脏，强筋骨，长志安神，主泄精健忘。

【现代研究】

1．成分　本品含皂甙、粘液质、胆碱、淀粉酶、糖蛋白等成分。

2．药理　所含消化酶能促进蛋白质和淀粉的分解，使食物易于消化吸收。

3．临床　对人体有特殊的保健作用，有预防动脉硬化和肥胖症之功效。能防止肺、肾等脏器中结缔组织萎缩，预防胶原病的发生。

用山药研末与蔗汁调匀炖服，治慢性支气管炎。山药捣成泥状拌入少许白糖，外敷治疗急性乳腺炎。

芋　头　《本草衍义》

为天南星科芋的块茎，我国南方和华北各省有栽培。

【别　名】　芋艿、毛芋。

【性味归经】　甘、辛，平。有小毒。归肠、胃经。

【功效应用】　解毒，散结，消瘰：用于已溃、未溃的瘰疬痰核。以干芋子与半夏、米煮粥食。或与海蜇、荸荠煎汤泛丸；治疣以鲜芋切片，摩擦疣部；治牛皮癣取大芋头、大蒜头共捣烂外敷患处。

此外，本品煅灰研末可用治慢性肾炎。少食可助消化，用于消化不良症。

【用量用法】　内服：60~120 克。外用：捣敷或煎水洗。

【使用注意】　食滞胃痛及肠胃湿热者忌食。

【文献摘要】

《名医别录》：主宽肠胃、光肌肤、滑中。

《随息居饮食谱》：生嚼治绞肠痧、捣涂痈疡初起。

《中国药植图鉴》：调以胡麻油、敷治火伤。开水烫伤。用芋片不断摩擦疣部，可除去。

【现代研究】　成分：含蛋白质、淀粉、脂类，钙、磷、铁、维生素 A、维生素 B_1、维生素 B_2、维生素 C 等。

苤　蓝　《滇南本草》

为十字花科植物球茎甘蓝的球状茎。我国南北各地均有栽培，以北方较为普遍。其叶亦供药用。

【别　名】　大头菜、芥蓝、茄连、玉蔓青。

【性味归经】　甘、辛，凉。归大肠、膀胱经。

【功效应用】　利水消肿，解毒　用治小便淋浊、肿毒及大便下血等。

【用量用法】　30～60克煎汤，生食，但多腌食。亦可烧存性研末。外用捣敷、研末吹鼻。

【文献摘要】

《滇南本草》：治脾虚火盛，中膈存痰，腹内冷疼，小便淋浊；又治大麻风疥癞之疾；生食止渴化痰，煎服治大肠下血；烧灰为末，治脑漏；吹鼻治中风不语。皮能止渴淋。

《四川中药志》：利水消肿，和脾。治热毒风肿；外用涂肿毒。

《本草求真》：宽胸、解酒。

【现代研究】　成分：含蛋白质、糖、粗纤维、灰分、钙、磷、铁、胡萝卜素等。

番　薯　《本草纲目拾遗》

为旋花科植物番薯的块根。有白皮、红皮2种，红者肉黄味甜，白者味稍淡。我国各地均有栽培。其茎叶、种子亦供药用。

【别　名】　红苕、甘薯、山芋、红山药、红薯、金薯、土瓜、白薯。

【性味归经】　甘，平。归脾、胃、大肠经。

【功效应用】

1．补脾益胃　用于脾胃虚弱，少气乏力，可用红糖同本品煮食，或加生姜能调中。

2．生津止渴　用于烦热口渴，可生食。

3．通利大便　用于大便秘结，可煮食或烤熟食。

【用量用法】　生食或煮食，亦可烤熟食。外用捣敷。

【使用注意】　中满者不宜多食，能壅气。

【文献摘要】

《本草纲目拾遗》：补中，和血，暖胃，肥五脏。白皮白肉者，益肺气生津。煮食加生姜一片，调中与姜枣同功；同红花煮食，可理脾血，使不外泄。

《本草求真》：凉血活血，宽肠胃，通便秘，去宿瘀脏毒，舒筋络，止血热渴，产妇最宜。和鲫鱼、鳢鱼食，调中补虚。

《随息居饮食谱》：煮食补脾胃，益气力，御风寒，益颜色。凡渡海注船者，不论生熟，食少许即安。

【现代研究】　成分：含淀粉、糖分、粘液汁、维生素A等。

蒟　蒻　《开宝本草》

为天南星科植物魔芋的块茎。生长于疏林下、林缘、溪边，或栽培于园圃。分布于我国东南至西南一带，秋末采收。同属植物华东鳀蒻亦供药用。

【别　　名】　魔芋、鬼芋、白蒟蒻、黑芋头、雷星、星芋。

【性味归经】　辛，温。有毒。

【功效应用】

1. 化痰散积　用于痰嗽、积滞及疟疾。

2. 行瘀消肿　用于跌打损伤、经闭、痈肿、疔疮、丹毒、烫火伤。

【用量用法】　取魔芋研浆，过滤去渣，加石灰煮，凝固成块，每日 10～15 克。若煎汤，须久煎 2 小时，取汁服。外用醋磨涂或煮熟捣敷。

【使用注意】　切勿误食药渣，以免中毒。

【文献摘要】

《开宝本草》：主痈肿风毒，摩敷肿上。捣碎以灰汁煮成饼，五味调和为茹食，主消渴。

《医林纂要》：去肺寒。治痰嗽。

《草木便方》：化食，消陈积，癥聚，久疟。

《四川中药志》：烧熟捣绒，敷火疔疮。

【现代研究】

1. 成分　含葡配甘露聚糖。

2. 药理　温浸液有扩张末梢血管、降低血压（兔、犬）、兴奋离体肠管的作用，但均可被阿托品或抗组织胺药所拮抗。

慈　　菇　《本草纲目》

为泽泻科植物慈姑的球茎。生沼泽中，各地均有分布。本植物的花、叶亦供药用。

【别　　名】　茨菇、白地栗、慈菇。

【性味归经】　苦、甘，微寒。

【功效应用】　行血通淋　用于产后血闷，胎衣不下，淋病，咳嗽痰血。治淋浊，取慈菇根块 18 克，加水适量煎服。治肺虚咳血，取生慈菇数枚，去皮捣烂，蜂蜜米泔同拌匀，饭上蒸熟，热服效。

【用量用法】　煎汤煮食或捣汁。外用捣敷。

【文献摘要】

《千金方》：下石淋。

《新修本草》：主百毒，产后血闷，攻心欲死，产难衣不出，捣汁服一升。

《滇南本草》：厚肠胃，止咳嗽，痰中带血或咳血。

【现代研究】　成分：含维生素 B、胰蛋白酶抑制物。

薤　　头　《陆川本草》

为百合科植物小根蒜或薤的鳞茎。生于耕地杂草中及山地较干燥处。主产东北、河北、江苏、湖北等地。北方多在春季，南方多在夏秋间采收，连根采挖，除去茎叶及须根、洗净鲜用。

【别　　名】　薤白头、野蒜、小独蒜。

【性味归经】　辛、苦，温。归胃、大肠经。

【功效应用】

1．通阳散结　用于胸痹心痛彻背、不得平卧、短气等证。以鲭头250克与白酒同煮。日服3次。

2．理气导滞　用于赤白痢下，里急后重等。用鲭头切碎、煮粥食之。

【用量用法】　内服：煎汤或入丸、散。鲜者用50～100克。外用：捣敷或捣汁涂。

【使用注意】　气虚者慎用。不耐蒜味者少食。

【文献摘要】

《长沙药解》：肺病则逆，浊气不降、故胸膈痹塞；肠病则陷、清气不升，故肛门重坠。薤白、善散壅滞，故痹者下达而变冲和，重者上达而化轻清。

《本草图经》：凡用葱、薤、皆去青留白、云白冷而青热也，故断赤下方取薤白同黄柏煮服、言其性冷而解毒也。

《本草纲目》：治少阴病厥逆泻痢及胸痹刺痛、下气散血、安胎。

《随息居饮食谱》：多食发热，忌与韭用。

【现代研究】　成分：含大蒜氨酸、甲基大蒜氨酸、大蒜糖。

竹　　笋　　《本草纲目拾遗》

为禾本科植物毛竹的苗。长江流域及南方各地普遍栽培。冬季生长采挖者为冬笋，春季生长采挖者为春笋。嫩小者加工为玉兰片。

【别　　名】　笋、毛笋、竹芽、竹萌。

【性味归经】　甘，寒。归胃、肺经。

【功效应用】

1．清热化痰，消食　用于热毒痰火内蕴、胃热嘈杂、口干便秘、咳嗽痰多、食积不化等证。以竹笋煮粥食有辅助治疗作用。将鲜竹笋剥皮去根250克，以素油爆炒，调盐少许，顿食，可用于小儿惊风。

2．解毒透疹　用于麻疹透发不畅，以及疮疡等证。将笋适量煮食。

3．和中润肠　用于胃肠运化受阻，胸脘胀满、大小便不利等证。

此外，本品还可健脾益气，美容。将鲜笋尖或嫩笋切片200克，与佛手20克、生姜10克，放砂锅中加水适量，煮透加盐调匀，在锅内冷腌24小时，即可服用。经常小吃或佐餐食用，有改善或消除妇女面部蝴蝶斑（黄褐斑）作用。

【用量用法】　内服煮，炒，炖均可，一次量200～250克。

【文献摘要】

《名医别录》：主消渴、利水道、益气可久食。

《本草纲目拾遗》：利九窍、通血脉、化痰涎，消食胀。

《本草求原》：甘而微寒、清热除痰、同肉多煮、益阴血。痘疹血热毒盛、不起发者，笋尖煮汤及入药、俱佳。

《随息居饮食谱》：甘凉。舒郁，降浊升清，开膈消痰。

【现代研究】

1．成分　含糖、蛋白质、脂肪、碳水化合物、钙、磷、草酸、粗纤维等。

2．药理　本品含有抗小白鼠艾氏癌和肉癌 – 180 作用的多糖类。

芦　笋 《本草图经》

为禾本科植物芦苇的嫩苗。生长于河流，池沼岸边浅水中，全国大部分地区均有分布。春季采挖。

【别　　名】　芦尖。

【性味归经】　甘，寒。归肺、胃经。

【功效应用】　清热解毒，生津利水　用于热病口渴、淋病，小便不利等证。

此外，将本品绞汁、频饮可解鱼蟹毒。

【用量用法】　内服煎汤，每天 50 克～150 克。或捣汁服用。

【使用注意】　脾胃虚寒者忌服。《食鉴本草》载："忌巴豆"。

【文献摘要】

《食鉴本草》：消膈间客热（用麦门冬，甘草煎汁多饮），利小便，解河豚及诸鱼鳖毒。

《日用本草》：治膈寒客热，止渴，利小便，解诸鱼之毒。

《本草纲目》：解诸肉毒。

《玉楸药解》：清肺止渴、利水通淋。

【现代研究】　成分：含多种糖类、纤维素、维生素 B_1、维生素 B_2、维生素 C 等。

洋　葱 《植物学大辞典》

本品为百合科植物洋葱的鳞茎。全国各地有栽培。

【别　　名】　洋葱头、玉葱。

【性味归经】　辛，温。归脾、胃经。

【功效应用】　理气和胃，健脾进食：用于饮食减少，腹胀腹泻。可单用本品炒食或泡食。

此外，本品还可治疗创伤、溃疡、阴道炎，并具有降血压、降血脂的作用。

【用量用法】　内服：生食或煮食，适量。外用：捣敷或捣汁涂。

【使用注意】　多食目糊和发热。热病后不宜进食。

【文献摘要】

《药材学》：新鲜的捣成泥剂、治疗创伤、溃疡及妇女滴虫阴道炎。

【现代研究】　成分：含气体物质如硫醇、二甲硫化物等，还含少量柠檬酸盐、多种氨基酸、维生素 A、维生素 B_1、维生素 B_2、维生素 C 等。

大　蒜 《本草经集注》

为百合科多年生草本植物大蒜的鳞茎。全国各地均产。5月枯时采挖，晾干入药。

【别　　名】 蒜头、大蒜头、独蒜、胡蒜。

【性味归经】 辛，温。归脾、胃经。

【功效应用】

1. 温中消食　用于胃脘及腹中冷痛。取大蒜头二个煮粥服食，亦可生食。

2. 解毒杀虫　用于痈肿疔毒、肺痨、痢疾、泄泻、钩虫病、蛲虫病等。用治各种肿毒，取独蒜头3~4枚，捣烂，入麻油和研，厚贴肿处，干后即换，反复多次效佳。用治痢疾、泄泻，取生大蒜头3~5瓣，捣烂开水送服；或用10%的大蒜浸液100毫升，保留灌肠，每日1次，连用6日。

此外，本品还可解蟹毒、降血压、降血脂。用治高血压，每晨空服糖醋大蒜1~2枚，并饮醋汁，服10~15天能使血压持久地下降。本品还能预防流感、流脑。治疗菌痢、霉菌感染、百日咳等，同时还具有抗癌作用。

【用量用法】 生食、绞汁服或煎服。

【使用注意】 过食能动火、耗血、有碍视力，阴虚火旺者忌用。

【文献摘要】

《本草纲目》：胡蒜、其气熏烈、能通五脏、达诸窍、去寒湿、避邪恶、消痈肿、化癥积肉食，此其功也。

《本草衍义》：大蒜、性热善散，善化肉，故人多喜食、多用于暑月。

《大众医学》：经常食用大蒜、既能降低血脂、又可补充微量元素硒、对预防和治疗心血管疾病是有益的，有可能减少各种癌症，如胃癌、食管癌、大肠癌、乳腺癌、卵巢癌、胰腺癌等发病率。（1983．10）

【现代研究】

1. 成分　本品新鲜鳞茎含蛋白质、脂肪、碳水化合物及维生素、矿物质等。

2. 药理　少量能促进胃蠕动和胃酸分泌，大蒜甙能降低血压，大蒜脂肪油有降低血脂、防止动脉粥样硬化作用。

百　合 《神农本草经》

为百合科草本植物百合、细叶百合等多种同属植物的鳞茎。全国各地均有分布，栽培和野生。秋、冬季采取，洗净，沸水烫或略蒸，干燥备用。

【别　　名】 百合蒜。

【性味归经】 甘、微苦，平。归心，肺经。

【功效应用】

1. 润肺止咳　用于肺虚久咳，肺痨咯血。因其味甘质润，香甜可口，是老幼皆宜的药食佳品。用时取百合100克，分瓣去衣，加水煮烂，加白糖或冰糖服食一小碗，若加川贝粉 3 克更佳。亦可用百合 120 克，蜜 30 克，拌和均匀，蒸熟嚼食数片。

2．清心安神　用于虚烦失眠，神思恍惚等证。本品性寒入心经，而具有清心除烦安神之功。用时取百合 100 克，莲子 25 克，煮烂每日一小碗，或与猪瘦肉 200 克，切块共煮烂加盐调味食用。

【用量用法】　煎汤，煮食或蒸食。

【使用注意】　脾胃虚弱，大便稀溏者不宜多食。

【文献摘要】

《神农本草经》：主邪气腹胀、心痛。利大小便，补中益气。

《日华子本草》：安心、定胆、益志、养五脏。治癫邪啼泣、狂叫　惊悸。

《医学入门》：治肺痿，肺痈。

《上海常用中草药》：治肺热咳嗽、干咳久咳，热病后虚热，烦燥不安。

【现代研究】

1．成分　本品含蛋白质、淀粉、脂肪、多种生物碱等成分。

2．药理　百合煎剂对氨水引起的小鼠咳嗽有止咳作用，并能对抗组织胺引起的蟾蜍哮喘。生物碱具有防治多种癌症作用。

藕　《神农本草经》

为睡莲科植物莲的肥大根茎。秋、冬及春初采挖。以肥白、嫩脆者佳。

【性味归经】　甘，寒。归心、脾、胃经。

【功效应用】

1．清热生津，凉血散瘀　用于热病烦渴、吐血、衄血等证。本品味甘性寒入血分，生食有清热生津不滑腻，凉血止血不留瘀的特点。用治热病烦渴喜饮，取鲜藕 120 克，捣烂绞汁，加蜜 60 克，搅匀服。用治吐血、呕血、衄血，取鲜藕适量切成块，小火煨炖至烂熟，饮汤食藕，或加蜂蜜适量蒸熟嚼服。

2．补脾、开胃、止泻　用治脾虚久痢、久泻或病后食欲不佳。本品熟食补而不燥、开胃健脾。

【用量用法】　生食、绞汁服。蒸食或加蜜煮食均可。或加工成藕粉冲服。

【文献摘要】

《本草经疏》：藕，生者甘寒，能凉血止血，除热清胃，故主消散瘀血，吐血。口鼻出血，产后血闷，罯金疮伤折及止热渴，霍乱，烦闷、解酒等功。熟者甘温、能健脾开胃、益血补心，故主补五脏，实下焦，消食、止泄、生肌。

《日用本草》：清热除烦，凡呕血、吐血、瘀血、败血，一切血证宜食之。

【现代研究】　成分：含淀粉、蛋白质、天门冬素、维生素类等。

香　蕈　《日用本草》

为侧耳科植物香蕈的子实体，产于长江以南各省。一般为人工培养，也有野生。

【别　　名】　香菇、冬菇。

【性味归经】　甘，平。归胃经。

【功效应用】

1．补脾益气　用于脾胃虚弱，食欲减退、少气等。

2．抗肿瘤　用于胃癌、子宫颈癌等。取鲜香蕈 30 克（干品减半）每日煮食一次，日期不限，持续服用，可防止各种癌症手术后转移。

3．托痘疹　用于小儿麻疹透发不畅。

此外，香蕈清香其味鲜美，能增进食欲，为蔬菜佳品。能降低血脂，对高血脂患者尤为适宜。亦可作小儿软骨病的良好食品以辅助治疗。并能提高免疫作用和抗癌作用，肿瘤病人食之有益。

【用量用法】　煎服 6～10 克。

【文献摘要】

《日用本草》：益气、不饥、治风破血。

《本草求真》：香蕈味甘性平，大能益胃助食、及理小便不禁。

《医林纂要》：可托痘毒。

【现代研究】　成分：含多种氨基酸、脂肪、碳水化合物、蛋白质及维生素类。

蘑　菇　《日用本草》

为黑伞科植物蘑菇的子实体菌盖及柄。全国各地均有栽培。

【别　　名】　蘑菇蕈、蘑子蕈、肉蕈。

【性味归经】　甘，凉。归胃、肠、肺经。

【功效应用】　补脾益气：用于脾胃虚弱，食欲不振、体倦乏力、乳汁减少等症，以本品与猪瘦肉同用，炖汤食用。

现代用于治急、慢性肝炎、用鲜蘑菇水煎浸膏片治疗肝炎，有效率 73％。本品还有抗癌防衰延年益寿的作用。

【用量用法】　6～9 克。炒食、煮食。

【文献摘要】

《本草纲目》：益肠胃、化痰理气。

《本草品汇精要》：蘑菇乃蕈之属也。汤中食之味甚鲜美、但不可多食、由其动气而发病故也。

【现代研究】　成分：含氨基酸、维生素类。

木　耳　《神农本草经》

为木耳科植物木耳的子实体。产于四川、云南、贵州、福建等地。有野生和栽培。

【别　　名】　黑木耳、桑耳、松耳。

【性味归经】　甘，平。归胃、大肠经。

【功效应用】 凉血止血：用于血痢、血淋、崩漏、痔疮等证。用治血痢日夜不止、腹痛，取黑木耳 50 克，水二大盏煮木耳全熟，先放盐、醋，食木耳、饮其汤，每日 2 次。用治崩漏、带下，取木耳 30 克，红枣 30 个煮熟服食，或加红糖适量调味。治大便下血、痔疮出血，取木耳 9 克，糖少许，或加柿饼 30 克，同煮烂食用。

此外，本品可防治脑血管病和冠心病，同时可清理消化道。

【用量用法】 9~30 克。煮食、炒食，或研末服。

【文献摘要】

《神农本草经》：益气不饥、轻身强志。

《饮膳正要》：利五脏、宽肠胃、拥毒气，不可多食。

《日用本草》：治肠癖下血、又凉血。

【现代研究】

1. 成分 含蛋白质、糖、粗纤维，钙、磷、铁、胡萝卜素等。

2. 药理 黑木耳有减低人体血液凝固的作用，故可防治脑血管病和冠心病。同时可清理消化道。

银　耳 《本草再新》

为银耳科植物银耳的子实体。有野生、全国大部分地区已有栽培。

【别　　名】 白木耳、白耳子。

【性味归经】 甘，平。归肺、胃、肾经。

【功效应用】

1. 滋阴润肺 用于肺热咳嗽、肺燥干咳、痰中带血，或无痰单用白木耳加冰糖炖服。若夏季低热易汗，宜冬季炖服。

2. 益胃生津 用治胃阴不足、咽干口燥、大便秘结等证。本品味甘质润，既养肺阴、又益胃阴。可单用炖服，又可与猪瘦肉，大枣炖服，治病后体虚。

此外，本品有止血之功，尤对内热而有出血倾向者更宜，如吐血、咯血、便血、崩漏等，但作用缓慢，须持久服用方效。并可治疗老年慢性支气管炎、慢性肺原性心脏病，久服还有美容嫩肤之效。

【用量用法】 6~10 克。煮食、炖服。

【使用注意】 作用缓慢，久服才有效。

【文献摘要】

《本草再新》：润肺滋阴。

《本草问答》：治口干肺痿、痰郁咳逆。

《增订伪条辨》：治肺热肺燥、干咳痰嗽、衄血、咯血、痰中带血。

【现代研究】 成分：含蛋白质、碳水化合物、粗纤维、维生素 B 类、硫、磷、铁、钙、钾等。

茭　白　《本草图经》

为禾本科植物菰的花茎经茭白黑粉的刺激而形成的纺锤形肥大的菌瘿。生长于湖沼水内。分布我国南北各地。本植物的根茎及根、果实亦供药用。

【别　　名】　茭笋、菰笋、茭耳菜、绿节。

【性味归经】　甘，寒。

【功效应用】

1．清热生津　用于烦热口渴，或饮酒过度，可用本品生食。

2．利尿除湿　用于湿热小便不利、黄疸，可用本品煎汤服。

3．通利大便　用于大便秘结，可生食或作菜食。

【用量用法】　30～60克。生食、煎汤、炒菜及凉拌。

【使用注意】　脾胃虚弱，遗精患者不宜用。

【文献摘要】

孟诜：利五脏邪气，酒皶面赤，白癞，疬疡，目赤，热毒风气，卒心痛，可盐醋煮食之。

《本草拾遗》：去烦热，止渴，除目黄，利大小便，止热痢，解酒毒。

豆　豉　《本草汇言》

为豆科植物大豆的种子经蒸罨加工而成。全国各地均产。

【别　　名】　香豉、淡豉、淡豆豉。

【性味归经】　苦，寒。归肺、胃经。

【功效应用】

1．疏风解表　用于外感表证之轻者。本品有透散表邪，宣散郁热之功。若配葱白，其解表作用可得以增强。

2．清热除烦　用于热病胸中烦闷、不眠等证。本品能清能宣，故除胸中郁热尤佳，单用煎汤内服，或配栀子等药同用亦可。

【用量用法】　10～15克。水煎或炒食。

【文献摘要】

《药性论》：治时疾热病发汗，熬末，能止盗汗，除烦。

《珍珠囊》：去心中懊恼，伤寒头痛，烦躁。

《本经疏证》：豆豉治烦躁满闷，非特由于伤寒头痛寒热者可用，即由于瘴气恶毒者亦可用之。

【现代研究】

1．成分　含脂肪、蛋白质、氨基酸、维生素 C、B 及钙、磷、铁等。

2．药理　有助消化、延缓衰老、增强脑力、消降疲劳、提高肝脏解毒功能、防治高血压、预防癌症，提高人体抗病能力及解酒等作用。

豆 腐 《本草图经》

为豆科植物大豆种子的加工品，一般用黄大豆以水浸约 1 天左右，待豆浸日半后，带水磨碎，滤去渣滓，入锅煮沸，即成豆腐浆。再点以盐卤或煅石膏，即凝成豆腐花；然后用布包裹，榨去部分水分即成。

【性味归经】 甘，凉。归脾、胃、大肠经。

【功效应用】

1. 益中气，和脾胃 用于病后体虚，脾胃虚弱，气短食少。产后乳汁不足等证。用嫩豆腐 500 克、红糖 50 克。放锅中加水一大碗，煮沸十分钟服可治胃出血；用豆腐炖鲜鲤鱼，可以催乳。

2. 健脾利湿 用于肾虚小便不利、或小便短而频数、兼有虚弱、小便白浊，浮肿等症。用泥鳅 500 克去鳃，肠内脏，洗净，加盐少许，水适量，清炖至五成熟，加豆腐 250克，再炖至泥鳅熟即可、分顿吃泥鳅和豆腐喝汤，可补肾固涩利小便。

3. 清肺健肤 用鲜香椿叶 100 克，切成碎末与豆腐 250 克，盐、味精、香油适量拌匀，经常佐餐有改善粉刺（青春豆痤疮）作用。

4. 清热解毒，下气消痰 用于胃火上壅、口干燥渴、腹胀满、痢疾、目赤肿痛、肺热咳嗽痰多等证。用醋煮白豆腐小吃或佐餐，对久痢、休息痢有效。用嫩豆腐 500 克，红糖 50 克，陈皮 5 克，桔梗 5 克，放锅内加水两碗浓煎后，将豆腐吃下，可用于老年咳嗽、虚劳喘咳。

此外，用豆腐内服外敷可解硫黄毒、酒毒、通身红紫欲死者。

【用量用法】 内服：煎汤、炖煮适量，或凉拌佐餐。

【使用注意】 不可过食，过食则腹胀、恶心，可用菠萝解。民间流传疔疮病人忌食豆腐。

【文献摘要】

《食鉴本草》：宽中益气、和脾胃、下大肠浊气、消胀满。

《增补食物秘书》：泻胃火、治内热郁蒸而见消渴、胀满、并休息久痢。过服则生寒动气并生疮疥、头风。

《本草纲目》：清热散血。

《医林纂要》：清肺热、止咳、消痰。

《本草求真》：治胃火冲击、内热郁蒸、症见消渴、胀满。豆腐、经豆腐烂，加以石膏或卤汁而成、其性非温。故书皆载味甘而咸、气寒无毒、且谓寒能动气。至云能和脾胃、正是火去热除以后安和之语，并非里虚无热无火温补之谓也。

《本草求原》：解硫黄毒。

《随息居饮食谱》：清热、润燥、生津、解毒、补中、宽肠、降浊。

【现代研究】

1. 成分 蛋白质含量约占 40%～50% 以上，比肉类高 1 倍多。含人体必需的微量元素如铜、镁、锰、铁、钙、钼、锌、钴、锶、氟、铬、硒等。还含体内必需的氨基酸、碳水化合物、维生素类等。

2．药理 有降低血清胆固醇的作用，豆腐内含血粘酶烯成分可凝固血液，并含有阻碍胶朊酶作用的物质，对高血压病人、高血脂病人、糖尿病、冠心病、动脉硬化等均有一定防治作用。

豆腐中的赖氨酸的含量相当高，对儿童发育和增强记忆力有显著作用。

黄 豆 芽 《日用本草》

为豆科植物黄大豆的种子经水浸泡后发出的嫩芽，其豆、芽、根均能当蔬菜，也有只吃芽的。

【别　　名】 清水豆芽。

【性味归经】 甘，温。归脾、大肠经。

【功效应用】 祛黑痣，治疣赘，润肌肤：可用治寻常疣、鸡眼等。用黄豆芽200克切碎，用酱油冷拌，分顿佐餐食用，每日1次，连服5天。用治鸡眼，可使其自然脱落。若用治疣，可将黄豆芽随食定量，加水适量煮熟烂，吃豆芽喝汤，连续3日当主食。

【用量用法】 内服：煎汤200～250克，或凉拌适量。

【使用注意】 勿食无根豆芽，因无根豆芽在生长过程中喷洒了除草剂，而除草剂一般都有致癌、致畸、致突变的作用。

【附注】 另有一种黑大豆经水浸发芽而成者名大豆黄卷，具清热利湿之功，可食，但多作药用。

绿 豆 芽 《本草纲目》

为豆科植物绿豆种子经水浸后发出的嫩芽。

【别　　名】 豆芽菜、银针菜。

【性味归经】 甘，寒。归脾、胃经。

【功效应用】

1．清热解毒 用于热毒壅盛口渴、烦躁、大小便不利等证。用绿豆芽200克清水洗净，摘去根须，沸水烫后，凉拌食用。

2．醒酒解毒 用于伤酒，将本品凉拌多食，即解。

3．利小便 用于小便不利、赤热短少、口渴、舌尖红、脉数等证。取鲜绿豆芽500克绞汁，加白糖适量，频饮代茶，可清热导赤。

【用量用法】 内服：煎汤150～200克、或凉拌生食或绞汁。

【使用注意】 脾胃虚寒者不宜久服。

【文献摘要】

《本草纲目》：解酒毒、热毒、利三焦。诸豆生芽、皆腥韧不堪、惟此豆生牙、白美独异、今人视为寻常、而古人未知者也。但受湿热郁浥之气、故颇发疮动气，与绿豆之性稍有不同。

《食物本草》：脾胃虚寒之人、不宜久服。

《饮食辨》：盖受湿热而发生，非受湿热而腐败也，亦病人食物之佳品。

【现代研究】　成分：含纤维素。

石　花　菜　《日用本草》

为红翎菜科植物琼枝的藻体。主产于我国广东、海南岛沿岸。每年三月采，干燥备用。

【别　　名】　海菜、琼枝、草珊瑚、石华。

【性味归经】　甘、咸，寒。归肝、肺经。

【功效应用】　清热化痰：用于痰热咳嗽、瘿瘤瘰疬等证。本品善清肺热，有化痰软坚之功。若治痰热咳嗽，可配地骨皮、桑白皮、麦冬等药同用；若治瘿瘤瘰疬，可配海带、牡蛎等药同用。

此外，本品尚能去肠中湿热，患有痔疮出血者食之尤宜。

【用量用法】　适量，水煎、泡服或凉拌均可。

【使用注意】　脾胃虚寒者及孕妇慎服。

【文献摘要】

《日用本草》：去上焦浮热，发下部虚寒。

《本草便读》：清肺部热痰，导肠中湿热。阴虚湿热，痔血等证，皆可用之。

《本经逢原》：脾气不充者勿食。

【现代研究】

1．成分　含琼胶、多糖、粘液质、卤化物、硫酸盐及钾、钠、钙、镁等。

2．药理　本品具有降血脂及降胆固醇等作用。

龙　须　菜　《本草纲目》

为江蓠科植物江蓠的藻体。主产于我国沿海各地。采收后洗净干燥备用。

【别　　名】　发菜、海菜、线菜、江蓠、牛毛。

【性味归经】　甘，寒。

【攻效应用】

1．软坚散结　用于瘿瘤、瘰疬等证。本品功似紫菜，为治瘿瘤、瘰疬的常用辅助品。

2．清热利水　用于水肿、小便不利及湿热淋证等。

【用量用法】　适量，水煎、凉拌或蒸食均可。

【文献摘要】

《本草纲目》：龙须菜，生东南海边石上。治瘿结热气，利小便。

《本草求原》：去内热。

【现代研究】　成分：含藻红朊、胆甾醇、蛋白质、钙、铁及碳水化合物。

【附注】　因本品不含脂肪，故是心血管病、肥胖症和癌瘤瘿肿患者的理想食品。

紫　　菜　　《本草经集注》

为红毛菜科植物甘紫菜的叶状本。主产于黄海、渤海海岸。采收后、晒干备用。

【别　　名】　索菜、子菜。

【性味归经】　甘、咸，寒。归肺经。

【功效应用】

1. 化痰软坚　用于痰热互结所致之瘿瘤、瘰疬等证。本品为咸寒之品，功能清热化痰，软坚散结。尤宜用治瘿瘤，现代多用于防治单纯性甲状腺肿大，可配海带等同用。亦可单用，如每日用紫菜 30 克，煎汤内服。

2. 清热利尿　用于水肿、小便不利、脚气等证。本品有清湿热，利小便之功。用治水肿，小便不利，可单用本品煎汤内服，或配薏苡仁、冬瓜等同用。

【用量用法】　10~30 克，煎汤。

【使用注意】　不宜多食，尤其是素体脾虚者，可致腹胀。

【文献摘要】

《本草经集注》：治瘿瘤结气。

《本草纲目》：病瘿瘤脚气者宜食之。

《现代实用中药》：治水肿、淋疾、湿性脚气、甲状腺肿、慢性支气管炎、咳嗽。

【现代研究】

1. 成分　含蛋白质、脂肪、碳水化合物、粗纤维、钙、磷、铁、碘（每公斤干紫菜中含碘 18 毫克）、胡萝卜素、B 族维生素、维生素 C 和多量自由氨基酸等。

2. 药理　可降低血浆胆固醇含量。含碘量高、对缺碘引起的甲状腺机能不足和甲状腺肿大有辅助治疗作用。

海　　带　　《嘉祐本草》

为大叶藻科植物大叶藻的全草。生于海中，产于辽宁、山东沿海等地。

【别　　名】　海带草、海草、海马蔺。

【性味归经】　咸，寒。归肺经。

【功效应用】

1. 软坚化痰　用于瘿瘤瘰疬、睾丸肿痛等。用于瘿瘤，取海带 60 克煮食，常服，或加红砂糖腌食。用于睾丸肿痛，取海带、海藻各 12 克，小茴香 6 克，水煎服。

2. 祛湿止痒　用于皮肤湿毒瘙痒，取海带、绿豆、红糖煮粥食。

此外，本品还可治疗水肿、湿气。

【用量用法】　煎汤：9~15 克。或研末入丸、散。

【文献摘要】

《本草汇言》：海带，去瘿行水，下气化痰，功同海藻、昆布。妇人方中催生有验，稍有异耳。

《本草纲目》：治水病、瘿瘤功同海藻。

【现代研究】 成分：含粗纤维、蛋白质、脂肪、氮、大叶藻素等。

第三章 肉 食 类

肉食类是以动物的肉（含动物身体其他可供食用部位和蛋类）供食用或药用者。

肉食类可分为禽、兽2类。禽，鸟类的总称，体均披羽，为卵生恒温动物，前肢成翼，偶或退化，多飞翔生活。禽有家禽、野禽之分。家禽主要是指鸡、鸭、鹅等。野禽则为野生者，如野鸡、野鸭等。兽以奔跑为主，胎生，又称哺乳动物。兽也有喂养和野生者。喂养者是经过长期劳动而训化的，如牛、羊，也为一种生产资料。野生者以猎取而获得。"两足而羽谓之禽"，"四足而毛谓之兽"。另外，人们将家养的禽兽又称为家畜，其性情比较温和。

肉食类食物性能大多温和，具有良好的补益作用，能补益脾胃，滋补肝肾，补血，凡一切虚损病证均可以之扶助正气，对人体生长发育和增强体质有重要意义。适用于体虚、精神疲乏、面黄肌瘦。若因心气虚、心血虚可见面色无华、失眠、多梦、健忘，若因脾胃气虚可见食少纳差、身体倦怠、大便失常。若因肝肾不足可见目昏眼花、干涩、耳鸣、腰痛等，若因肺虚可见咳嗽、气短、自汗、盗汗等，可根据脏腑虚损而选用有关食物。按照中医比类取象的特点，动物的脏器又可补助人体相应的脏器。临床上尤以动物的心、肝、肾多用。蛋类食物性质平和作用缓和，其补益作用也较好，尤适宜于婴儿及贫血体虚之人。

现代研究认为，肉食类食品是人体应经常摄取的重要物质，其所含的营养成分（主要是蛋白质、脂肪、碳水化合物）与人体所需者相似。与蔬菜交替使用，可互补其不足，其补虚之力胜于蔬菜类，故习称肉食类食品为血肉有情之品。

肉食类食物对素有湿热、肝阳上亢者不宜过多食用，否则助热生痰。性偏寒凉的肉食类食物对素有虚寒的人，以少食为好，否则损脾致泻。

猪 肉 《本草经集注》

为猪科动物猪的肉。我国大部分地区均有饲养。取新鲜猪肉，洗净用。但以雄猪经阉割者的肉为佳。

【性味归经】 甘，平。归脾、胃、肾经。

【功效应用】 滋阴润燥：用于温热病热退津伤之口渴多饮，肺燥咳嗽，干咳痰少，咽喉干痛，肠燥便秘等。本品味甘性平，作用缓和，长于滋阴润燥，生津止渴。可将猪肉（半肥瘦）切小块，急火煮汤，吹净浮油，随意饮用。

此外，还可用治痔疮，与万年青根同煮，吃肉喝汤，疗效较好。

【用量用法】 内服煮汤饮。

【使用注意】 湿热痰滞内蕴者不宜食。猪肉不宜多食，肥肉尤其如此。多食则助热，生痰助湿，动风。肥胖或血脂升高、高血压者慎用或忌用，外感病人亦不宜食。

【文摘摘要】

《随息居饮食谱》：猪肉，补肾液，充胃汁，滋肝阴，润肌肤，利二便，止消渴，起尪赢。

《雷公炮制药性解》：猪肉，主补脾益气，然多食能动风痰。

【现代研究】　成分：肥肉主要含脂肪，并含少量蛋白质。

附：猪肝　猪肾　猪血　猪肚　猪肺　猪肠　猪蹄　猪心

1．猪肝　即猪的肝脏。除去筋膜、胆管，洗净用。性味：甘，平。功效：补养肝血，明目。用于贫血萎黄，肝血不足之目昏眼干、夜盲，煮食，煎汤或作丸、散剂。

2．猪肾　又称猪腰子，破开，去筋膜，洗净用。性味：甘、咸，平。功效：补肾气，利气。治肾虚腰痛、遗精、盗汗、老人耳聋，煮食或煎汤，如治疗肾虚久泻，可用猪肾掺入骨碎补，煨熟食。

3．猪血　即猪的血液。宜临时采取，鲜用。性味：甘，平。功效：补血。用于头风眩晕、中满腹胀等。内服煮食或干燥为末冲服。

4．猪肚　即猪胃。洗净滑腻污物后用。性味：甘，微温。功效：补虚弱，健脾胃。用于虚劳羸瘦、体弱、泄泻、下利、消渴、小便频数、疳积等。多煮食或入丸剂。如治脾虚泄泻，将猪肚洗净，与粳米、山药同煮粥，加调味品食之。

5．猪肺　即猪的肺脏。自支气管灌水或切块洗净用。性味：甘，平。功效：补肺润燥。用于肺虚久咳、短气或咳血。煮食煎汤或入丸剂，如治肺虚咳嗽，切片，麻油炒熟，同粥食。

6．猪肠　主要为猪的大肠。洗净滑腻污物后用。性味：甘，平。功效：固大肠。用于久泻脱肛、便血、血痢、痔疮。煮食或入丸剂。

7．猪蹄　即猪脚。去蹄甲和毛，洗净用。性味：甘、咸，平。功效：催乳，补血，托疮。治妇人乳汁少、痈疽、疮毒，尤多用治产后气血不足，乳汁缺乏，可单用猪蹄或加黄芪、当归炖熟服食。

8．猪心　即猪的心脏。洗净用。性味：甘，平。功效：养心安神，定惊。用于惊悸怔忡、自汗不眠，煮食或入丸剂，如治血虚心悸不眠，可于猪心内加入少量朱砂蒸熟食。

牛　肉　《名医别录》

为牛科动物黄牛或水牛的肉。牛的品种较多，毛色形状稍异。一般多为黄色，称为黄牛。我国各地均有饲养，水牛毛色大多灰黑，我国大部分地区有饲养，以南方水稻产区为多。杀牛取肉洗净，鲜用为佳。

【别　　名】　黄牛肉、水牛肉。

【性味归经】　甘，平。归脾、胃经。

【功效应用】

1．补益气血　用于气血虚所致羸瘦消肿，痞积水肿。如治脾胃虚弱，营养不良，面浮足肿，消渴多饮，可用牛肉以文火煮成浓汁，加调料，时时饮用。

2．强壮筋骨　用于虚损所致筋骨不健，腰膝酸软，肢体乏力等。

【用量用法】　煮食，煎汁或入丸剂。

【使用注意】　患疮疡、皮肤瘙痒者不易服食。

【文献摘要】

《本草拾遗》：消水肿，除湿气，补虚，令人强筋骨，壮健。

《医林纂要》：牛肉味甘，专补脾土，脾胃者，后天气血之本，补此则无不补矣。

《雷公炮制药性解》：黄牛肉，主安中益气，健脾养胃，强骨壮筋，其乳补虚弱，养心肺，润皮肤，解热毒，止消渴，滑大肠。

【现代研究】　成分：含蛋白质、脂肪、维生素 B_1、维生素 B_2，以及磷、钙、铁、胆固醇，其营养价值高。

附：牛肝　牛肚　牛乳

1．牛肝　即牛的肝脏。洗净鲜用。性味：甘，平。功效：补肝明目，养血。用于肝血不足之视物不清，夜盲，血虚萎黄，虚劳羸瘦，煮食或入丸、散剂。如治肝血虚所致头晕眼花，将牛肝切片，与枸杞子煮汤食。

2．牛肚　即牛的胃。洗净鲜用。性味：甘，平。功效：补益脾胃。用于病后体虚脾胃虚弱，消化不良等，以牛肚一具，加少许砂仁、陈皮、生姜共煮熟后，分数次食肉喝汤。

3．牛乳　即牛奶。性味：甘，平。功效：补益虚损，生津润肠。用于虚弱劳损、反胃噎膈、消渴、便秘。凡诸虚劳损均可以其调补，多以鲜奶兑适量水饮服。牛奶所含营养成分丰富，易于被机体吸收，并有降低胆固醇、防治消化道溃疡的作用。其丰富的营养成分对小儿、老人、妇女产后的健康均有很好的益处。

羊　肉　《本草经集注》

为牛科动物山羊或绵羊的肉。羊在我国分布很广，几乎遍及各地，绵羊以西北、北部为多。杀羊取肉、洗净用。

【别　　名】　山羊肉、绵羊肉。

【性味归经】　甘，温。归脾、胃、肾经。

【功效应用】

1．益气补虚　用于气虚所致羸瘦、疲乏无力。本品自古以来就供食用和药用，是食补药物的代表，而具补虚损，益气血之功。

2．温中暖胃　用于中焦虚寒所致里急腹痛、胁痛、寒疝，可用羊肉 250 克，当归 30克，生姜 15 克，加水煎至羊肉烂熟，食用。亦可去渣取汁服。因其性温能温阳，亦用于肾虚阳衰、腰膝酸软、尿频、阳痿，可用羊肉切薄片作羹，加调料，肉熟后食用。若与当归、生姜同煮煨吃，可治产后血虚腹痛，血枯经闭等证。

【用量用法】　熟食，或入汤料中。

【使用注意】　外感病邪，素体有热者慎用。

【文献摘要】

《名医别录》：主缓中，字乳余疾，及头脑大风汗出，虚劳虚冷，补中益气，安心止惊。

《千金·食治》：主暖中止痛，利产妇。

【现代研究】 成分：含丰富的蛋白质、脂肪、磷、钙、维生素 B_1、维生素 B_2，以及铁等。

【附注】 羊肉所含的钙质、铁质高于猪肉、牛肉。所以对于肺部病变，如肺结核、气管炎、哮喘，贫血，产后气血两虚，体虚畏寒，腹部冷痛，营养不良，阳萎，腰膝酸软均有疗效。

附：羊肝 羊乳

1. 羊肝 为羊之肝。去筋膜，洗净用。性味：甘、苦，凉。功效：益气补肝明目。用于血虚萎黄、消瘦、肝虚目暗、视力减退等，可常用，以熟食或蘸醋食，亦可配补肝明目的枸杞子等蒸食或作丸服。

2. 羊乳 即羊的乳汁，又称羊奶。取鲜奶用。性味：甘，温。功效：益肾润燥，滋养补虚。用于肾阳不足，消渴口干，呃逆反胃，肠燥便秘，虚损瘦弱。用法：内服煮沸，外用涂敷。

狗 肉 《名医别录》

为犬科动物狗的肉。狗的品种繁多，毛色各异。黄狗为上，黑狗、白狗次之。多在冬季杀狗取肉，洗净鲜用。

【别 名】 犬肉。

【性味归经】 甘、咸，温。归脾、胃、肾经。

【功效应用】

1. 温补脾胃 用于脾胃虚寒之腹满食少、脘腹冷痛、四肢欠温。本品味甘性温而长于温补中焦。可以狗肉酌加红辣椒、生姜、花椒等，以小火炖熟，饮汤食肉。

2. 补肾助阳 用于肾阳不足所致腰膝软弱、遗尿、尿频、夜尿增多以及肾虚耳聋，可以狗肉配黑豆，加调味品，以小火炖至烂熟，服食。

此外，还可用于治疗腰腿痛，风湿及两腿肌肉萎缩等。

【用量用法】 煮食或煎汤。

【使用注意】 阴虚内热者忌服，春夏季节不宜服食本品。

【文献摘要】

《日华子本草》：补肾气，壮阳，暖腰脊，补虚劳，益气力。

《本草纲目》：犬性温暖，能治脾胃虚冷之疾，脾胃温和而腰肾受荫矣。

《本经逢原》：犬肉，下之虚人，食之最宜，但食后必发口燥，惟吃米汤以解之，败疮稀水不敛，日啖狗肉最佳，痔漏人久不愈，日食自瘥。

【现代研究】 成分：含蛋白质、脂肪、维生素等。

附：黄狗鞭

黄狗鞭　为黄狗的阴茎或睾丸，又称狗鞭。性味：甘、咸，温。功效：补肾壮阳。用于肾虚阳衰所致阳萎阴冷或畏寒肢冷、腰酸尿频等，作用强，可单用煮熟，入调料服食，或研末，温开水送服，煎煮服食，每日可用 1～2 具。研末服可用 10 克左右。

兔　肉　《名医别录》

为兔科动物蒙古兔、东北兔、高原兔、华南兔、家兔等的肉。除家兔外，其他兔种又多称为野兔。

【性味归经】　甘，凉。归肝、大肠经。

【功效应用】

1. 补中益气　用于脾胃虚弱或营养不良、身体瘦弱、疲倦乏力、饮食减少等，常配党参、山药、大枣等，加水共煮至熟，饮汤食肉。

2. 清热止渴　用于胃肠有热致消渴口干等证，其性寒清热以除烦渴，可以将兔肉切块，配以山药、花粉，加水煎煮，至兔肉烂熟，取浓汁服，亦可口渴即饮。

【用量用法】　煎汤或煮食。

【文献摘要】

《名医别录》：主补中益气。

《本草纲目》：补中益气，主治热气湿痹。止渴健脾。炙食。压丹石毒。腊月作酱食，去小儿豌豆疮，凉血，解热毒，利大肠。

【现代研究】　成分：含丰富的蛋白质、糖类、少量脂肪，以及硫、磷、钠、维生素等。

【附注】　近代，采用健康胎兔加工制成糖衣片，用治肺结核、肝炎、慢性支气管炎有一定疗效。

兔肉是一种高蛋白，低脂肪，低胆固醇的肉食。所含蛋白质平均为 24.25%，比猪肉、羊肉高 1 倍，兔肉中富含卵磷脂，有保护血管，防止动脉硬化的作用，而且兔肉细嫩，食后易于消化。

鸡　肉　《神农本草经》

为雉科动物家鸡的肉。古代分为丹、黄、乌、白 4 种。目前比较著名的鸡种，有九斤黄鸡、狼山鸡、大骨鸡、浦东鸡等。全国各地均有饲养。因饲养杂交，故品种繁多。宰杀去血、羽毛、内脏，洗净食用。

【别　　名】　家鸡肉、母鸡肉、公鸡肉。

【性味归经】　甘，温。归脾、胃经。

【功效应用】

1. 温中益气　用于脾气虚弱所致食少、泻痢、水肿、妇女带下、崩漏等证。鸡肉性温味甘，有良好的健运脾胃，补中益气之功。可单用本品煮食服或配伍其它补益食品如山药、大枣等共煮熟，食肉饮汤。

2. 补精添髓　用于身体虚弱所致虚劳羸瘦，产后诸虚，乳少，病后虚损等证。本品能滋养五脏，补精益髓，可用黄雌鸡1只（约1000克）从背部切开加入百合30克，白粳米250克，缝合，加调味品煮熟，去百合、白粳米，食肉饮汤，不但可以改善症状，而且还有利于机体恢复健康。

此外，还可用于肝血不足所致头晕、眼花等证。

【用量用法】　适量，煮食、煨食或炖汁，食肉饮汤。

【使用注意】　本品性温，助火，肝阳上亢及口腔糜烂，皮肤疔肿，大便秘结者不宜食。另外，鸡尾部有个凸起的实质体，称法氏囊，是一个淋巴器官，它是贮存各种病菌及癌细胞的大仓库，食用时应除掉。

【文献摘要】

《神农本草经》：丹雄鸡，主女人崩中漏下，赤白沃。补虚温中，止血，杀毒。黑雌鸡，主风寒湿痹，安胎。

《名医别录》：丹雄鸡：主久伤乏疮。白雄鸡：主下气，疗狂邪，安五脏，伤中，消渴。黄雌鸡：主伤中，消渴，小便数不禁，肠澼泄利，补益五脏，续绝伤，疗劳，益气力。乌雄鸡：主补中止痛。

《日华子本草》：黄雌鸡，止劳劣，添髓补精，助阳气，暖小肠，止泄精，补水气。黑雌鸡，安心定志，治血邪，破心中宿血及痈疽排脓，补心血，补产后虚羸，益色助气。

【现代研究】

1. 成分　鸡肉含丰富的蛋白质，每100克中含蛋白质23.3克，约为牛肉的1.5倍，羊肉的2倍，猪肉的2.5倍；含少量脂肪，且多为不饱和脂肪酸，每100克中含有脂肪1.2克，是牛肉的1/20，羊肉的1/24，猪肉的1/49。且含钙、磷、铁、维生素B_1、维生素B_2和尼克酸等。

2. 临床　治支气管炎、支气管哮喘、老人慢性咳嗽、痰多：幼公鸡1只（约500克左右），去毛及内脏，将隔年越冬柚子1个去皮留肉放入鸡肚内，加水适量，隔水炖熟，吃鸡饮汤，每周1次。

【附注】　鸡肉之所以受人们的宠爱，不仅因为它是人们佐膳之佳肴，而且也因为它是"营养之源"。鸡肉的营养价值高，产妇、年老体弱、病后恢复期，都习惯炖老母鸡吃，这是非常合适的。

中医用鸡治病，也有一番研究，认为公鸡、母鸡药效略有不同。公鸡，性属阳，善补虚弱，用于青、壮年男性患者为宜。公鸡为发物，故长疮疡，皮肤瘙痒，过敏体质一般不宜食用。母鸡，性属阴，有益于老人、妇女、产妇及体弱多病者。若滋补以母鸡为宜。

在药用鸡中，以乌骨鸡为最好，主治虚损诸证。

　　附：鸡肝　鸡胆　鸡血　鸡蛋

1. 鸡肝　即家鸡的肝脏。性味：甘，微温。归肝、肾经。功效：补肝明目。用于肝血虚所致的目暗，夜盲，小儿疳积，胎漏，产后贫血等证。

2. 鸡胆　即鸡的胆。亦名鸡胆汁。性味：苦，寒。归肝、肺经。功效：祛痰止咳。用于急、慢性咳嗽，百日咳，取鲜鸡胆汁1～3个，加糖冲服。亦可烘干研粉冲服。解毒明目。用于目赤流泪，耳后湿疮，痔疮。

3．鸡血　即家鸡的血。宜临时采取鲜用。性味：咸，平。归心、肝经。功效：养血活血。用于妇女崩漏失血以及血虚面色萎黄、唇甲淡白等。祛风通络。用于小儿惊风，面瘫，筋骨折伤等。若治面瘫，以雄鸡血趁热外涂。若治燥癣作痒，亦可以雄鸡血频频涂之。

4．鸡蛋　即家鸡的卵，又名鸡卵，鸡蛋可分为蛋黄、蛋清、蛋壳。

（1）蛋黄　又名鸡子黄。性味：甘、平。功效：滋阴润燥，养血息风。用于心烦不得眠，热病痉厥，虚劳吐血等证。此外，蛋黄油外用可治湿疹，湿疮，溃疡，烧烫伤。

（2）蛋清　又名鸡子清、鸡子白。性味：甘，凉。功效：润肺利咽，清热解毒。用于咽痛、目赤、咳逆、烧伤、热毒肿痛等证。鸡蛋食用方面，可采用煎、炒、蒸、煮、冲或煮蛋花等。鸡蛋内含丰富的蛋白质、脂肪、卵磷脂、维生素、卵黄素和铁、磷、钙、镁、钠等矿物质。蛋的可食部分，约16％是脂肪，成乳化状态存在于蛋黄中，因此有利于身体的消化吸收，而且约一半以上为卵磷脂、胆固醇、卵黄素，对神经系统及身体发育成长有很大好处，且婴幼儿和青少年成长特别需要的物质，鸡蛋中均含有。鸡蛋与大豆、蔬菜、牛奶等合着吃，可以大大提高鸡蛋的营养价值，使鸡蛋的营养更加全面。

蛋黄中含有十分丰富的卵磷脂，为一种强化乳剂，能使胆固醇和脂肪颗粒变小，并保持悬浮状态，从而有利于脂类透过血管壁，为组织利用，使血脂大量减少。据研究，鸡蛋含蛋白质，含人体必需的8种氨基酸、矿物质和维生素等。

鸭　肉　《名医别录》

为鸭科动物家鸭的肉。全国各地均有饲养。鸭的品种较多，羽毛有白、黑褐、斑褐等不同颜色，著名的有北京鸭、麻鸭等优良品种。入药以白色为佳。宰杀去血、羽毛、内脏，洗净鲜用。

【别　　名】　鹜肉、家凫肉。

【性味归经】　甘、咸，微寒。归脾、胃、肺、肾经。

【功效应用】

1．滋阴养胃　用于阴虚所致的劳热、骨蒸、盗汗、遗精、咳嗽、咳血、咽干口渴及月经量少等证。其味甘性寒而长于滋胃阴而除热。可单用本品煮食服或配冬瓜、猪瘦肉、海参、芡实、薏苡仁等养胃之品共煮，加调料食用。

2．利水消肿　用于各种浮肿、腹水。可用白鸭1只，洗净的豆豉、生姜、花椒适量纳入鸭腹中缝合蒸熟服，或用青头雄鸭煮食也可。若用治病后虚肿，常取老鸭1只，加厚朴6克炖食。

此外，还可用于病后体虚之人，有利于身体恢复健康。

【用量用法】　适量。内服煮食，饮汤。

【使用注意】　鸭肉甘寒，体质虚弱、四肢逆冷、大便溏泻、月经量少者不宜多食。食鸭肉忌食大蒜、木耳、鳖肉。

【文献摘要】

《名医别录》：补虚除热，和脏腑，利水道，主小儿惊痫。

《本草纲目》：鸭肉补虚除客热，利脏腑及水道，疗小儿惊痫，解丹毒，止热痢。

《随息居饮食谱》：滋五脏之阴，清虚劳之热，补血行水，养胃生津，止嗽息惊，消螺蛳积。

【现代研究】

1. 成分　本品含蛋白质、脂肪、少量碳水化合物、无机盐钙、磷、铁和维生素 B_1、维生素 B_2 等。

2. 临床　①治慢性肾炎，浮肿：鸭 1 只，去毛及内脏，纳入大蒜 50 克（去皮）于鸭腹内，缝好，煮熟食肉饮汤，2 日食 1 只，连服数只。②治糖尿病，肾虚遗精，脾虚水肿：老鸭 1 只，去毛和肠，洗净，将芡实 100 克纳入鸭腹内，置砂锅中，加水适量，文火煎 2 小时左右，加食盐少许，调味食用。

【附注】　鸭肉既是美味佳肴，又是补养珍品。公鸭肉性微寒，母鸭肉性微温，入药以老而色白、肥大而骨乌者为佳。

鸭是水禽类，尤适用于体内有热，上火的人食用，特别是一些低热、虚弱、食少、大便干燥和有水肿的人，食鸭肉最为有益。

野鸭与家鸭在食疗中大致相同。

　　附：鸭血　鸭蛋

1. 鸭血　即家鸭的血。以取鲜血为好。性味：咸，寒。功效：补血，解毒。用于劳伤吐血、痢疾。目前临床上常用之防治消化道肿瘤。内服，热饮或冲入热酒服。外用涂敷。

2. 鸭蛋　即家鸭的卵。性味：甘，凉。归肺、肾经。功效：滋阴养血，清解肺热，大补虚劳。用于阴虚肺燥之咳嗽、痰少咽干、喉痛、齿痛。可用银耳 10 克先煎，后打入鸭蛋 1 枚，加适量冰糖食用。

此外，还可用于泻痢、水肿胀满、阴虚失眠等证。外用可治疗疮毒。鸭蛋性凉，脾阳不足，寒湿下痢者，不宜食。

鸭蛋的加工品有咸鸭蛋和皮蛋。咸鸭蛋能治疗泻痢。皮蛋含氨基酸总量较高，易于消化，营养价值较好，但钙作用后维生素含量减少。治疗高血压、耳鸣、眩晕患者，用皮蛋 1 枚，于每晚食之有一定疗效。

鹅　肉　《名医别录》

为鸭科动物鹅的肉。鹅饲养于河湖近旁，有合群性，嗜食青草。以华东、华南地区饲养较多。羽毛白色或灰色，入药以白色为佳，宰杀去血、毛、内脏，洗净鲜用。

【别　　名】　家雁肉。

【性味归经】　甘，平。归脾、肺经。

【功效应用】

1. 益气补虚　用于脾胃气虚所致消瘦乏力、食少等证。鹅肉性质平和，作用缓和，擅长补脾胃之气。可以鹅 1 只（约 2000 克），配伍黄芪、党参、怀山药共煮熟后食。

2．和胃止渴 用于气阴不足所致口干思饮、咳嗽、气短及消渴等证，可配伍北沙参、玉竹、怀山药等共煮熟食用。

【用量用法】 适量。煮食，食肉饮汤。

【使用注意】 湿热内蕴者勿食。不宜过量食用，食多不易消化。

【文献摘要】

《本草拾遗》：主消渴，煮鹅汁饮之。

《随息居饮食谱》：补虚益气，暖胃生津。

《本草纲目》：利五脏，解五脏热，煮汁止消渴。

【现代研究】 成分：本品含蛋白质、脂肪、钙、铁、磷、维生素等。

附：鹅血 鹅蛋

1．鹅血 即鹅的血。杀鹅取血，或抽取鹅翅下血鲜用，亦可冷冻干燥成血粉。性味：咸，平。功效：补血、活血、解毒、涌吐。用于血虚发热，妇女经闭，噎膈反胃（食道癌）。以白鹅血每次可用 10～15 毫升，乘热恣饮，即能呕出病根。

2．鹅蛋 即家鹅的卵。性味：苦，寒。补中益气。用于脾胃气虚证。气滞者不宜食，多食发痼疾。

鸽 肉 《嘉祐本草》

为鸠鸽科动物原鸽、家鸽、岩鸽的肉。原鸽、岩鸽分布在我国北部，家鸽在我国大部分地区均有饲养。宰杀去血、毛、内脏，洗净鲜用。

【别　　名】 鹁鸽、飞奴。

【性味归经】 咸，平。归肝、肾经。

【功效应用】

1．滋肾益气 用于肝肾阴虚所致消渴多饮及气虚所致虚赢、气短乏力。因鸽肉能滋养肝肾之阴，又能益气而补虚。可用白鸽 1 只，切小块，与怀山药、玉竹各 30 克共炖，熟后食肉饮汤。

2．祛风解毒 用于肠风下血。将地榆、臭椿皮等放入鸽子腹内蒸熟，食肉。也可用于恶疮疥癣，风疮白癜等证。

此外，鸽肉还用于妇女血虚经闭，以本品配伍魔芋、夜明砂、鳖甲、龟板共炖食，也可治久疟，单用本品蒸食。

【用量用法】 内服，煮食。

【文献摘要】

《随息居饮食谱》：清热，解毒，愈疮，止渴，息风。

《本经逢原》：久患虚赢者，食之有效。

《本草再新》：治肝风肝火，滋肾益阴。

【现代研究】 成分：本品含粗蛋白质、粗脂肪、灰分。

附：鸽蛋

鸽蛋 即各种鸽的卵。性味：甘、咸，平。功效：补肾养心。用于肾虚或心肾不足所致腰膝酸软、乏力、心悸、头晕、失眠等症。可用鸽蛋2枚，桂圆肉、枸杞子各25克，五味子15克，加冰糖蒸沸，饮汤，或加冬虫夏草15克，加水煮熟，酌加冰糖服用。

此外，本品可预防麻疹。麻疹流行时，每日煮食鸽蛋2枚，连服5日。

鹌 鹑 肉 《食经》

为雉科动物鹌鹑的肉。冬季常栖于近山的平原，潜伏杂草或灌丛中。主食谷类和杂草的种子，繁殖于我国东北和华北地区，迁徙及越冬时遍布我国东部。除去毛和内脏，将肉洗净备用。

【别　　名】 宛鹑肉、鹑鸟肉、赤喉鹑肉。

【性味归经】 甘，平。归脾、胃经。

【功效应用】

1. 补中益气　用于脾胃虚弱所致消化不良、食欲不振等症。鹌鹑肉的营养和药用价值较高，有"动物人参"的美称。若治脾胃虚弱者，可用鹌鹑1只，党参15克，怀山药30克共煮熟服食。若治小儿疳积，以鹌鹑10只洗净，加少量油盐蒸熟，早晚各吃1只，连续服用。还可用治因肝肾阴虚所致腰膝酸痛，以鹌鹑1只，枸杞子30克，杜仲10克，水煮去药，食肉饮汤。

2. 清利湿热　用于湿热下痢，湿痹，可以鹌鹑肉配生姜，赤小豆煮食。

此外，用鹌鹑1只以香油煎酥食之，能强健身体，提高耐寒力。

【用量用法】 内服，煮食，煎汤饮用。

【文献摘要】

《食疗本草》：补五脏，益中续气，实筋骨，耐寒暑，消结热。

《食经》：主赤白下痢，漏下血暴，风湿痹，养肝肺气，利九窍。

【现代研究】 成分：本品含大量蛋白质、脂肪、无机盐、维生素等。

【附注】 鹌鹑肉不但味美胜鸡，其营养价值，医疗作用等均为鸡所不及。其所含多种维生素的量比鸡高1~3倍，且比鸡肉易于消化吸收，更宜于老人、产妇和体弱者食用，故被誉为"动物人参"。

附：鹌鹑蛋

鹌鹑蛋 即鹌鹑的卵，性味：甘，平。功效：补五脏，益气血，壮筋骨。用于气血不足，倦怠乏力及病后、产后体弱。可用鹌鹑蛋2枚，配伍党参9克，当归6克，红枣10枚，共煮汁，日服1剂。用治小儿营养不良，以鹌鹑蛋1枚，打入米汤内煮熟，早晚各1剂，连用3个月。此外对贫血、妇婴营养不良、神经衰弱、气管炎、结核病、高血压、血管硬化者，煮食或蒸食，都能起滋补调治作用。

本品含蛋白质、卵磷脂、铁、维生素等。其所含赖氨酸、胱氨酸、脑磷脂均比鸡蛋高，据研究，1个鹌鹑蛋相当于3个鸡蛋的营养。

燕　窝 《本经逢原》

为雨燕科动物金丝燕及多种同属燕类用唾液或唾液与绒毛等混合凝结所筑成的巢窝。主产于印度尼西亚，泰国、缅甸、日本等地。品种有白燕、毛燕、血燕。以白燕的最佳。

【别　　名】 燕蔬菜、燕菜、燕根。

【性味归经】 甘，平。归肺、胃、肾经。

【功效应用】

1. 滋阴润肺　用于肺阴虚所致咳嗽、痰喘、咯血、劳瘵。燕窝能大养肺阴，兼能化痰止嗽，补而能清，为调理虚损劳瘵圣药。治老人痰喘，用秋白梨 1 个，去心，入燕窝 3 克，先用开水泡，再入冰糖 3 克蒸熟，早晚服。

2. 益气补中　用于身体虚弱之吐血、久痢、久疟、噎膈、反胃等证。因其能添精补髓，和中开胃，可单用本品炖汤服。

【用量用法】 内服，绢包煎汤，隔汤炖，用 4.5 克～6 克，或入膏剂。

【使用注意】 肺胃虚寒，湿停痰滞及有表邪者忌用。

【文献摘要】

《本经逢原》：调补虚劳，治咳吐红痰。

《本草从新》：大养肺阴，化痰止咳，补而能清，为调理虚损痨瘵之圣药，一切病之由于肺虚，不能清肃下行者，用此皆可治之。开胃气，已痨痢，益小儿痘疹。

《本草求真》：燕窝入肺生气，入肾滋水，入胃补中，俾其补不致燥，润不致滞，而为药中至平至美之味者也。是以虚劳药石难进，用此往往获效，也由于此。

【现代研究】 成分：本品含微量脂肪、含氮物质、无氮提出物、纤维、氨基己糖，及类似粘蛋白的物质等。

第四章　水　产　类

水产类食物分动物和植物。植物类中的水产植物已在蔬菜类中介绍。本章主要介绍动物类水产食物。

动物类水产食物包括鱼类和贝壳类，又分淡水、咸水2类。鱼为水生脊椎动物，分为软骨鱼和硬骨鱼2类。全世界约有20000余种鱼类。我国海洋和淡水鱼约2000余种。贝壳类亦称介壳类，为软体动物或其他动物体外长有的贝壳。贝壳通常分为3层，外为角质层，可防酸类物质的侵蚀；中为棱柱层；内为珍珠层，由钙质和壳质构成，壳质可形成珍珠。

水产动物类食物中以温性居多，大多具有强壮作用，能健脾补肾，益气养血；某些食物还具有利水消肿的作用。

此类食物适应于体虚、病后、产后或由脾胃虚弱引起的身体羸瘦、疲乏无力、食少以及水肿、腹水等，且多具有补而不滞之优点。

现代研究认为，鱼类食物所含营养成分丰富，尤其对大脑的正常发育有积极作用。经常食用鱼类食品可使思维敏捷，睡眠良好，防止心血管疾病的发生，提高机体活力。贝壳类食物的营养成分虽不及鱼类，但亦是佳肴。民间所谓的"山珍海味"中的海味主要是指水产动物。

传统认为，水产动物类食品多属发物，食后易导致前痈疡疮疖、皮肤病等。因此，凡体质过敏、痘疹已发、皮肤瘙痒、疥癣、湿疹者宜慎用。

鳝　　鱼　《雷公炮炙论》

为鳝科动物黄鳝的肉或全体。我国除西北外，各地江河、湖塘、稻田中均有分布。获得后，除去内脏和头、尾，或剔去骨，洗净鲜用。

【别　　名】　鲩鱼、黄鲩、海蛇、黄鳝。

【性味归经】　甘，温。归肝、脾、肾经。

【功效应用】

1. 补益气血　用于气血不足、虚羸瘦弱、体倦乏力、产后恶露不尽及久痢、痔疮出血等证，配黄芪同用，如黄芪鳝鱼羹。方中用黄鳝50克切丝，黄芪30克（纱布包），共加水煮熟，取出药包，加食盐、生姜调味便食。

2. 强筋骨，祛风湿　治疗风寒湿痹、肢体酸痛、腰脚无力等，配熊筋、虎骨、当归、人参同用，如大刀丸。

3. 止血　用于久痢、痔疮出血、便脓血等。

【用量用法】　适量。煎炒或煮食。

【使用注意】　凡病属虚热，或热证初愈，痢疾，腹胀属实者不宜用。

【文献摘要】

《随息居饮食谱》：鳝甘热，补虚助力。善祛风寒湿痹，通血脉，利筋骨。

《本草经疏》：鳝鱼，甘温俱足，所以能补中益血，甘温能通经脉，疗风邪。

《本草拾遗》：主湿痹气，补虚损，妇人产后淋沥，血气不调，羸瘦，止血，除腹中冷气肠鸣。

《名医别录》：时行病起，食之多复。

【现代研究】 成分：含蛋白质、脂肪、钙、磷、铁、维生素 A、维生素 B 和烟酸等成分。

附：鳝鱼血

为鳝科动物黄鳝的血，味咸性平。具有祛风活血之力，主治口眼㖞斜、耳痛、鼻衄等证。可外用涂敷或滴入耳、鼻。

【文献摘要】 《世医得效方》：治口眼㖞斜，大鳝鱼 1 条，以针刺头上血，左斜涂右，右斜涂左，以平正即洗去。

【现代研究】 临床：①治颜面神经麻痹：采用鳝鱼血局部涂敷，观察 100 余例，绝大部分均获治愈，少数亦有好转。用法：将鳝鱼血涂于患侧（口向左歪，右为患侧；向右歪，左为患侧），30 分钟后洗去，3 天后再行第二次治疗。或先用面粉加水调搓成细长面条，做成圆圈形置于面部患侧（目的是防止鳝鱼血流掉）。然后用消毒注射针头在消毒过的地仓穴上划一"十"字，略使渗出血液，最后取鲜鳝鱼 1 条，将头切去，滴于面圈范围内（地仓穴滴厚些），2 天后擦去，每隔 2～5 天 1 次。鳝鱼血涂于局部，干燥后能牵引面部肌群，刺激神经，使瘫痪的肌群恢复正常。②治疗慢性化脓性中耳炎：用鳝鱼鲜血滴耳，观察 63 例，轻者 1 次，重者 2 次即可见效。用法：将黄鳝放在清水中养 6～8 小时。用时以镊子或止血钳将黄鳝颈部夹住，以消毒过的剪刀将其尾巴剪断，让鲜血滴进耳中，侧卧 20～40 分钟。滴药前，需先用 3% 双氧水或生理盐水将患耳洗净，擦干。

草 鱼 《本草纲目》

为鲤科动物草鱼的肉。我国南、北各平原地区的江河、湖泊中均有分布。获得后、除去鳞、腮，鲜用熟食。

【别　　名】 鲩鱼、鰀鱼、混子。

【性味归经】 甘，温。归脾、胃经。

【功效应用】

1. 暖胃和中　用于胃寒冷痛，食欲不振。以草鱼 1 条，白豆蔻、砂仁各 3 克同煮。

2. 平降肝阳　用于肝阳上亢之头胀头痛、口苦目赤、烦躁易怒等症。可单用草鱼煨汤。若以草鱼头蒸食更良。

【用量用法】 适量。蒸食、煮食或炒鱼片。

【文献摘要】

《本草纲目》：鲩鱼，其形长身圆，肉厚而松，状类青鱼。有青鲩、白鲩二色，白者味胜。

《医林纂要》：平肝、祛风、治痹、截疟。治虚劳及风虚头痛，截久疟。其头蒸食为良。

《本草拾遗》：主喉闭，取胆和暖水搅服之。

【现代研究】 成分：含蛋白质、脂肪、无机盐、钙、磷、铁、核黄素、尼克酸以及维生素 B_1、维生素 B_2 等。

鲶 鱼 《名医别录》

为鲇科动物鲇鱼的肉或全体。分布于黑龙江，长江及珠江流域。获得后，除去鳞，腮及内脏，洗净鲜用。

【别　　名】 鮧鱼、额白鱼、粘鱼。

【性味归经】 甘，温。归胃、膀胱经。

【功效应用】

1. 滋阴利尿　用于水肿、小便不利。本品既可滋养阴液，又可利尿消肿。用鲶鱼一条，加醋、蒜同煮。

2. 催乳，开胃　用于产后乳汁减少，血虚眩晕。以鲶鱼加火腿、香菇同煮。

【用量用法】 适量。煮食。

【文献摘要】

《新修本草》：主水，浮肿，利小便。

《医林纂要》：滋阴补虚，和脾养血。

《本草求原》：醋煮，开胃。

《食经》：主风冷冷痹，赤白下痢，虚损不足，令人皮肤肥美。

【现代研究】

1. 成分　含蛋白质、脂肪、碳水化合物。

2. 药理　有营养强壮及利尿作用。

鲢 鱼 《本草纲目》

为鲤科动物鲢鱼之肉。分布于长江、黑龙江、珠江、西江诸流域。获得后，除去鳃、鳞，内脏，洗净鲜用。

【别　　名】 白鲒、白脚鲢。

【性味归经】 甘，温。归脾、胃经。

【功效应用】 补脾益气，温胃散寒：用于脾气虚弱、中焦虚寒之少气乏力、胃脘冷痛、饮食减少等症。以鲢鱼 500 克，干姜 6 克，加食盐少许，蒸熟食。

【用量用法】 适量。煎食、煎汤或煨熟食。

【使用注意】 脾胃蕴热者不宜食。

【文献摘要】

《本草纲目》：温中益气。多食令人热发渴。

《随息居饮食谱》：暖胃，补气，泽肤。

《金峨山房药录》：健脾补气，开胃利水，外敷可消肿毒。

【现代研究】

1．成分　含多种氨基酸、维生素 B_1、维生素 B_2、维生素 A 等成分。

2．药理　有利尿作用。

鳙　鱼　《本草拾遗》

为鲤科动物鳙鱼的肉或全体。主要分布于长江流域下游地区。捕得后，去腮鳞及内脏，鲜用熟食。

【别　　名】　鲢鱼、胖头鱼、鳝鱼。

【性味归经】　甘，温。归胃经。

【功效应用】　暖胃补虚：用于脾胃虚寒之脘腹疼痛，可煮食，又可与核桃肉同煮，治老年多痰。

【用量用法】　煮食。

【使用注意】　性偏温，热病及内热者慎用。

【文献摘要】

《本草纲目》：鳙鱼，处处有之。状似鲢而色黑……。鲢之美在腹，鳙之美在头。多食动风热，发疥。

《本草求原》：暖胃，去头眩，益脑髓，老人痰喘宜之。

【现代研究】　成分：含蛋白质、脂肪、尼克酸、维生素 A、维生素 B_1、维生素 B_2 等成分。

凤 尾 鱼　《食疗本草》

为鳀科动物鲚鱼的肉。主要分布于长江流域中下游及其附属的湖泊中。捕获后，去鳞、腮及内脏，鲜用熟食。

【别　　名】　鲚鱼、刀鱼、江鲚。

【性味归经】　甘，温，归脾、肝经。

【功效应用】　补气活血：用于食少腹胀、体虚无力，痈疽痔漏。前者可用本品与姜、葱煮食。后者可将本品捣烂，加入冰片 0.3 克，处敷患处。

【用量用法】　适量。煮食。

【使用注意】　不可多食，易助火发疥。

【文献摘要】

《本草求原》：贴败疽痔漏。

《随息居饮食谱》：补气。

《食物本草》：发疥，不可多食。

【现代研究】

1．成分　含蛋白质、脂肪及微量元素锌、硒等。

2．药理　能促进血中抗感染淋巴细胞的增加，临床证实本品有益于提高人体对化疗的耐受力。

带　　鱼 《本草从新》

为带科动物带鱼和小带鱼、沙带鱼的肉。分布于我国黄海、渤海、南海和东海。获得后，除去头、鳍、内脏，洗净鲜用。

【别　　名】　柳鞭鱼、带柳、裙带鱼、海刀鱼。

【性味归经】　甘，温。归肝、脾经。

【功效应用】　补脾益气，养肝补血：用于脾胃虚弱，劳伤虚羸，肝血不足之食少倦怠、恶心、毛发枯黄、产后乳汁不足等症。可常用带鱼清蒸。

带鱼油补而不腻，长于补养托毒。现代用于病毒性肝炎。其鳞中提得的 6-TG 等成分可治急性白血病、胃癌、淋巴瘤等。

【用量用法】　蒸熟或煎熟食较好。

【使用注意】　古称发物，过敏体质者慎用。

【文献摘要】

《本草从新》：补五脏，去风杀虫。

《随息居饮食谱》：暖胃，补虚，泽肤。

《药性考》：多食发疥。

【现代研究】

1．成分　含蛋白质、脂肪、维生素 B_1、维生素 B_2、烟酸、碘、磷、铁、钙等。油脂中含多种不饱和脂肪酸。

2．药理　带鱼鳞油可使大白鼠中胆固醇显著降低，给大白鼠饲喂鳞油，其毛发长势很好。

鲤　　鱼 《神农本草经》

为鲤科动物鲤鱼的肉或全体。我国黑龙江、黄河、长江、闽江流域及云南、新疆等湖泊、江河中均有分布。捕获后，去鳃、鳞、内脏，洗净鲜用。

【别　　名】　赤鲤、白鲤、赖鲤。

【性味归经】　甘，平。归脾、肾经。

【功效应用】

1．补脾健胃　用于脾胃虚弱之食欲不振等症。本品味甘性平而补脾胃，可用单味鲤鱼煮汤内服；若兼脾胃虚寒者加胡椒、生姜等同用。

2．利水消肿　用于脾虚水肿之小便不利等症。本品既能补脾，又可利尿。如妊娠水肿，脚气等证，用鲤鱼 500 克，赤小豆 50 克（先将赤小豆用水煮开后，放入鲤鱼，一同煮熟，不加任何调料，每日早饭时趁热 1 次服完)。病重者 1 日可服 2 剂。

3. 通乳　用于脾胃虚弱之产后气血亏虚、乳汁不足等症。可用鲤鱼 1 尾，加当归 15 克，黄芪 50 克。煎汤服，每日 1 剂。

现代多用治慢性肾炎水肿，肝硬化腹水等病。

【用量用法】　煮汤或炖食。

【使用注意】　本品系发物，素体阳亢及疮疡患者慎食。

【文献摘要】

《本草纲目》：鲤，其功长于利小便，故能消肿胀、黄疸、脚气、喘嗽、湿热之病。作鲙则性温，故能去痃结冷气之病。烧之则从火化，故能发散风寒，平肺通乳，解肠胃及肿毒之邪。

《食疗本草》：鲤鱼，可去背上两筋及黑血，毒故也。

《本草拾遗》：主安胎。胎动，怀妊身肿，为汤食之。

《药性论》：烧灰，末，糯米煮粥（调服）治咳嗽。

【现代研究】

1. 成分　含丰富的谷氨酸、甘氨酸、组氨酸及蛋白质、脂肪等。

2. 临床　①用于临床观察 9 例门静脉性肝硬化伴腹水或浮肿患者。服后尿量增多。浮肿及腹水亦先后逐渐消退。但停药后利尿作用又有下降现象。方法：取约 1000 克重新鲜鲤鱼 1 条，除去鳞及内脏，和赤小豆 30 克加水煮熟（先将赤小豆煮开，再加入鲤鱼，不加油盐醋及其他调料）。于早饭前或与早饭同时 1 次服完。病重者 1 天可服 2 剂。轻症及巩固疗效阶段可只服半剂。②亦有用鲤鱼配合茶叶、食醋煎服，治疗慢性肾炎水肿 11 例，亦获得显著的利尿消肿效果。

附：鲤鱼胆

为鲤科动物鲤鱼的胆囊部分。性味：苦，寒。归肝经。功效：清热明目，散翳消肿。主治目赤肿痛，内生翳膜。用量用法：2～5 枚。入丸、散内服，或以汁点涂外敷。鲤鱼胆有毒，多食易引起中毒。

鲫　　鱼　《名医别录》

为鲤科动物鲫鱼的肉或全体。我国除西部高原外，各地江河湖塘均有分布。获得后，去鳃、鳞、内脏。洗净鲜用。

【别　　名】　鲋鱼、鯖、喜头鱼、童子鲫。

【性味归经】　甘，平。归脾、胃、大肠经。

【功效应用】

1. 补脾开胃　用于脾胃虚弱之少食乏力、产后乳汁减少等症。若脾胃虚寒者，用鲫鱼与草豆蔻、生姜、胡椒、陈皮同煮，如鲫鱼温中羹；治疗久泻久痢，大便不固，脾胃虚弱者，用鲫鱼 1 尾，不去鳞、鳃，腹下开一孔，去内脏，装入白矾 2 克，用草纸或荷叶包裹，放入火灰中煨至香熟，取出，随意食之。

2．通乳　用于产后气血不足、乳汁减少者。取鲫鱼与猪脂肪、漏芦、钟乳石、米酒同煮，如千金鲫鱼汤。

3．除湿利水　用于脾虚水肿，小便不利之证。用鲫鱼与赤小豆、商陆同煮，始鲫鱼赤小豆汤。

此外，鲫鱼煅灰存性，可以外敷痈肿、乳癌；其头煮汤可治脱肛、子宫下垂；骨煅灰可外敷治黄水疮；鳞片熬膏内服可治妇女白带、高血脂症、血友病及子宫癌；鱼子补肝，可去目中翳障。

【用量用法】　适量。煮食。

【文献摘要】

《本草经疏》：鲫鱼入胃，治胃弱不下食；入大肠，治赤白久痢、肠痈。

《医林纂要》：鲫鱼性和缓，能行水而不燥，能补脾而不濡，所以可贵耳。

《滇南本草》：和五脏，通血脉，消积。

《本经逢原》：鲫鱼，有反厚朴之戒，以厚朴泄胃气，鲫鱼益胃气。凡煅，俱不可去鳞，以鳞有止血之功也。

《新修本草》：头灰，主小儿头疮，口疮，重舌，目翳。

【现代研究】　成分：本品含蛋白质、脂肪、钙、磷、铁、维生素 A、维生素 B_1、维生素 B_2 等成分。

鮰　　鱼　《本草经集注》

为鮠科动物长吻鮠的肉。主产于长江流域，其它江河底层也有生长。获得后，去鳃、内脏等，洗净鲜用。

【别　　名】　鮠鱼、阔口鱼、鮾鱼。

【性味归经】　甘，平。归脾、胃经。

【功效应用】　补中开胃，利水消肿　用于脾虚胃弱，胃纳不佳，下肢浮肿。可取鮰鱼加葱及佐料同煮食。

【用量用法】　适量。煮食。

【使用注意】　清明后服食，营养最丰富。

【文献摘要】

《食养要诀》：鮰食清明后，桃红柳绿时。

《本草拾遗》：下膀胱水，开胃。

《日用本草》：补中益气。

《本经逢原》：阔口鱼，能开胃进食，下膀胱水气，病人食之，无发毒之虑，食品中之有益者也。

鳗　　鱼　《名医别录》

为鳗鲡科动物鳗鱼的肉或全体。主要分布在长江、闽江、珠江流域及海南岛及江河湖泊中。捕获后，去其内脏等，洗净鲜用。

【别　　名】　鳗鲡鱼、白鳝、蛇鱼。

【性味归经】　甘，平。归肺、脾、肾经。

【功效应用】

1．补虚扶正　用于虚劳体弱之证，如肺虚咳嗽，以鳗鱼清蒸，取油食之。

2．祛湿杀虫　用于风湿痹痛、疮疡痔漏，可煮食或烧炙研末内服。

此外，鳗鱼骨蒸酥食之治疳积、痢疾。骨煅灰外敷疮疽。其脂肪（膏）可涂敷皮肤白斑。

【用量用法】　蒸食，煮食或烧炙研末食。

【使用注意】　咳嗽痰多及脾虚泄泻者忌食。

【文献摘要】

《日华子本草》：治劳，补不足，杀虫毒恶疮，暖腰膝，起阳，疗妇人产户疮虫痒。

《本草经疏》：鳗鲡鱼甘寒而善能杀虫，故骨蒸劳瘵，及五痔疮瘘人常食之，有大益也。

《本草纲目》：鳗丽所主诸病，其功专在杀虫去风耳，与蛇同类，故主治近之。

《随息居饮食谱》：多食助热发病，孕妇及时病忌之。

【现代研究】　成分：含蛋白质、脂肪、肌肽、钙、磷、铁、维生素 A、维生素 B。其中鳗肝含维生素尤其丰富。并以维生素 A 含量较高，故夜盲病人尤当食之。

青　　鱼　《神农本草经集注》

为鲤科动物青鱼的肉。主要分布于长江以南的平原地区。获得后，去鳞、腮，洗净鲜用。

【别　　名】　鲭、黑鲩、螺蛳青。

【性味归经】　甘，平。归脾、胃经。

【功效应用】

1．化湿利水　用于湿痹、脚气、下肢浮肿无力、小便不利等证。可用青鱼与韭菜白煮食之。

2．益气补虚　用于头晕无力、未老先衰、体质虚弱者。用青鱼与鲜猪瘦肉同煮。

此外，青鱼头内枕骨，称为青鱼枕，能治心绞痛，可晒干磨粉吞服，每次 1~3 克。

【用量用法】　适量。蒸、煮均可。用酒糟后称青鱼鲊。

【使用注意】　勿与白术同用。

【文献摘要】

《食疗本草》：和韭白煮食之，治脚气脚弱、烦闷，益心力。

《随息居饮食谱》：青鱼鲊，以盐糁酝酿而成，俗所谓糟鱼醉鲞是也。唯青鱼为最美，补胃醒脾，温营化食，但既经糟醉，皆能发疥动风，诸病人均忌。

《医林纂要》：滋阴平肝，逐水，截疟，治痢。

【现代研究】

1. 成分　含蛋白质、脂肪、碳水化合物、维生素 B_1、维生素 B_2 等。尤其是钙、磷含量在鱼类中最高。

2. 药理　肉中含有核酸及锌，有增强体质，延缓衰老等作用。

附：青鱼胆

为青鱼的胆囊。剖腹后割取胆囊，悬挂通风处阴干，备用。味苦性寒，归肝经，有泻热，明目之功。主治目赤肿痛、目生翳障，以及皮肤湿疹、痔疮、中耳炎、喉痹等证。可点眼、外敷、滴耳、吹喉。

鲥　鱼　《食疗本草》

为鲱科动物鲥鱼的肉或全体。分布于我国南海及东海，亦见于长江、珠江、钱塘江等流域的中、下游。捕获后，去其鳞、腮。鲜用。

【别　　名】　瘟鱼、鳊鱼、时鱼。

【性味归经】　甘，平。归脾、肺经。

【功效应用】

1. 补益虚劳　用于体虚不足，气血亏损。尤以小儿体虚及产后气血不足调补尤佳，清蒸食用（方法：先将网油洗净沥去水分，摊在扣碗底下，上放香菇、火腿片、笋片，最后复以鲥鱼片，有鳞的一面朝下，加葱、姜、酒、糖、盐，上笼用旺火蒸 15～20 分钟，取出，去掉葱姜，另取汤盆一只，反合碗上即成），其味绝美。

2. 疗疮　用于疗疮火伤。用蒸鲥鱼所得的浮油外敷即可。

【用量用法】　适量。蒸食。

【使用注意】　多食发疥，故体质过敏及皮肤病患者慎食。

【文献摘要】

《本经逢原》：性补，温中益虚。

《日用本草》：凡食（鲥鱼），不可煎熬，宜以五味同竹笋，荻芽带鳞蒸食为佳。蒸下五味汁，以瓶盛埋土中，遇汤火伤取涂甚效。

《食鉴本草》：鲥鱼，年年初夏时则出，余月不复有也，故名。

【现代研究】　成分：含蛋白质、脂肪、碳水化合物以及钙、磷、铁、核黄素、尼克酸等成分。

【附注】　鲥鱼鳞：功能清热解毒。古代称之为"拔疔第一妙药"，焙干研末外敷，可治疗疮、痈疽等证。

鳜　鱼　《开宝本草》

为鮨科动物鳜鱼的肉。我国各地江河、湖泊中均有分布。获得后，去其腮、鳞、内脏等。洗净鲜用。

【别　　名】　石桂鱼、桂鱼、鳜花鱼。

【性味归经】 甘，平。归脾、胃经。

【功效应用】 补气血，益脾胃：用于气血不足、虚劳羸瘦、体弱乏力，食欲不振等症。尤适宜于肺结核病患者，有强壮作用。可单用蒸食。

【用量用法】 适量。蒸食或烩食。

【使用注意】 寒湿盛者慎用。

【文献摘要】

《开宝本草》：主腹内恶血，益气力，令人肥健，去腹内小虫。

《随息居饮食谱》：养血，补虚劳，杀痨虫，消恶血，运饮食。

《食疗本草》：补劳，益脾胃。

【现代研究】 成分：蛋白质含量较丰富，并含脂肪、核黄素、尼克酸及钙、磷、铁等成分。

银　　鱼 《本草纲目》

为银鱼科动物银鱼的全体。分布于山东至浙江沿海地区，尤以长江口崇明等地为多。鲜用或晒干用。

【别　　名】 银条鱼、面条鱼、鲙残鱼。

【性味归经】 甘，平。归脾、胃经。

【功效应用】

1. 宽中健胃　用于脾胃虚弱、食欲不振、慢性腹泻等证，可用银鱼与鸡蛋同炒，或用银鱼干与金针菜煮食；治小儿消化不良可用山楂、麦芽与银鱼煮汤食。

2. 润肺止咳　用于肺阴不足之干咳少痰、形体消瘦者，用银鱼配淡菜煮食。

【用量用法】 适量。煮食或炒鸡蛋。

【文献摘要】

《日用本草》：宽中健胃，合生姜作羹佳。

《食物本草》：利水，润肺，止咳。

《医林纂要》：补肺清金，滋阴，补虚劳。

【现代研究】

1. 成分　含蛋白质、脂肪、碳水化合物、钙、磷、铁、维生素 B_1、维生素 B_2、尼克酸等营养成分。

2. 药理　能促进消化吸收功能。

黄　　鱼 《本草述》

为石首鱼科动物大黄鱼或小黄鱼的肉。分布于我国东海、南海，以浙江舟山群岛最多。获得后，洗净去腮、鳞、内脏，鲜用。

【别　　名】 石首鱼、黄花鱼、石头鱼。

【性味归经】 甘、咸，平。归肾、胃经。

【功效应用】

1. 和胃止血 用于体虚纳呆、胃脘疼痛、呕血等证，可将鱼腹中的白色鱼鳔制成鱼鳔胶珠内服；若呕血则用鱼鳔炙酥研末调服。

2. 益肾补虚 用于肾虚滑精、腰膝酸软、头晕眼花、耳鸣，可将鱼鳔与沙苑子、菟丝子、五味子水煮食；治白带过多可用油炸鱼鳔、红糖、大枣、鸡蛋加水和少量黄酒炼食。

【用量用法】 适量。蒸食或煮食。

【使用注意】 古称发物，过敏体质者慎用。

【文献摘要】

《本草纲目》：主治妇人难产，……止呕血，散瘀血。

《食经》：主下利，明目，安心神。

《随息居饮食谱》：多食发疮助热。

【现代研究】

1. 成分 含蛋白质、脂肪、钙、磷、铁、维生素 B_1、B_2、尼克酸、碘等成分。

2. 药理 鳔中含高粘性的胶体蛋白和粘多糖，有止血作用。

【附注】 黄鱼含 17 种氨基酸，是癌症病人十分理想的蛋白质食物。从卵巢中提取的鱼精蛋白和脱氧核糖核酸可作为肿瘤病人常用的康复剂。据报道，肠癌病人伴腹泻者，可用白鲞（黄鱼的干品）治疗。每日取白鲞（色红者勿用）以淡盐水煮食 100 克，或白鲞 30 克切碎，乌梅 6 克，加盐清煮，吃肉饮汤，治疗食道癌和胃癌，能改善临床症状。

附：鱼脑石

为石首鱼科动物大黄鱼或小黄头骨中的耳石。加工时，将头骨中最大的一块取石取出洗净，晾干备用。性味：咸，平。功效：化石通淋，消炎。主治石淋、小便不利、中耳炎、鼻炎等证，可研末内服。每次 3～10 克。也可煅粉外用。

鲍 鱼 《神农本草经集注》

为鲍科动物九孔鲍或盘大鲍的肉。主要分布广东、福建沿海一带，以春末夏初最为肥满。捕得后取肉鲜用，或制成鲍鱼干。

【别 名】 鳆鱼、石块明肉、明目鱼。

【性味归经】 甘、咸、平。归肝经。

【功效应用】

1. 养血柔肝 用于血枯经闭、乳汁不足，或血虚崩漏、带下等证。可用鲍鱼 2 只，葱 2 茎煮食。

2. 滋阴清热 用于劳瘵虚损、骨蒸潮热、盗汗。用鲍鱼肉煮食，若加入黄芪更佳。

3. 益精明目 用于肝肾不足、青盲内障、视物不清。用鲍鱼壳（石决明）30 克，鲍鱼肉 30 克煮服。

【用量用法】 适量。煮食或煎汤。

【文献摘要】

《医林纂要》：补心缓肝，滋阴明目。又可治骨蒸劳热，解妄热，疗痈疽，通五脏，治黄疸。

《随息居饮食谱》：补肝肾，益精明目，开胃养营，已带浊崩淋，愈骨蒸劳极。

《本草衍义》：鳆鱼，肉与壳两可用，方家宜审用之，然皆治目。

【现代研究】

1. 成分　含蛋白质及 20 余种氨基酸等营养成分，另有鲍灵素 I、II 等。

2. 药理　能抑制癌细胞、链球菌、葡萄球菌流感病毒、单纯疱疹病毒、角膜炎病毒 12 型腺病毒等。

【附注】　食用鲍鱼须先用 60℃ 左右热水浸泡 4 小时，换水后再用文火煮软，然后加入调料烹饪。除杂色鲍外，同科动物耳鲍、皱纹盘鲍、单鲍等均可通用。

鲈　鱼　《食疗本草》

为鮨科动物鲈鱼的肉。分布于我国沿海一带及河口和江河中。获得后，去其鳞、腮、内脏，洗净鲜用。

【别　　名】　花鲈、花鮨、鲈子鱼。

【性味归经】　甘，平。归脾、肾经。

【功效应用】

1. 健脾利水　用于脾气虚弱、水肿、小便不利。可用鲈鱼 1 条，苡仁 30 克，煮食治水肿。或用鲈鱼加葱、姜煎汤服食治小儿消化不良。

2. 补肾安胎　用于肾虚胎动不安或妊娠水肿。用鲈鱼作鲙食之；若治妇人带下则用鲈鱼肉加米酒炖服。

【用量用法】　适量。煮食，炖食或作脍食。

【文献摘要】

《食经》：主风痹瘀痉，面疮。补中，安五脏。可为臛脍。

《本草经疏》：鲈鱼、味甘淡气平与脾胃相宜。肾主骨，肝主筋，滋味属阴，总归于脏，益二脏之阴气，故能益筋骨。

《嘉佑本草》：鲈鱼，多食宜人，作鲊尤良。又暴干甚香美，虽有小毒、不至发病。

【现代研究】　成分：含蛋白质、脂肪、碳水化合物以及钙、磷、铁、核黄素、尼克酸、维生素 B_1、维生素 B_2。

墨　鱼　《名医别录》

为乌贼科动物金乌贼、针乌贼和无针乌贼的肉。分布于我国沿海地区，尤以山东、江苏、浙江较多。获得后，剥出内壳（乌贼骨），洗净鲜用，亦可干燥备用。

【别　　名】　乌贼鱼、乌侧鱼、缆鱼。

【性味归经】　咸，平。归肝、肾经。

【功效应用】

1．养血通经催乳 用于肝肾两虚、阴血不足而致的经闭、崩漏或月经量少，产后乳汁不足等证。配当归同用治月经不调，如墨鱼当归汤；治乳汁不足，用墨鱼炖猪肉。

2．补脾益肾滋阴 用于精血亏损之头晕耳鸣、遗精早泄及年老体弱等一切不足之证，可配鹌鹑蛋煮食。

【用量用法】 煮食或鲜用炒食。

【文献摘要】

《本草求真》：乌贼鱼肉……其性属阴，故能入肝补血，入肾滋水强志，而使月事以时而下也。

《随息居饮食谱》：滋肝肾，补血脉，理奇经……利胎产，调经带……最益妇人。

《神农本草经》：赤白漏下，经汧血闭，阴蚀肿痛。寒热癥瘕。

【现代研究】

1．成分 含蛋白质、脂肪、维生素 B_1、B_2 和烟酸、钙、磷、铁等成分。

2．药理 本品所含之多肽有抗病毒、抗辐射作用。壳含碳酸钙，制酸作用较强。

鳢　　鱼 《神农本草经》

为鳢科动物乌鳢的肉或全体。广泛分布于我国大部分地区的河流、湖沼。获得后，除去鳃、鳞、内脏等，洗净鲜用。

【别　　名】 黑鳢、乌鳢、乌鱼、蛇皮鱼、火柴头鱼、蠡鱼。

【性味归经】 甘，寒。归脾、胃经。

【功效应用】

1．补脾益气，利水消肿 用于脾虚水肿、脚气、小便不利等证。本品利水而不伤正，补脾而不滋腻，有补泻兼施之功。可单用本品去内脏，入独蒜填满腹，外涂湿黄泥，炭火炙食，也可与冬瓜同煮内服；若见身面浮肿，上气喘息、咳嗽痰鸣等证。以本品配赤茯苓、桑白皮、杏仁、紫苏同用。

2．清热解毒 用于疥癣、疮疹、麻风病等年久不愈者。本品性寒清热而解毒，可配苍耳子等祛风解毒药同用，如苍耳鳢鱼汤（鳢鱼一尾，用苍耳叶填鱼腹内，另外在锅中放苍耳叶 60 克，再将鱼放置其上。加水适量，慢火煨熟，去皮骨，淡食，勿入盐酱）。

此外，黑鱼血可活血通络，治筋骨不舒。黑鱼肠煅灰存性可敷治痔肿。

【用量用法】 煮食或煨熟食。

【文献摘要】

《本草经疏》：蠡鱼：乃益脾除水之要药也。……凡治浮肿之药，或专于利水，或专于补脾，其性各自为用。惟蠡鱼能寻导横流之势，补其不足，补泻兼施。故主下大水及湿痹，面目浮肿。

《神农本草经》：主湿痹，面目浮肿，下大水。

《本草再新》：强阳养阴，退风祛湿。治妇人血枯，经水不调，崩淋二带，理腰脚气。鳞尾败毒去风，养肝益肾，通经利湿。

《滇南本草》：大补血气，治妇人干血痨症，煅为末服之。又煮茴香食，治下元虚损。

【现代研究】 成分：含蛋白质、脂肪、钙、磷、铁、维生素 B_1、B_2 和烟酸、组氨酸等。

鳜 鱼 《本草纲目》

为鲤科动物鳜鱼的肉。我国平原地区的河流中均有分布。捕获后，去腮、鳞、内脏等，洗净鲜用。

【别　　名】 竿鱼、杆条鱼。

【性味归经】 甘，温。归肺、胃经。

【功效应用】 暖中益胃：用于脾胃虚弱，胃脘冷痛者。以本品炖汤食鱼肉，饮汤。本品味道鲜美，尤以作鱼丸、鱼糕、氽汤为炒。

【用量用法】 适量。烧汤或作菜肴服食。

【文献摘要】

《本草纲目》：食之已呕，暖中益胃。

《随息居饮食谱》：甘，温。

龟 肉 《名医别录》

为龟科动物乌龟的肉。我国各地均产全年可捕捉，但以秋冬为多。杀死后，取筋肉，洗净鲜用。其腹甲乃龟板。

【别　　名】 金龟、水龟、元绪。

【性味归经】 咸、平。归肺、肝经。

【功效应用】

1. 滋阴补血　用于阴虚所致的痨瘵骨蒸、咳嗽、咯血。龟肉为滋养补益的峻品，可单用煮食，亦可配伍沙参、冬虫夏草共炖服。

2. 止血　用于治疗血痢、肠风痔血及久疟等证，将龟肉以砂糖水拌，煮食。

【用量用法】 适量。煮食。

【文献摘要】

《日用本草》：大补阴虚，作羹臛，截久疟不愈。

《医林纂要》：治骨蒸劳热，吐血、衄血、肠风血痔，阴虚血热之证。

【现代研究】 成分：本品含蛋白质、脂肪、钙、磷等成分。

附：绿毛龟《本草蒙荃》

性味甘酸平。通任脉，助阳道，益精气，用于痿弱症。

鳖　肉　《名医别录》

为鳖科动物中华鳖的肉。分布很广，尤以湖北、安徽二省产量最大。获得后，砍去鳖头，将鳖身入沸水内煮至甲上硬皮能脱落时，剥去背甲，取出肉，洗净鲜用。其背作鳖甲入药。

【别　　名】　团鱼、甲鱼、水鱼。

【性味归经】　甘，平。归肝经。

【功效应用】

1. 滋阴凉血　用于阴血亏损所致骨蒸劳热、五心烦热、午后低热、遗精等证，因其能补阴而长于凉解血分之热。也可用于妇女因阴血不足所致之经少、经闭、崩漏、带下。若治经前期紧张症或更年期综合症可单用鳖肉清水蒸，食肉饮汤。

2. 补益调中　用于身体虚弱所致四肢乏力、腰膝酸软、羸瘦，以其清炖食用。

此外，单以鳖肉清水煮食，可以治疗肝脾肿大、十二指肠球部溃疡。

【用量用法】　50～200克。煮食或炖汤食。

【使用注意】　本品滋腻，不宜进食过多，以免妨碍脾胃运化功能；痰食壅盛者慎用；孕妇忌服；不宜与苋菜同食。

【文献摘要】

《名医别录》：主伤中，益气，补不足。

《日用本草》：补劳伤，壮阳气，大补阴之不足。

《本草备要》：凉血补阴，亦治疟、痢。

《随息居饮食谱》：滋肝肾之阴，清虚劳之热，主脱肛，崩带，瘰疬、癥瘕。

【现代研究】

1. 成分　鳖肉含蛋白质、脂肪、钙、磷、铁、维生素、尼克酸等。

2. 药理　鳖肉（鳖甲亦可）能抑制结缔组织的增生，故可消结块以治疗癥瘕，现常用其防治肿瘤。因其能增加血浆蛋白，故可用于肝病所致的贫血。

本品还能调节免疫机能，提高淋巴细胞的转化率，促进骨髓造血功能，保护肾上腺皮质功能，防止细胞突变，以达到延长寿命。

此外，鳖有较好的净血作用，常食者可降低血胆固醇，因而对高血压、冠心病患者有益。

【附注】　甲鱼具有鸡肉、鹿肉、牛肉、羊肉、猪肉5种滋味，为菜肴中上品。民间有"西风起，甲鱼肥"之说，因甲鱼在桂花飘香时最肥实，故有"桂花甲鱼"之称。其裙边（鳖甲周围的柔软部分）营养价值最高。

蚶　肉　《本草拾遗》

为蚶科动物魁蚶、泥蚶毛蚶等蚶子的肉，分布于我国沿海，尤以河北、辽宁沿海产量最大，沿海地区亦有养殖，获得后，洗净泥沙，取肉备用。

【别　　名】　蚶子、毛蚶。

【性味归经】　甘，温。归脾，胃经。

【功效应用】

1. 补益气血　用于气血不足之身体虚弱。经常食用，可强壮身体。

2. 健脾益胃　用于脾胃虚弱之脘腹冷痛、消化不良等证。其滋味鲜美，可食可药，多单用炖食。

【用量用法】　煮食，或炒食。

【使用注意】　脾胃湿热盛者不宜服。食蚶肉应煮熟。

注：1988年春上海地区曾因食未熟毛蚶发生过甲肝流行，当予注意。

【文献摘要】

《本草拾遗》：治心腹冷气，腰背冷风，利五脏，健胃。

《本草经疏》：甘温能益气而补中，则五脏安，胃健则食自消。气充则血自华也。

《本经逢原》：治积年胃脘痛。

《医林纂要》：补心血，散瘀血，除烦醒酒，破结消痰。

【现代研究】

1. 成分　含粗蛋白质、粗脂肪、维生素 B_1、维生素 B_2、维生素 C 和谷氨酸等 15 种氨基酸。

2. 药理　其肉能抑制葡萄球菌、大肠杆菌。壳含蛋酸钙、有机质、少量铁、镁、硅酸盐，能抑制胃液。

蚌　　肉　《食疗本草》

为蚌科动物背角无齿蚌或褶纹冠蚌，三角帆蚌等蚌类的肉。获得后，去壳取肉，洗净鲜肉，备用。

【别　　名】　河蚌、河歪。

【性味归经】　甘、咸，微寒。归肝、肾经。

【功效应用】

1. 清热解毒　用于热毒所致目赤火眼、小儿胎毒，以及湿疹、鼻疗、痔毒、酒毒等。如治胎毒、湿疹可将河蚌 1 个烧存性，研细，香油调涂患处。

2. 滋阴明目　用于肝肾不足之目昏眼干、眩晕。本品具滋补肝肾之阴而达到明目之效，常配夏枯草、决明子等加水煎汤服，因其滋阴，也可用治消渴烦热等。

【用量用法】　内服，煮食 100～250 克，外用，烧存性研末调敷。

【使用注意】　脾胃虚寒忌服。

【文献摘要】

《食疗本草》：主大热，解酒毒，止渴，去眼赤。

《日华子本草》：明目，止消渴，除烦解热毒，补妇人虚劳，下血，并痔疮，血崩，带下。

【现代研究】

1．成分　含丰富的钙、蛋白质、脂肪、糖类、维生素 A、维生素 B_1、维生素 B_2 等。

2．药理　有利尿作用。

蚬　肉　《新修本草》

为蚬科动物河蚬的肉。全国大部分地区均有分布。捕得后，入沸水中，壳即张开，去壳，取肉，洗净鲜用。

【别　　名】　扁螺

【性味归经】　甘，咸、寒。归胃经。

【功效应用】　清热解毒利湿：用于湿热毒气、疔疮痈肿、小便赤涩、目赤涩痛等证，可用蚬肉煮食，或捣烂外敷。

【用量用法】　15～30 克。煮食或煎汤，外用多捣敷。

【使用注意】　肾虚滑精者慎用。

【文献摘要】

《新修本草》：治时气，开胃，压丹石药及疔疮，下湿气。下乳。糟者服良。生浸取汁，洗疔疮。

《日华子本草》：去暴热、明目、利小便、下热气、脚气湿毒、解酒毒目黄、浸取汁服，主消渴。

《本草求原》：饮食中毒，黄蚬汤可解。

【现代研究】

1．成分　含蛋白质、腺甙等。

2．药理　能促进淋巴液回流。

【附注】　蚬中以黄蚬质量为佳，宜加葱花同煮。

田　螺　《药性论》

为田螺科动物中国园田螺或其同属动物的肉，我国大部分地区均有分布。获得后，置清水中养之，使除去泥沙，或略煮后去壳取肉漂净用。

【别　　名】　田中螺、黄螺。

【性味归经】　甘、咸，凉。归膀胱经。

【功效应用】

1．利尿通淋　用于热结膀胱、小便淋漓涩痛、水肿等证，可单用田螺 2 枚，盐半匙，生捣敷脐下 4 厘米。

2．清热止渴　用于消渴饮水、小便频数。将田螺与糯米同煮，如田螺粥（田螺肉 120 克，用水煮后捞起，去壳取肉，糯米 100 克，用煮田螺的水煮粥，待米煮透心后，放入田螺一同煮熟食，可加猪脂、食盐少许调味）。

【用量用法】　煎汤、煮食或炒熟食。

【文献摘要】

《本草拾遗》：煮食之，利大小便，去腹中结热。

《本经逢原》：过食，令人腹痛泄泻，急磨木香酒解之。

《本草纲目》：利湿热，治黄疸，捣烂贴脐，引热下行，止噤口痢，下水气淋闭；取水搽痔疮狐臭，烧研治瘰疬癣疮。

《名医别录》：汁，主目热赤痛，止渴。

【现代研究】

1. 成分　含蛋白质、脂肪、维生素 A、维生素 B_1、维生素 B_2、维生素 D 和烟酸、钙、磷、铁等成分。

2. 临床　①治疗肾性腹水，取鲜田螺（去壳）2~3 只洗净，和食盐 3 茶匙捣烂，摊于约 9 厘米×9 厘米的玻璃纸上，敷于脐上，外以纱布复盖，每日 1 次，以腹水消失为止。治疗 4 例，3 例显效，1 例因中途停药未愈。②治疗宫颈癌放疗后坏死，取食用田螺数只，洗净，除去螺盖，置于清洁容器内 1 夜，即可得浅绿色水液。加冰片细末调成稀糊状备用。待阴道冲洗，拭去宫颈局部坏死组织后，即将冰片田螺糊剂涂敷于坏死组织上，再用带线棉球塞于阴道内。每日 1 次，10 次为 1 疗程，一般需 3 个疗程以上。治疗 14 例，基本痊愈 4 例（阴道坏死组织消失，全部呈现新鲜肉芽，空洞变浅至消失），好转 8 例（坏死组织减少，部分出现新鲜肉芽组织），无效 2 例。

螺　蛳　《名医别录》

为田螺科动物方形环棱螺或其它同属动物的全体。全国大部分地区均有分布。获得后，洗净泥沙，烧透食用。

【别　　名】　喝篓、师螺、蜗蠃。

【性味归经】　甘，寒。归膀胱经。

【功效应用】

1. 利水消肿　用于水肿胀满、小便不利、脚气肿痛以及湿热淋证，可取螺蛳一碗，连壳于锅内炒热，淬以好白酒 3 碗，煮至 1 碗，取螺以针挑肉食。

2. 清热明目　用于目赤翳障，视物不清，用水煮螺蛳常服。

【用量用法】　适量。煮食、煎汤或捣汁饮。

【使用注意】　脾胃虚寒者忌用。

【文献摘要】

《本草纲目》：醒酒解热，利大小便，消黄疸水肿。

《玉楸药解》：清金利水，泄湿除热。

《本草汇言》：胃中有冷饮，腹中有久泄不实，并有冷痕宿疝，或有久溃痈疮未敛、不宜食之。

【现代研究】　成分：含蛋白质、脂肪等。

牡　蛎 《神农本草经》

为牡蛎科动物近江牡蛎、长牡蛎或大连湾牡蛎等的贝壳。我国沿海均有分布，广东、福建、山东沿海有养殖。取得后，取肉去壳制成干制品备用。

【别　　名】　蛎黄、海蛎子。

【性味归经】　甘、咸，平。归心经。

【功效应用】　滋阴养血：用于心血不足、烦热失眠、盗汗、心神不安等证，可取牡蛎肉 25 克洗净煎服；若酒后头晕，取蛎肉 30 克，雪菜 10 克，熬汤饮服。

【用量用法】　适量。鲜用或制成干品及罐头使用。

【使用注意】　脾虚精滑者忌用。

【文献摘要】

《食经》：治夜不眠，志意不定。

《本草拾遗》：煮食、主虚烦、妇人血气，调中、解丹毒。于姜醋中生食之，主丹毒、酒后烦热、止渴。

《医林纂要》：清肺补心，滋阴养血。

【现代研究】

1. 成分　含糖元、牛磺酸、10 种必需氨基酸、谷胱甘酸、维生素 A、维生素 B_1、维生素 B_2、维生素 D、维生素 E、岩藻糖及锌、锰、钡、磷、钙、镁、铝、氧化铁和有机质。

2. 药理　其醋酸提取物可增强小鼠对大脑病毒的抵抗力，抑制链球菌、流感病毒、脊髓灰质炎病毒。

【附注】　最近研究结果表明，牡蛎对男性性功能有促进作用。

泥　鳅 《滇南本草》

为鳅科动物泥鳅的肉或全体。我国南、北大部分湖、塘、沟渠、水田均有分布。获得后除去内脏，洗净备用。

【别　　名】　鳛、鳅。

【性味归经】　甘，平。归肝经。

【功效应用】

1. 补中益气，除湿退黄　用于脾虚体弱、小便不利、黄疸等证。本品味甘性平而偏温，入脾能补脾益气，除湿利水。若配黄芪、党参可治脾虚乏力、肢体消瘦，如鳅鱼参芪汤。若治黄疸，可用泥鳅与豆腐同煮（豆腐 500 克，放沸水中煮至热烫，并加盐少许，再将泥鳅 250 克一齐放入，任其钻动。后用葱、姜、酱油等调味食用）。

2. 益肾助阳　用于肾阳不足阳萎等证，如鳅鱼羹。

3. 祛湿止泻　用于湿盛泄泻。本品补而能清，诸病不忌。

此外，现代可用于各种类型的肝炎，能明显地促使黄疸消退及转氨酶下降，尤其对急性黄疸性肝炎的疗效更为显著。

【用量用法】 内服煮食。

【文献摘要】

《滇南本草》：煮食治疮癣，通血脉而大补阴分。

《本草纲目》：暖中益气，醒酒，解消渴。

《四川中药志》：利小便。治皮肤瘙痒，疥疮发痒。

【现代研究】

1. 成分 含脂肪酸、蛋白质、钙、铁、维生素 B_1、维生素 B_2、维生素 A 和烟酸等成分。

2. 药理 有利胆作用。

3. 临床 ①治疗传染性肝炎，取活泥鳅放清水中养 1 天，使其肠内容物排净，然后用干燥箱烘干（温度 100℃为宜）研粉，每次 10 克，日服 3 次。治疗的 40 例中，24 例自觉症状消失，肝脾肿大消退，肝功能恢复正常；8 例自觉症状基本消失，肝缘在肋下 0.5~1 厘米以内，肝功能基本恢复正常；3 例自觉症状基本消失，肝缘在肋下 1~2 厘米以内，肝功能改善；5 例无效。②曾将 20 例黄疸型传染性肝炎分两组对照观察，结果泥鳅粉治疗组 7 例临床治愈。平均治愈天数为 25.8 天；保肝疗法对照组 4 例临床治愈，平均治愈天数为 38 天。泥鳅粉对促使黄疸消退及转氨酶下降，比较明显，尤以急性肝炎更为显著，对肝功能其它项目的恢复，也较一般保肝药物治疗为快。同时，对迁延性和慢性肝炎的肝功能也有较明显的改善作用。

河　虾 《名医别录》

为长臂虾科动物青虾等多种淡水虾的全体或肉。分布于我国南北各地淡水湖沼，河流中。获得后，洗净鲜用或晒干备用。其大者，可蒸晒去皮用，即称虾米。

【别　　名】 青虾、虾子、虾米。

【性味归经】 甘，微温。归肝、肾经。

【功效应用】

1. 补肾壮阳 用于肾虚阳萎、遗精、遗尿或精少、腰脚无力等证。取本品与蛤蚧同用，如虾蛤散；亦可配鲜韭菜炒食。

2. 下乳 治无乳，可用河虾炒熟，黄酒送服，配服猪蹄汤，疗效甚好。

3. 温补托毒 用于血风臁疮、痈疽肿毒、丹毒等，外用为主。施治时，取生虾、黄丹捣和贴之，每日换药 1 次，或以虾于新瓦上焙干研末掺患处。

【用量用法】 煮汤、油炸，或研末外敷。

【使用注意】 体质过敏者慎用。

【文献摘要】

《本草纲目》：作羹，治鳖瘕，托痘疮，下乳汁，法制壮阳道，煮汁吐风痰，捣膏敷虫疽。

《食物宜忌》：治疣去癣。

【现代研究】 成分：含蛋白质、脂肪、维生素 A、维生素 B_1、维生素 B_2 和烟酸、钙、铁等成分。

海　虾 《本草纲目》

为虾科动物对虾或龙虾科动物龙虾等海产虾的肉或全体。对虾为我国特产，分布于黄海、渤海及长江口以北各海域；龙虾，分布于浙江南部、福建和广东沿海。获得后，除去肠污，洗净用，或晒干备用。

【别　　名】 红虾、大红虾、对虾、明虾、龙虾、中国龙虾。

【性味归经】 甘、咸，温。归肾经。

【功效应用】

1. 补肾壮阳　用于肾虚阳痿等证，以活海虾 100 克，浸酒中醉死后服食或取出后略加食盐和油，炒熟食。

2. 下乳汁　用于产后气血不足、乳汁不下等证，可与猪蹄煮汤服食。

【用量用法】 炒食，煮汤，浸酒或作虾酱。

【使用注意】 食海虾有过敏者，可用虾壳煮水口服和洗擦身体。

【文献摘要】

《本草纲目》：闽中有五色虾，亦长尺余，彼人两两干之，谓之对虾，以充上馔。

《本草纲目拾遗》：对虾，补肾兴阳，治痰火后半身不遂，筋骨疼痛。

【现代研究】

1. 成分　含蛋白质、脂肪、维生素 A、维生素 B_1、维生素 B_2 和烟酸、钙、磷、铁等成分。龙虾所含化学成分与对虾相似，并含有碘、胆固醇、多种氨基酸等。体肌含原肌球蛋白、副肌球蛋白。

2. 药理　能提升血浆中 ATP 浓度，增进胸导管淋巴液的流量，有营养强壮作用。

螃　蟹 《神农本草经》

为方蟹科动物中华绒螯蟹的肉或全体。分布于我国渤海、黄海和东海、长江流域自崇明到湖北沿江各地。获得后，除去胃、肠、鳃及小爪，洗净鲜用。

【别　　名】 河蟹、毛蟹、横行介士、无肠公子。

【性味归经】 咸，寒。归肝、胃经。

【功效应用】

1. 活血祛瘀，续筋接骨　用于跌打骨折损伤、瘀血肿痛以及妇人产后瘀血腹痛、难产、胎衣不下等证。本品味咸而走血分，性善活血散结。治骨折损伤，以螃蟹焙干研末，每次 10 ~ 12 克，酒送服；治骨节离脱，用生河蟹捣烂以热酒浸 20 分钟左右，取汁饮，渣敷患处；治妇人产后瘀血引起的儿枕病，取螃蟹配山楂同用。

2. 清热利湿退黄　对于湿热黄疸，有辅助治疗作用，传统习以螃蟹制成丸剂使用。

此外，腌螃蟹汁，可用于咽喉肿痛。

【用量用法】　酒浸、油炸、清蒸、煎汤，或作丸、散服。蒸食时宜以姜、醋蘸佐餐，能减其寒凉之性。

【使用注意】　脾胃虚寒者及孕妇忌用；死蟹忌食；不可与柿子同食。本品易动风，素有风痰（如曾患中风、面瘫症）者不宜食。食蟹中毒后可用紫苏 30 克，生姜 250 克煎汁温服，或捣服生姜汁以解毒。

【文献摘要】

《本草纲目》：不可同柿子及荆芥食。发霍乱动风，木香汁可解。

《随息居饮食谱》：补骨髓，滋肝阴，充胃液，养筋活血，治疽愈核。

《本经逢原》：蟹性专破血，故能续断绝筋骨。

《本草经疏》：跌打损伤，血热瘀滞者宜之，若血因寒凝结，与夫脾胃寒滑，腹痛喜热恶寒之人，咸不宜服。

【现代研究】　成分：肉和内脏含蛋白质、脂肪、维生素 A、维生素 B_1、维生素 B_2 和烟酸、钙、磷、铁、谷氨酸、甘氨酸、脯氨酸、组氨酸、精氨酸及微量的胆甾醇。其甲壳素能增强抗癌药物的药效。

海　参　《本草从新》

为刺参科动物刺参，或海参科动物黑乳参，或瓜参科动物光参等多种海参。刺参分布于我国黄海、渤海。黑乳参分布于我国海南岛、西沙群岛。光参分布于福建、广东沿海一带，获得后除去内脏，洗净腔内泥沙，放入淡盐水中约煮 1 小时，捞起使干至八九成时，再入蓬叶液中略煮，至颜色转黑时，取出晒干备用。用时先以温水发软。再用开水浸泡 3~4 小时。若未去内脏者，则应先以温水泡软，剪开参体。除去内脏。

【别　　名】　刺参、海鼠。

【性味归经】　甘、咸，温。归心、肾经。

【功效应用】

1. 补肾益精　用于肾虚不固、精血亏少之阳萎遗精、滑精、尿频、肾虚腰痛等证。本品甘温而质地柔润，既能补肾阴，又能补肾阳，常配以当归、巴戟天、龟板、枸杞、杜仲同用，或与羊肉炖服。

2. 养血润燥　用于血虚乏力、面色萎黄或血虚经闭、肠燥便秘。治体虚血少、经闭，取海参与猪瘦肉炖服；治血虚肠燥，与白木耳同用，如海参木耳羹；治阴虚咯血、肺痨等患者，取海参与白及、龟板同用，如海参白及散。

此外，现代常用于中风痉挛性麻痹及慢性肝炎病人的康复期治疗。

【用量用法】　煎汤、煮食，或爆炒。

【使用注意】　脾虚便溏、出血兼有瘀滞及湿邪阻滞的患者忌用。

【文献摘要】

《本草从新》：补肾益精，壮阳疗萎。

《随息居饮食谱》：滋阴，补血，健阳，润燥，调经，养胎，利产。凡产后、病后衰老尪孱，宜同火腿或猪羊肉煨食之。

《五杂俎》：其性温补，足敌人参，故曰海参。

《现代实用中药》：为滋养品，治肺结核，神经衰弱及血友病样的易出血患者，用作止血剂。

【现代研究】

1. 成分 含蛋白质、脂肪、糖类、钙、磷、铁、碘、维生素 B_1、维生素 B_2 和烟酸、精氨酸、胱氨酸、组氨酸等。

2. 药理 海参黄鱼羹有助于慢性肝炎的康复，近人更发现海参煮食可减轻宫颈癌放射治疗的直肠反应。海参毒素能抑制腹水癌的生长、抑制多种霉菌。

海参毒素其结构似皂角甙，是羟甾烷衍生物配糖物，对中风的痉挛性麻痹有效。

海参素能抑制原生动物、扁形动物、节肢动物等细胞的蛋白合成和细胞有丝分裂；能抑制动植物细胞生成。在体内外海参素对多种动物细胞有溶解作用。并能阻断神经肌接头间冲动的传导，具有细胞毒作用和抗癌作用。

从玉足海参中提取出来的一种硫酸多糖（HLMP）经实验证明，具有抗凝血作用，并能明显增加小鼠免疫器官脾脏的重量，促进机体对血中炭粒的吞噬速度。提高腹腔巨噬细胞的吞噬百分率和吞噬指数，明显提高机体单核——巨噬细胞系统的吞噬功能。

3. 临床 用玉足海参渗透剂治疗了 113 例皮肤癣菌病，治愈率为 71.5%，有效率为 23%，总有效率为 94.5%。

【附注】 海参为滋补佳品，除刺参外，梅花参、蛇目鱼尼参、花刺参、绦刺参等功效相似，均可通用。

海 蜇 《食物本草会纂》

为根口水母科（海蜇科）动物海蜇和黄斑海蜇的口腕部。分布于我国辽宁、河北、山东、江苏、浙江、福建、台湾等沿海一带。捕获后，用石灰、明矾浸制，榨去体内水分，取口、腕部洗净，盐渍。用时再以清水漂洗干净。

【别 名】 海蛇、水母、石镜。

【性味归经】 甘、咸，平。归肝、肾经。

【功效应用】

1. 清热化痰 用于痰热咳嗽，哮喘、瘰疬、痰核等证，可配鲜猪血炖服，或单味海蜇凉拌生用；治阴虚肺燥，咽干痰稠、咳嗽，可用蜂蜜蒸海蜇服食。

2. 消积化滞 用于小儿一切积滞，与荸荠同煮，弃海蜇而食荸荠；治胸腹积滞痞满，与芒硝同用。

3. 润肠通便 用于阴虚肠燥，大便秘结，与荸荠煎水顿服。

总之，本品味甘咸而体滑偏凉，消痰食而不伤正，滋阴血而不留邪，为治痰热积滞阴虚之妙药。

此外，本品对高血压有效。外用有解毒消肿之功。浙东沿海常以其湿敷下肢肿毒。

【用量用法】 煎汤、蒸食、煮食或生吃（凉拌）。

【使用注意】 脾胃虚寒者慎用，生食难以消化，故不可过量，用时忌一切辛热发物。

【文献摘要】

《医林纂要》：补心益肺，滋阴化痰，去结核，行邪湿，解渴醒酒，止嗽除烦。

《归砚录》：海蛇，妙药也。宣气化瘀，消痰行食而不伤正气。

《本草求真》：海蛇，忌白糖，同淹则蛇随即消化而不能以久藏。

【现代研究】

1. 成分　含蛋白质、脂肪、维生素 B_1、维生素 B_2 和烟酸、钙、磷、铁、碘、胆碱等成分。

2. 药理　将海蜇头洗净，加微热使之溶成 1 克/毫升的原液，灌注离体蟾酥心脏，能减弱心肌收缩力。阿托品可对抗之，毒扁豆碱则可一定程度加强之，故似有乙酰胆碱样作用。同法制作的海蜇煎液，以 0.8～1.0 毫升/公斤，静脉注射麻醉兔，可以降低血压，并使小肠容积增加（舒张血管），肾容积缩小（可能由于肾缺血）。以此煎液灌注于兔耳血管及蛙全身血管后，亦有扩张血管作用。

3. 临床　用雪羹汤（海蜇与荸荠合剂），治疗各期高血压，疗效满意及进步者达82.6%。可长期服用而无毒性与副作用，对早期患者更为适合。

附：海蜇皮

海蜇皮为海蜇伞部，又称白皮纸。性味咸、涩，温。归肝经。功效：化痰消积。用于痰热喘咳、瘰疬痰核及食积不化。内服：煎汤或凉拌食。外用：贴敷。

青　蛙　《名医别录》

为蛙科动物黑斑蛙或金钱蛙等的全体。常栖于有莲花的池塘内。我国大部分地区均有分布。捕获后，去其外皮及内脏，洗净鲜用。

【别　　名】　田鸡　长股、蛤鱼。

【性味归经】　甘，凉。归膀胱、肾、胃经。

【功效应用】

1. 补虚益胃　用于病后体质虚弱、虚劳烦热、小儿疳积等证，可用青蛙 2 只，党参10 克，白术 10 克，煮汤，食肉喝汤；或用青蛙 7 只、泥封，火烧存性，研末，1 次顿服，连服 3 日，治噎膈反胃。

2. 利水消肿　用于全身浮肿或水蛊等证。取青蛙去内脏，煮熟，加白糖，每次 1 只，日服 1 次，连续服用。

3. 清热解毒　用于热毒痢疾，口噤不食，取青蛙 1 个，并肠肚捣碎，瓦上烘热，入麝香 1.5 克，作饼贴脐上，气通即能进食。

【用量用法】　1～7 只。煎汤、煮食或研末为丸散。

【使用注意】　多食生湿助热，孕妇不宜食。

【文献摘要】

《名医别录》：主小儿赤气肌疮，脐伤，止痛，气不足。

《本草纲目》：利水消肿、烧灰、涂月蚀疮。

《日用本草》：治小儿赤毒热疮，脐肠腹痛，痁瘦肚大、虚劳烦热、胃气虚弱。

【现代研究】　成分：含蛋白质及少量脂肪、少量碳水化合物、及钙、磷、铁，和维生素等。

淡　菜　《食疗本草》

为贻贝科动物厚壳贻贝和其他贻贝类的贝肉。分布于黄海、渤海及东海等区域。捕得后，取肉，鲜用或加工为淡菜干用。

【别　　名】　壳菜、海红、蛏海。

【性味归经】　咸，温。归肝、肾经。

【功效应用】

1. 调肝养血　用于肝肾亏虚之头晕目眩、妇女带下、漏下、经行量多等证。现代用淡菜 10~15 克，芹菜 25 克，煎汤常服治疗高血压病，或用淡菜加入适量猪肉同煮，月经前服用，可治功能性子宫出血。

2. 补肾益精　用于肾虚腰膝酸软、阳萎、虚劳赢瘦、低热盗汗等，用淡菜 30 克，麻雀 1 只炖服，或用淡菜与大米煮粥常服。

此外，用淡菜 30 克，紫菜 10 克，煮汤食，可治甲状腺瘤。

【用量用法】　15~30 克。煎汤或入丸、散。

【使用注意】　淡菜可浓缩金属铬、铅等有害物质，故污染的淡菜不能服用。

【文献摘要】

《日华子本草》：煮熟食之，能补五脏，益阳事，理腰脚气，消宿食，除腹中冷气，痃癖。

《随息居饮食谱》：补肾、益血填精，治遗、带、崩、淋、阳痿阴冷、消渴、瘿瘤。

《医学入门》：淡菜，治劳热骨蒸，须多食乃见功，若数两作丸、散，未有大效。

【现代研究】

1. 成分　含蛋白质、脂肪、碳水化物、灰分、钙、磷、铁、锌、维生素 B_2、烟酸及肝糖。含多种人体所必需氨基酸，尤以甘氨酸、精氨酸和丙氨酸的含量最高。同时还含有较丰富的锰、钴、碘等元素。

2. 药理　所含肝糖可促进人体新陈代谢。

【附注】　英国医学家发现，常食淡菜能防治风湿病，据报告疗效在 70% 以上。玻里尼西亚的渔民常年生活在气候十分潮湿的海岛上，但那里几乎无 1 人患有风湿病，分析结果，认为与常年喜食淡菜有关。

第五章　造　酿　类

　　造酿类食物是指一些在加工主、辅食时经常使用的添加品，即所谓"佐料"。

　　此类食物多能开胃健脾、消食化滞、增进食欲，部分品种还有提神醒脑之功。若根据其应用特点，大致可分为以下5类：

　　1.糖料类（如蔗、蜂蜜等）　其味甘而甜，作用平和，多能补脾健胃，缓急止痛。常用于脾胃虚弱之食少、纳差、腹痛等。但其味甘性腻，多食易致脘腹胀满、食欲下降，尚有助湿生痰等副作用。

　　2.饮料类（如茶叶、酒等）　多有健运脾胃、提神悦志等作用。饮用后常能消除疲劳，振奋精神。但不宜过量，以免产生不良后果。

　　3.调料类（如醋、酱油等）　又称调味品，佐料，多具有开胃消食之功。但其用量一般不宜过大，主要是使菜肴更加可口耐吃。

　　4.香料类（如桂皮、大茴香等）　其多有芳香的气味，是制作各种卤制食品所常用的配料。多具有醒脾开胃、增进食欲之功。但此类食物有辛散耗气，助火损阴之弊，临证不宜滥用。

　　5.油料类（如豆油、麻油等）　为制作菜肴的必要配料。食用油脂可分为植物油和动物油2类，其对人体来说是十分重要的营养食物，适量食用油脂，能保持形态丰满、皮肤光滑润泽、头发乌黑油亮、面容姣美。但过多食用油脂，会对身体产生不利影响，如引起高脂蛋白血症等。

　　造酿类食物是加工日常饮食时不可缺少的，在烹制各种主、辅食的过程中只要适量添加此类食物，不仅可使被加工食品的味道更加鲜美可口，而且还能发挥一定的营养、保健和治疗作用。

　　现代研究认为：糖料类食物富含糖类，能补充人体所需的糖；醋含氨基酸等；酱油含氨基酸、维生素、无机盐；茶叶含咖啡因、鞣质等；油类含脂肪等（关于每味食物所含成分可参考具体食物）。按照中国人的饮食习惯，造酿类食物作为食品而加入菜肴之中，并不在乎于增添某种营养素，而主要在于塑造食品的色、香、味、形，增强食品的感官诱感性。

白　砂　糖　《新修本草》

　　为禾本科植物甘蔗的茎汁，经精制而成的乳白色结晶体。我国南方各省均产。

【别　　名】　石蜜、白糖、白霜糖。

【性味归经】　甘，平。归脾、肺经。

【功效应用】

1.补中缓急　用于中焦虚弱之脘腹疼痛等证。本品味甘性缓，长于补中益气，缓急止痛。若用治中焦虚弱之脘腹疼痛，可取白砂糖15~30克，温开水溶化，顿服。

2．润肺生津　用于肺燥咳嗽、干咳少痰等。本品有润肺燥而止咳之效。若治肺燥久咳，可配芝麻、大枣（去核）各等份，捣研为丸，每日饭后含咽6~9克。亦可用于口干、烦渴等证，配乌梅煎汤，其效尤佳。

此外，本品尚有解毒疗疮之功，可用于水火烫伤、溃疡不敛等，单用外敷即效。

【用量用法】　10~15克。入汤剂或用药汁溶化服，外用适量。

【使用注意】　吃糖不宜过多，否则对身体有害无益（如过量食糖，可使人发胖，引起牙病，脑功能障碍及酸血症等）；痰湿或中满纳差者不宜用。

【文献摘要】

《新修本草》：主心腹热胀，口干渴。

《本草纲目》：润心肺燥热，治嗽消痰，解酒和中，助脾气，缓肝气。

《本草从新》：中满者勿服，多食助热，损齿生虫。

【现代研究】　成分：主要含蔗糖，可分解为葡萄糖和果糖等。

附：冰　　糖

为白砂糖煎炼而成的冰块状结晶。其性味、功效均与白砂糖相同，但其滋补作用较白砂糖更佳。

赤　砂　糖　《新修本草》

为禾本科植物甘蔗的茎汁，经炼制而成的赤色结晶体。我国南方各省均产。

【别　　名】　沙糖、紫砂糖、红糖、黑沙糖、片黄糖。

【性味归经】　甘，温。归肝、脾、胃经。

【功效应用】

1．活血化瘀　用于瘀血内阻之恶露不尽、腹痛，或月经不调、痛经等证。本品性温而入血分，有活血化瘀止痛之功。若用于产后恶露不尽、腹痛，可配茶叶少许，用热黄酒冲服。

2．补血养肝　用于血虚诸证。本品有良好的补血养肝之功。若用于妇人血虚，月经量少，可配鸡蛋2个，水煎，月经后服食。尤以妇人产后用之最佳。

此外，本品亦可用于水火烫伤、疮疡不敛等，多研末油调外敷。

【用量用法】　10~15克。入汤剂或溶化后服，或用黄酒、药汁冲服。外用适量。

【使用注意】　有痰湿或中满纳差者不宜服。

【文献摘要】

《本草纲目》：和中助脾，缓肝气。

《本草求真》：能行血化瘀，是以产妇血晕，多有用此与酒冲服，取其得以入血消瘀也。

《本草从新》：生胃火、助湿热、损齿生虫。作汤，下小儿丸散，误矣。

饴　糖　《名医别录》

以粳米或糯米磨粉煮熟，加入麦芽（搅匀），微火煎熬而成的糖类食品，有软、硬 2 种。软者又称胶饴，硬者可称白饴糖。入药以软饴为佳。全国各地均产。

【别　　名】　胶饴、软糖。

【性味归经】　甘，微温。归脾、胃、肺经。

【功效应用】

1. 补中益气　用于脾胃虚弱之气短乏力、纳食减少等。本品有补益脾胃之气的作用，营养价值高于砂糖，为滋养保健之良药。临床可单用，亦可配桂枝、白芍、甘草等药同用。

2. 缓急止痛　用于虚寒腹痛、喜温喜按、得食则减者，可单用，亦可配干姜、人参、蜀椒等药同用。

3. 润肺止咳　用于肺虚咳嗽、干咳无痰、气短作喘或顿咳不止等证。本品归肺经，又能润肺补气而止咳喘。应用中多配杏仁、百部等药同用。

4. 解毒　本品能解乌头、附子、天雄等药之毒。

此外，目前尚有用本品治疗胃溃疡、十二指肠球部溃疡等病的报道，认为其能缓解症状。

【用量用法】　30 ~ 60 克。内服宜烊化。

【使用注意】　湿阻中满、湿热内郁、痰湿甚者忌用。

【文献摘要】

《名医别录》：补虚乏，止渴去血。

《本草纲目》：解附子、草乌头毒。

《本草经疏》：饴糖，甘入脾，而米麦皆养脾胃之物，故主补虚乏，仲景建中汤用之是也。

《本草衍义》：多食动脾风，今医家用以和药。糯与粟米做者佳，蜀黍米亦可造。不思食人少食之，亦使脾胃气和。

【现代研究】　成分：含麦芽糖及少量蛋白质等。

蜂　蜜　《神农本草经》

为蜜蜂科中华蜜蜂在蜂巢中酿成的糖类物质。主产于湖北、四川、云南、河南、江西、广东、江苏、浙江等地。原蜜须制过后入药。通常是加水稀释煮沸，滤去杂质，再浓缩后备用。

【别　　名】　石蜜、食蜜、白蜜、蜜糖、蜂糖。

【性味归经】　甘，平。归肺、脾、大肠经。

【功效应用】

1. 补中缓急　用于脾胃虚弱之倦怠食少、脘腹作痛等证。本品味甘而补，性平力缓，有补中益气、缓急止痛之功。若治寒疝腹痛、手足厥冷，可配乌头同用。若用其炮制甘草、黄芪等药，可增强其补中益气之功。

2．润肺止咳　用于肺虚久咳，或肺燥干咳等证，可单用，亦可配方使用。如治虚劳久咳、低热不退者，可用蜂蜜配去核鸭梨1000克，白萝卜1000克，生姜250克，炼乳250克熬膏内服。若用其炮炙款冬花、紫菀、百部、枇杷叶等止咳化痰药，可使之作用增强。

3．润肠通便　用于体虚津亏之肠燥便秘证。如用治婴幼儿便秘证，可单用本品30～60克冲服，或配黑脂麻，或制成栓剂用。

此外，本品尚有调和药性和解附子、乌头等药之毒的作用；外用可治疗疮疡、创伤、烧烫伤等；亦是制作丸、膏剂的赋形剂。

【用量用法】　10～30克。入汤剂宜冲服，或入丸、膏剂。外用适量。

【使用注意】　痰湿内盛，中满痞胀及肠滑易泻者忌用。

【文献摘要】

《神农本草经》：益气补中，止痛，解毒，除众病，和百药，久服强志。

《本草纲目》：其入药之功有五：清热也，补中也，解毒也，润燥也，止痛也。生则性凉，故能清热；熟则性温，故能补中；甘而和平，故能解毒；柔而濡泽，故能润燥；缓可以去急，故能止心腹、肌肉、疮疡之痛；和可以致中，故能调和百药，而与甘草同功。

《本草从新》：大肠虚滑者，虽熟蜜亦在举例。酸者食之，令人心烦。

【现代研究】

1．成分　主要含果糖和葡萄糖（两者约占70%），尚含少量蔗糖、麦芽糖、糊精、树胶及含氮化合物、有机酸、挥发油、色素、酵母、酶类、无机盐、维生素和微量元素等。

2．药理　①强身健脑作用：本品能促进机体新陈代谢，增强抗病能力。②改善心肌功能：本品能增加冠脉供血量；增加血红蛋白。③杀菌作用：本品在试管内能杀死伤寒、副伤寒、肠炎和痢疾杆菌等细菌。

3．临床　①治疗胃、十二指肠溃疡取新鲜蜂蜜100克，每日早、中、晚分3次饭前服用；用至第10天后，每日增至150～200克。共治疗20例，其中15例龛影消失；3例进步（平均32天）；18例疼痛完全消失；2例减轻，疼痛消失时间最短为6天，平均22.2天。②治疗角膜溃疡及睑缘炎用蜂蜜制成5%滴眼液点眼，治疗角膜溃疡29例，治愈22例，进步4例，无效3例。用蜂蜜外涂，每日3次，治疗睑缘炎76例，平均治愈时间为3.5天。

【附注】　蜂蜜因蜂种、蜜源、环境等的不同，其化学成分差异甚大。某些地区生长有大量剧毒的蜜源植物，如雷公藤、昆明山海棠、博落回、羊踯躅等，若蜜蜂采其花粉所酿成的蜜，即可引起中毒。

附：蜂乳

为工蜂咽腺分泌的乳白色胶状物和蜂蜜配制成的液体。性味：甘，平。功效：滋补，强壮，益肝健脾。凡病后虚弱、小儿营养不良、老年体衰、肝炎、高血压病、风湿关节炎、胃及十二指肠溃疡等病证均可用之。

茶 叶 《新修本草》

为山茶科植物茶的芽叶。主产于我国长江流域及南方各省。春、夏、秋季采收初发的嫩叶，尤以清明前后采收的嫩芽品质最佳。一般采摘时间愈迟，质量愈次。由于加工方法不同，茶叶又可分为绿茶、乌龙茶、红茶等。

【别　　名】　茗、荼、苦茶、腊茶、茶芽。

【性味归经】　苦、甘，凉。归心、肺、胃经。

【功效应用】

1. 清热除烦　用于热病心烦口渴，或暑热等证。本品性凉入心，有清热解毒、除烦止渴之功。如用于热病烦渴，可单用，或配竹叶、芦根等药同用；若消暑、解酒毒，可配生姜等，浓煎服之。

2. 清利头目　用于风热头痛、目赤、目昏、神昏、多寐等证。本品味苦气薄，体轻而浮，能升能降，有清利头目而提神之功。如治风热头痛，可配菊花、川芎等药同用；若神昏多寐者用之可提神益思。

3. 消食化积　用于宿食停积之脘腹胀痛、嗳腐纳差、泄泻等证。本品能祛食积，助消化。如用茶叶 30 克煎成浓汁，再加红糖 30 ~ 60 克，煮至发黑后内服，或配葱、高良姜等药同用。

4. 通利小便　用于小便涩滞，常配海金砂同用。

此外，若用陈年茶叶（腊茶），配刘寄奴，治疗便血有良好效果。目前临床上还常用之治疗肠炎、痢疾、溃疡病，或用以减肥。

【用量用法】　3 ~ 9 克。煎汤、浸泡或入丸、散。

【使用注意】　失眠者、孕妇及哺乳妇忌用；空腹、发热、便秘者忌饮浓茶、隔夜茶；活动性消化性溃疡患者不宜多饮茶；服用人参等滋补药时不宜饮茶。

【文献摘要】

《新修本草》：下气消食，作饮，加茱萸、葱、姜良。

《本草纲目》：茶苦而寒；阴中之阴，沉也降也，最能降火。火为百病，火降则上清矣。……若少壮胃健之人，心肺胃之火多盛，故与茶相宜。温饮则火因寒气而下降，热饮则茶借火气而升散，又兼解酒食之毒，使人神思闓爽，不昏不睡，此茶之功也。

《本草求真》：凡一切食积不化，头目不清，痰涎不消，二便不利，消渴不止，及一切便血、吐血、衄血、血痢、火伤目疾等症，服之皆有效。

【现代研究】

1. 成分　含嘌呤类生物碱，以咖啡碱为主，含量约 1% ~ 5%，并含微量可可豆碱、茶碱等。绿茶中所含的缩合鞣质约为 10% ~ 24%，而红茶中仅有 6% 左右。其含有的挥发油是茶叶的香气成分。

2. 药理　①中枢神经作用：咖啡因能兴奋高级神经中枢，使精神兴奋，思想活跃，消除疲劳，过量可引起失眠、心悸、头痛等不适症状；②循环系统作用：咖啡因、茶碱可直接兴奋心脏，扩张冠状血管，对末梢血管亦有直接扩张作用；③抑菌作用：茶叶对痢疾杆菌、沙门氏菌、金黄色葡萄球菌、乙型溶血性链球菌、白喉杆菌、绿脓杆菌等均有抑菌作用。花茶、绿茶的抗菌效能大于红茶。④利尿作用：茶叶能抑制肾小管的再吸收而有利尿作用。此外，尚有松弛平滑肌、加强横纹肌的收缩能力，增强毛细血管抵抗力等作用。

3．临床　①治疗菌痢：急性菌痢的治愈率一般在95％以上，慢性菌痢的近期治愈率在85％以上；②治疗急性胃肠炎：成人用50％煎液每次10毫升，日服4次；小儿用10％煎液，1～5岁15～20毫升，5～10岁20～30毫升，10～15岁30～40毫升。治疗20例，服药后症状于1～2天内消失；③治疗小儿中毒性消化不良：采用茶叶煎剂治疗2岁以下中毒性消化不良者21例（10％煎液15～20毫升），除3例加用抗菌素，结果全部治愈。

【附注】　目前饮用的茶叶大体可分为以下5类：

1．绿茶　绿叶青汤。

2．红茶　红汤红叶。

3．花茶　花香芬芳。

4．乌龙茶　兼有绿茶的清香，红茶的浓鲜。

5．紧压茶和速溶茶（成型茶）　具有红茶特征。

附：茶子油

为山茶科植物茶的种子的脂肪油。性味：甘，凉。功效：清热化湿，杀虫解毒。常用于痧气腹痛、疥癣、水火烫伤等证。现多作制作菜肴的辅料品。

酒　《名医别录》

为米、麦、黍、高粱等和粬酿成的一种饮料。我国各地均产。因制法不同，酒分为非蒸馏酒和蒸馏酒两大类，前者如米酒、黄酒、葡萄酒等；后者为白酒，又名烧酒。浸药多用烧酒；做药引常用黄酒。白酒以陈久者为佳。

【性味归经】　甘、苦、辛，温。有毒。归心、肝、肺、胃经。

【功效应用】

1．温通经脉　用于寒滞经脉、瘀血内阻所致诸证。本品辛散温通，性窜而升，有良好的疏通血脉、驱散阴寒之功。如用于胸痹，常配瓜蒌、薤白等药；若治冻疮，可配花椒、姜汁等药；若用于跌打损伤、瘀血肿痛，可单用揉擦患处，亦可以之送服七厘散，或调敷患处。

2．舒筋散寒止痛　用于风寒湿痹、筋脉挛急等证。本品通经和脉、散寒止痛之功力强。如治疗风湿痹痛时，可以之送服他药，或煎煮他药，或制成药酒内服，如白花蛇酒、虎骨酒等；若用于筋脉挛急，可单用，或制成木瓜酒、麝香活络酒外擦。

3．引行药势　本品性善走窜，温热而升，有导引他药直达病所之功，为临床常用之导引药。药物中性沉降者得之则升，如酒制黄芩；呆滞者得之则行，如酒制白芍等。中药炮制时常以之为辅料，以引行药势，增强药效。

【用量用法】　白酒每日不宜超过1克/公斤。加热后饮用为佳，或和药同煎，或与药液兑服，或制成药酒，或送服某些丸、散剂。外用适量。

【使用注意】 平素不宜过量饮酒，尤不宜于空腹时大量饮酒。阴虚有热、失血及湿热盛者忌服。因白酒中乙醇浓度高，故神经病、精神病、高血压、动脉硬化、肝炎、肝硬变及肺结核等患者和孕妇忌用。

中毒与处理：短时间内大量饮酒，可致急性中毒。轻者可见烦躁多语、恶心呕吐，中药可选用葛花 10～15 克煎汤内服；或用芹菜汁内服；或取陈醋 50 克，红糖 25 克，生姜 3 片，煎汤内服。重者可见昏睡、昏迷、面色苍白、呼吸缓慢、体温下降，最终可因呼吸衰竭而死亡。此时应及时洗胃（或催吐）或注射咖啡因。慢性中毒者可见记忆力减退、表情淡漠，或出现慢性胃炎及心、肝、肾、神经等脏器组织病理改变。此时即应嘱其戒酒，并予以对症治疗。

【文献摘要】

《名医别录》：行药势，杀百邪恶毒气。

《本草纲目》：酒，天之美禄也。面曲之酒，少饮则和血行气，壮神御寒，消愁遣兴；痛饮则伤神耗血，损胃亡精，生痰动火。烧酒，纯阳毒物也。

《本草求真》：温饮和胃，怡神壮色，通经活脉。且雾露岚瘴，风寒暑湿邪秽，得此亦可暂辟。

【现代研究】

1. 成分　酒类均含乙醇。蒸馏酒含乙醇量为 50%～70%，非蒸馏酒含乙醇量为 15%～20%。前者尚含高级醇类、脂肪酸类、脂类、醛类等。后者尚含有机酸、糖类、甘油等。米酒含有较多的糖类、有机酸等。

2. 药理　①中枢神经作用：其含有的乙醇对中枢的作用与麻醉药相似，但由于它引起的兴奋期太长，大量则可导致延脑麻痹而安全度不够，故不能用作麻醉药。乙醇引起的兴奋，为大脑抑制功能减弱所致，而非真兴奋。②循环系统作用：中等量的乙醇可致皮肤血管扩张，而使皮肤发红有温暖感，但皮肤血管扩张可致体内热量散失加速，故不宜作为御寒药。中等剂量对心功能无影响。大量则可麻痹延脑中枢而导致循环衰竭。③消化系统作用：乙醇含量在 10% 左右的酒，可增加胃液分泌；小量低浓度的酒尚能增强胃的吸收功能。若乙醇含量达 20% 以上的酒，即可能抑制胃液分泌，减弱胃蛋白酶的活性。若超过 40% 则对胃粘膜有强烈刺激。④局部作用：在皮肤上涂擦乙醇，能加速体热的挥发，是常用的物理降温剂。高浓度乙醇（70%）能使细胞原浆脱水并发生沉淀，故其杀菌作用较强。

3. 临床　治疗腹泻：用黄酒 0.5 斤，煮沸后加红糖 4 两（再煮 2～3 分钟），顿服或分 2 次服，治疗产后单纯性腹泻 14 例。其中痊愈 10 例，停药后自愈 1 例，缓解 2 例，无效 1 例。

【附注】 乙醇在胃肠道中吸收迅速，其中约有 20% 在胃中吸收，其余在小肠。空胃时吸收最多，CO_2 可促进其吸收。低浓度酒易于吸收，高浓度的反较缓慢。进入体内的乙醇约 90%～98% 被完全氧化，并放出高达 7.1 千卡/克的能量为机体利用。成人一般 1 小时可氧化乙醇 9～15 毫升，此氧化速度常较恒定，不受血中浓度高低之影响。若大量饮酒，超过此速度，即可蓄积而引起中毒。

附：啤酒　啤酒花

1. 啤酒　为大麦加辅助原料，糖化后用啤酒花酵母发酵制成。其含乙醇（一般为 3～

6%）、糖类、维生素及其他营养物质。功效：健胃消食，化湿利尿。被誉为"液体面包"，据称1升啤酒产生的热量（760千卡），相当于5～6个鸡蛋或半升牛奶所产出的热量。

2．啤酒花　为桑科草本植物啤酒花的雌性花序。产于我国东北、华北等地。夏、秋、季花盛开时采收，鲜用或晒干备用。性味：苦，微凉。功效：健脾消食，利尿安神。多用于消化不良、腹胀、浮肿、膀胱湿热、肺痨、失眠等证。内服汤剂量为1.5～3克。

此外，本品为芳香性味苦凉之品，是制造啤酒的重要原料，啤酒的苦味即来自此花。

咖　　啡

为茜草科植物咖啡树的种子。主产于非洲，目前，我国广东、海南等地亦有栽培。采收其种子。焙炒后研粉备用。

【别　　名】　咖啡豆、咖啡果、咖啡粉、咖啡茶。

【性味归经】　甘，温。

【功效应用】

1．醒脑提神　用于神萎嗜睡、酒醉不醒等证。本品有较强的兴奋作用，为醒脑提神之佳品。若用治精神萎疲，单用浓煎，频频饮用即可。

2．利尿消肿　用于水肿，小便不利。本品有一定的利尿作用，水肿患者经常适量饮用有辅助治疗作用。

此外，本品尚有助消化作用，餐前适量饮用，能增进食欲。

【用量用法】　10～15克，水煎服。

【使用注意】　失眠者慎服，孕妇和小儿忌服，不宜短时间过量饮用。

【现代研究】

1．成分　含蛋白质、脂肪、粗纤维、蔗糖、咖啡碱等。

2．药理　①中枢兴奋作用：所含咖啡碱能兴奋中枢神经系统，尤其是对大脑皮质的兴奋作用较强，可以改善思维活动，提高对外界刺激的感受性，消除瞌睡。②兴奋脊髓作用：过量使用能兴奋脊髓，甚至可引起阵挛性惊厥。③能直接兴奋心脏和骨骼肌，舒张皮肤血管、冠状血管、肾和肺血管，松弛胆道及支气管平滑肌，并有一定的利尿作用。但在整体状态下，其直接作用常被较强的中枢作用所掩盖。此外，还能刺激胃液分泌，使胃酸增多。

【附注】　①咖啡是世界性饮料，其年消耗量为可可、茶叶的3倍，约350多万吨，居世界3大饮料之首。②过量饮用咖啡对人体有害。长期饮用咖啡，会使人产生依赖性（成瘾），一旦停饮，会使大脑高度抑制，出现血压降低，剧烈头痛，甚至精神异常。③经常喝咖啡的孕妇，生下的婴儿肌张力较低，肢体活动能力较差。此外，边喝咖啡边吸烟，会引起大脑过度兴奋。因此，适量饮用咖啡对人体有益，无节制地滥饮则对人体有害。④咖啡茶的正确配方与加工。一般配方为咖啡50克，水1000克，白糖100克，可煮4杯咖啡茶（每杯22.5克左右）。加工时，一般先将水用大火煮沸，投入咖啡后，改为小火，边烧边搅，约3分钟即可停火，滤去咖啡渣即成，咖啡茶煮好后，应趁热喝，置凉后其香味就会散失（因咖啡的香味浓度与其泡沫密度有关，置凉后其泡沫消失，香味也就没有了）。

食　盐　《名医别录》

为海水或盐井、盐池、盐泉中的盐水经煎晒而成的结晶。我国沿海各省及四川、湖北、陕西、甘肃等地均产。一般须经加工、提炼后入药。

【别　　名】　盐、咸鹾、海盐、井盐、池盐、岩盐、大盐、戎盐。

【性味归经】　咸，寒。归胃、肾、大肠、小肠经。

【功效应用】

1. 涌吐痰积　用于痰积胸中、食停上脘等证。本品咸寒有催吐之功。痰涎、宿食停积于胸中、上脘等处，可用浓盐水一碗顿服引吐。

2. 清火凉血　用于火热所致之咽喉肿痛、齿龈出血、口舌生疮等证。如治咽喉肿痛，可用淡盐水含漱；若治齿龈出血，可早晚用细盐刷牙。

3. 引药归肾　本品为常用炮制辅料，以盐制药可引其入肾。如盐制黄柏以泻肾火为佳，盐制巴戟天以补肾阳为主。

此外，若早、晚空腹顿服淡盐水1杯，可治疗习惯性便秘；若在小儿脐部隔盐艾灸，可治小儿尿闭不通、疝气等病；用淡盐水冲洗疮口，有解毒防腐、促进疮面愈合的作用。

【用量用法】　每日剂量宜小于10克，沸水溶化内服；催吐可用至10～20克，宜炒黄后用。外用适量，炒热熨敷或化水点眼、洗疮。

【使用注意】　不宜过量食用。水肿者忌用。高血压患者应控制盐的摄入量。

【文献摘要】

《神农本草经》：大盐，令人吐。

《本草纲目》：解毒，凉血润燥，定痛止痒，吐一切时气风热、痰饮、关格诸病。

《本草从新》：凡痰嗽哮证，血病消渴及水肿，俱大忌。或助水邪，或损颜色，或伤筋力。

【现代研究】

1. 成分　主要为氯化钠，尚含氯化镁、硫酸钠、硫酸钙等杂质。海盐中还含有碘。

2. 药理　①维持机体内环境平衡：人体内约需保持100克左右的钠，若其排泄部分得不到及时补充，即可致电解质紊乱，而引起失水、晕厥、虚脱，甚至昏迷等症状。②促进消化吸收：盐是构成胃液的基本成分，能激活胃蛋白酶原，使之转化为胃蛋白酶而分解蛋白质；亦能直接使蛋白质变性而有利于消化吸收。其尚有较强的抑菌作用。

酱　油　《名医别录》

为用面粉或豆类，经蒸罨发酵，加盐、水制成的糊状物，取其上层液体状物质即为酱油。全国各地均产。主要分为豆酱和面酱两大类。

【别　　名】　豉油。

【性味归经】　咸，寒。归脾、胃、肾经。

【功效应用】　除热解毒：用于水火烫伤、毒虫或蜂蜇伤，可单用酱油外涂。

此外，本品亦可用于妊娠下血或尿血等证。

【用量用法】 本品入药以外用为多，用量可根据病变部位酌定。

【文献摘要】

《名医别录》：除热，止烦满，杀百药及热汤大毒。

《本草纲目》：酱汁灌下部，治大便不通；灌耳中，治飞蛾、虫、蚁入耳；涂犬咬及汤、火伤灼未成疮者，有效。又中砒毒，调水服，即解。

《本草经疏》：按酱之品不一，惟豆酱陈久者入药，其味咸酸冷利，故主除热，止烦满及汤火伤毒也。能杀一切鱼、肉、菜蔬、蕈毒。

【附注】 ①酱与酱油的性味、功能相同。②市售的风味酱油有广东产的冬菇酱油，其能调节机体的新陈代谢，能助消化，增强抗病能力；而磨菇酱油系用蘑菇汁酿成，其含有 17 种氨基酸，营养丰富，口感鲜美，能助消化，尤适宜于儿童与老人食用；无盐酱油系采用无盐固态发酵工艺制成，其中以药用氯化钾、氯化铵代替盐。适宜于心脏病、肾脏病、肝硬化、高血压和水肿等患者食用。③据报道，酱中含有丰富的抗癌物质。动物实验亦证明酱油有一定的抗癌作用。

醋 《名医别录》

为米、麦、高粱或酒、酒糟等酿成的含有乙酸的液体。全国各地皆有生产，其中以山西老陈醋、四川保宁醋、镇江香醋等品种较为有名。

【别　　名】 苦酒、淳酢、醯、米醋。

【性味归经】 酸、苦，温。归肝、胃经。

【功效应用】

1. 活血化瘀　用于瘀血内阻所致之癥瘕积聚等证。本品偏走肝经，有活血化瘀之功，但很少单用，多作为药引或炮制辅料。如用治癥瘕积聚，可将三棱 120 克，川芎 60 克，大黄 15 克等药，用醋煮过，研末为丸内服。

2. 止血　用于吐血、衄血、便血等多种出血证。因本品既能化瘀，又能止血，故用于血瘀出血证尤宜。

3. 解毒　本品既能消散肿毒，又能解鱼、肉、菜等食物之毒。若用治疮疡肿毒者，可用醋调大黄末外敷。若因食生冷、不洁之品而成积者，可用醋调生姜末食之。

4. 安蛔止痛　用于虫积腹痛。本品味酸，因蛔有"得酸则安"之特性，故其有良好的安蛔止痛之功。若治蛔虫内扰之腹痛，可顿服 30～50 毫升或更多，以后可视病情再服，直至不痛为止。

此外，将本品加热熏蒸，能预防流感。一般按 2～10 毫升/立方米醋，加水 1～2 倍，加热熏蒸，每次 1 小时，每日或隔日 1 次，连续 3～6 天。亦可用于预防腮腺炎及肠道疾病。

【用量用法】 20～40 毫升，不宜超过 100 毫升。入汤剂或稀释后内服或拌制其他药物或食物服。外用可烧热熏嗅、涂敷、含漱。

【使用注意】 不宜多食，否则伤筋软齿。脾胃湿盛、外感初起者忌用；溃疡病患者不宜食用。不宜用铜器烹调醋。

【文献摘要】

《名医别录》：消痈肿，散水气，杀邪毒。

《本草拾遗》：治产后血运，除癥块坚积，消食，杀恶毒，破结气，心中酸水痰饮。

《本草从新》：多食损筋骨，损胃，损颜色。

【现代研究】

1. 成分　含乙酸、乳酸、丙酮酸、草酸、琥珀酸等有机酸及高级醇类、糖类、氨基酸、维生素、微量元素等。

2. 药理　①助消化吸收作用：醋能刺激神经中枢，促进消化液分泌，并能提高食物中的钙、铁、磷等无机盐的溶解率。②杀菌作用：醋对葡萄球菌、大肠杆菌、痢疾杆菌、嗜盐菌等都有很强的杀伤作用。③扩张血管作用：醋有扩张血管，防治心血管疾病的作用。④利尿作用：醋能增强肾功能，而有一定的利尿作用。⑤其他：醋还具有抑制和降低人体内过氧化脂质的形成，促进物质代谢，调节血液的酸碱平衡等作用。

3. 临床　治疗胆道蛔虫病，按年龄大小顿服酸醋 30～50 毫升或更多，以后视情况可再次服用，直至不痛为止。在疼痛明显减轻的当天或次日，按常规服用驱蛔药物。共观察 15 例，服醋总量为 300～500 毫升，其中 12 例于 2 天内完全止痛，3 例在 3～4 天疼痛亦完全解除。

【附注】　醋分为酿造和配制 2 大类。酿造醋（即米醋）是以粮食、糖或酒等为原料，经发酵而成。其营养丰富，多有防病、治病、保健等作用。配制醋（即化学醋）是以化学合成的冰醋酸为原料，加水稀释而成，没有其他营养成分，只宜作为调味品。

味　精

为经化学方法加工而成的白色晶体状调味品。全国各地均产。

【别　名】　味素、味丹。

【性味归经】　甘，温。归胃、肝经。

【功效应用】

1. 增鲜开胃　本品具有浓烈的肉类鲜味，即使是溶于 2000～3000 倍的水中，仍能感觉到其鲜味，故能增加各种菜肴的鲜味，增进人的食欲，促进营养物的摄入。若用于食欲不振或营养不良的患者较宜。

2. 醒脑镇惊　用于癫痫小发作或防治肝昏迷。本品所含的谷氨酸可与血氨结合成无毒的谷氨酰胺，还能改善神经系统功能。若用于癫痫小发作，成人每次服 2 克。每日 3 次；小儿每岁每日 1 克，分 3 次服。若治肝昏迷，每次 3 克，每日 3 次。

【用量用法】　5～10 克，冲服。

【使用注意】　不宜长时间高温煎煮或拌炒（其所含谷氨酸钠，在120℃以上时会变成焦化谷氨酸钠，而有一定的毒性）。肾功能不全慎用。

【现代研究】

1. 成分　含大量谷氨酸钠（麸氨酸钠），一般约为 90% 左右。

2. 药理　谷氨酸钠能使血氨降低；参与脑内蛋白质和糖代谢；促进氧化过程，改善神经系统功能。大量口服可发生恶心、呕吐、腹泻等症状。

【附注】　①不宜在含碱食物中使用，在加工鸡、鱼、虾、肉等动物类食物时，不必再用味精调味；凉拌菜的温度较低，味精不易溶化，故不能起到调味作用。②制作热菜时，味精不宜下锅太早，一般应在临出锅前加入。③经过大量实验研究后，联合国粮农组织和世界卫生组织食品添加剂专家联合委员会在1987年2月召开的第19次会议上，宣布取消对味精（谷氨酸钠）的食用限量，也取消了对未满12周岁的婴幼儿食用味精的限制。

生　姜　《名医别录》

为姜科植物姜的鲜根茎。我国各地均产。于9~11月间采挖。除去须根，洗净，切片入药。

【别　　名】　姜　鲜姜。

【性味归经】　辛，温。归肺、胃、脾经。

【功效应用】

1．发表散寒　用于外感风寒，发热、恶寒等证。因其味辛而散、性温祛寒，具有发散风寒而解表之功，用时取生姜6克，葱白3厘米，大枣4枚，水煎顿服。或以生姜30克切片，红糖适量，煎汤趁热服下，既治感冒，又可作预防感冒之用。

2．温胃止呕　用于各种呕吐。以治胃痛、胃寒呕吐为宜。本品自古用为调味和开胃，是常用的食疗佳品。止呕作用甚佳，素有"呕家圣药"之称。用时取生姜、橘皮各12克，水煎服，或生姜30克，猪肚1个，将生姜放入猪肚内，隔水炖，分2次服，有一定疗效。

3．解毒　用于药物中毒、食物中毒等。用于生半夏、生南星、生野芋等中毒，取生姜洗净切片煎服或捣烂取汁、加少许温开水滴鼻，每次2~3滴。用治食物中毒，生姜、苏叶各30克，水煎服，即可缓解中毒症状。

此外，配辣椒、白萝卜煎洗患处可治冻疮。单用反复外擦可治白癜风。内服还可治疗类风湿性关节炎。

【用量用法】　3~10克，煎汤或捣汁，外用捣敷、外擦或炒热熨等。

【使用注意】　不宜久服（久服积热，损阴伤目）。阴虚、内有实热，或患痔疮者忌用。烂姜勿用。

【文献摘要】

《名医别录》：味辛，微温。主伤寒头痛鼻塞、咳逆上气。

《本草纲目》：生用发散，熟用和中，鲜食野禽中毒或喉痹；浸汁点赤眼；捣汁和黄明胶熬，贴风湿痛。

《日用本草》：治伤寒、伤风、头痛、九窍不利。入肺开胃，去腹中寒气，解臭秽。解菌蕈诸物毒。

《本草拾遗》：汁解毒药、破血调中，去冷除痰，开胃。

《会约医镜》：煨姜、治胃寒、泄泻、吞酸。

【现代研究】

1．成分　含挥发油，主要为姜醇、姜烯、水芹烯、柠檬醛，芳樟醇等成分。

2．药理　能加速血液循环，促进胃液分泌及肠管蠕动，帮助消化。对大脑皮质、心脏、延髓的呼吸中枢和血管运动中枢均有兴奋作用。外用可抑制皮肤真菌和杀灭阴道滴虫。

葱　《神农本草经》

为百合科植物葱的鳞茎（葱白）或带根全叶。我国各地都有栽植。

【别　　名】　葱头白　和事草　小葱　四季葱。

【性味归经】　辛，温。归肺、胃经。

【功效应用】

1．通阳发表　用于风寒感冒、头痛鼻塞、阴寒腹痛等证。治疗风寒感冒多与粳米煮稀粥，趁热服食；治疗头痛鼻塞可与米酒同煮内服。本品外敷脐下，可治阴寒腹痛、四肢厥冷、口唇青紫、阴囊内缩等证。

2．解毒止痛　用于乳痈初起、胸胁痛等证。前者单用葱白捣烂调鸡蛋清烘热外敷；后者与生姜、白萝卜捣烂炒热布包敷。

此外，本品有较强杀菌作用，可预防流感。现代用于蛔虫性肠梗阻，急性腹痛，能缓解疼痛。

【用量用法】　3～10克　外用适量。

【使用注意】　不宜与蜂蜜同服。肾脏疾病尽量少用。

【文献摘要】

《神农本草经》：主伤寒、寒热、出汗、中风、面目肿。

《名医别录》：主伤寒头痛。

《本草从新》：发汗解肌，通上、下阳气，仲景白通汤，通脉四逆汤并加以通脉回阳。若面赤格阳于上者，尤须用之。

【现代研究】

1．成分　含葡萄糖、果糖、麦芽糖、苹果酸、挥发油，油中主要成分为蒜素、维生素 B、维生素 C 及铁盐等。

2．药理　能刺激汗腺，有发汗作用。并可促进消化液分泌，有健胃作用。葱油有祛痰作用，尚可利尿。其挥发性成分对白喉杆菌、结核杆菌、痢疾杆菌、葡萄球菌、链球菌有抑制作用；在试管内对多种皮肤真菌有抑制作用。

胡　椒　《新修本草》

为胡椒科常绿藤本植物胡椒的干燥果实。主产于热带、亚热带地区，我国华南、西南等地亦有引种。10月至次年4月当果穗基部的果实开始变红时，剪下果穗，晒干或烘干后即成黑褐色，取下果实，通称黑胡椒。如在全部果实均变红时采收，用水浸渍数天，擦去外皮晒干，表面呈灰白色，通称白胡椒。生品入药。

【别　　名】　黑胡椒、白胡椒、浮椒、玉椒。

【性味归经】 辛，热。归胃、大肠经。

【功效应用】

1. 温中止痛 用于中焦寒滞之脘腹冷痛、呕吐清水、泄泻等证。本品味辛性热，善祛中焦及大肠寒邪，而奏止痛之功。若用治脘腹冷痛，可单用，或配高良姜、荜茇等药，或以大枣（去核）7枚，每1枚中放入胡椒7粒，用线扎好，蒸熟，捣为丸，每次温开水送服0.5~1克；若治胃寒腹泻，可用本品研粉敷脐。

2. 开胃消食 用于食欲不振、宿食不消等证。少量进食本品，能增进食欲、帮助消化。若治宿食不消，可配生姜、紫苏等药同用。

此外，将本品浸泡于75%酒精中30分钟，取出切片，埋于膏肓、定喘、膻中、肺俞等穴，可治疗慢性气管炎。若将之浸于90%酒精中7天，取其滤液涂擦，可治疗冻疮。

【用量用法】 2~4克，若研粉吞服每次0.5~1克。外用适量；研末调敷，或浸酒外擦。

【使用注意】 阴虚有火、痔疮者和孕妇忌用。

【文献摘要】

《新修本草》：下气，温中去痰，除脏腑中风冷。

《本草纲目》：胡椒大辛热，纯阳之物，肠胃寒湿者宜之。热病人食之，动火伤气，阴受其害。

《本草求真》：比之蜀椒，其热更甚。凡因火衰寒人，痰食内滞，肠滑冷痢及阴毒腹痛，胃寒吐水，牙齿浮热作痛者，治皆有效。以其寒气既除而病自可愈也。

【现代研究】

1. 成分 含胡椒碱、胡椒脂碱、胡椒新碱，挥发油中含向日葵素、二氢葛缕醇、氧化石竹烯、隐品酮、松香芹醇等。

2. 药理 ①升压作用：正常人将0.1克胡椒含于口内，可引起血压上升，10~15分钟后复原，对脉搏无显著影响。②驱杀绦虫：其水、醚、酒精提取物在试验中均有杀绦虫作用。③其他作用：对子宫有收缩作用，能兴奋离体肠管；内服有驱风、健胃等作用；外用对皮肤有刺激作用，可引起局部充血（发赤）。

3. 临床 ①治疗小儿消化不良腹泻：用白胡椒1克研粉，加葡萄糖粉9克配成散剂。1岁以下者每次0.3~0.5克，3岁以下者0.5~1.5克，但不得超过2克，每日3次，1~3天为1疗程。其治疗20例，痊愈18例，好转2例。②治疗肾炎：取白胡椒7粒，新鲜鸡蛋1个。将鸡蛋钻一小孔把胡椒装入其内，封孔，用湿纸包裹，蒸熟。服时去蛋壳，连胡椒一起吃下。成人每日2个，小儿每日1个。10天为1个疗程，2疗程间休息3天。共治疗6例，治愈5例。

【附注】 ①胡椒分黑、白2种。黑者为未成熟果实，气味较淡；白者为成熟果实，种仁饱满，气味浓烈，品质较好，故药用以白者为佳。②本品内服作用与辣椒相似，但刺激性较小。小量能健胃和驱除肠道积气，大量服用对胃粘膜有明显的刺激性，可引起充血性炎症。

花　椒 《神农本草经》

为芸香料灌木或小乔木植物花椒的干燥成熟果皮。我国大部分地区均产，但以产于四川者为佳。秋季采收成熟果实，晒干，除去果柄种子和杂质后入药。

【别　　名】 蜀椒、秦椒、川椒、巴椒。

【性味归经】 辛，热。有小毒。归脾、胃、肾经。

【功效应用】

1．温中止痛　用于脾胃虚寒之脘腹冷痛、呕吐、泄泻等证。本品味辛性热，有温中散寒而止痛之功。若用于中焦虚寒之脘腹冷痛，可单用本品炒热，布包熨疼痛之处，亦可配干姜、饴糖等药同用；若治寒湿泄泻，可配苍术、厚朴等药同用；若治反胃呕吐，可用本品6克，绿豆一撮，水煎内服。

2．杀虫　用于蛔虫引起的腹痛、呕吐。本品有驱杀蛔虫之功。如用芝麻油125毫升将本品煎至微香后，取油1次顿服（或分2次服），可收杀虫之效；亦可配乌梅、干姜等药同用，水煎内服。

此外，本品还可用治小儿消化不良、菌痢、阴道滴虫等症。家常应用尚能解鱼、蟹之毒。

【用量用法】 2～5克，煎汤，或入丸、散剂。外用适量，研末调敷或煎水外洗。

【使用注意】 阴虚火旺者及孕妇忌用。多食易动火、耗气、损目。

【文献摘要】

《神农本草经》：主风邪气，温中除寒痹，坚齿发，明目。

《本草纲目》：散寒除湿，解郁结，消宿食，通三焦，温脾胃，补右肾命门，杀蛔虫，止泄泻。

《本草求真》：治能上入于肺发汗散寒，中入于脾暖胃燥湿消食，下入命门补火治气上逆。

【现代研究】

1．成分　含挥发油，其中主要有牻牛儿醇、柠檬烯、枯醇等，以及川椒素和植物甾醇、不饱和脂肪酸、磷、铁等。

2．药理　①胃肠作用：给大鼠口服后能抑制胃肠运动，但对大肠运动的影响不大。②利尿作用：小量口服对大鼠有轻度利尿作用，但大量则能抑制尿的排泄。③驱蛔作用：对豚鼠蛔虫有驱虫作用。④局部麻醉作用：花椒烯醇液有局部麻醉作用，对家兔角膜表面麻醉的效力较地卡因稍弱；对豚鼠的浸润麻醉效力强于普鲁卡因。

3．临床　①治疗蛔虫性肠梗阻：用麻油100～200克，置锅中煎熬，再投入花椒10～12克，至微焦捞出弃去，取花椒油1次顿服。共治疗8例儿童患者，均于服药后15～30分钟，腹痛停止，随后排便，有的同时排出蛔虫。②治疗腹痛：取花椒果皮制成50%的注射液，痛时肌肉注射或穴位注射，每次2毫升。共治疗腹痛（溃疡病、肠痉挛、胆绞痛）246例，有效240例。一般在注射后10～15分钟疼痛缓解，可持续2～4小时，未见副作用。

附：椒目

为花椒的种子。专供药用。其性寒味苦，归脾、膀胱经。功能行水、平喘。多用于水肿胀满、痰饮喘咳等证。用量2～5克。

桂　　皮　《本草经集注》

为樟科植物天竺桂、阴香、细叶香桂或川桂等的树皮。主要产于福建、广东、广西、湖北、江西等地。冬季采取树皮，阴干入药。

【别　　名】　山桂、月桂、土肉桂、野桂。

【性味归经】　辛，温。归心、肝、脾、肾经。

【功效应用】

1．温中止痛　用于中焦有寒之脘腹冷痛、呕吐、呃逆。本品有温脾暖胃、散寒止痛之功。若用治脘腹冷痛，可单用本品研末内服，或配高良姜、花椒等药同用。

2．活血通脉　用于瘀血内阻之产后腹痛、跌损伤痛等证。本品辛散温通，有散瘀滞、通血脉之功。若用于产后瘀血腹痛，可配红糖，水煎温服；若治跌损伤痛，可以之研末，温酒送服。

此外，本品尚能散风寒，除痹痛，故亦可用于风湿痹痛。

【用量用法】　2～5克，入煎剂宜后下，若研末冲服，每次1～2克，或入丸剂。

【使用注意】　阴虚火旺、里有实热、血热妄行者及孕妇忌用。

【文献摘要】

《本草纲目》：破产后恶血，治血痢肠风，补暖腰脚，功与桂心同，方家少用。

【现代研究】

1．成分　含挥发油（桂皮油），其中有水芹烯、丁香油酚、甲基丁香油酚等。

2．药理　①中枢神经作用：桂皮醛对小鼠有明显的镇静作用；有一定的解热作用，可减少莸碱引起的强直性惊厥及死亡的发生率。②杀菌作用：桂皮油对革兰氏阳性菌的抑制效果比对阴性者好，但有刺激性，故很少作为抗菌药。亦能杀灭真菌。③可作为健胃和驱风剂。

3．临床　治疗白色念珠菌病：采用桂皮素治疗各型白色念球菌病37例，结果27例治愈，6例显著好转，4例好转。其中以内脏念球菌疗效较佳，多在用药2～5天症状开始好转。

八角茴香　《本草品汇精要》

为木兰科植物八角茴香的果实。主产于广西、广东、云南、福建、台湾等地。冬季果实由绿变黄时采收。置沸水中略烫后干燥或直接干燥入药。

【别　　名】　大茴香、八角大茴、舶茴香、八角珠、八角香。

【性味归经】　辛、甘，温。归肝、脾、肾经。

【功效应用】

1．散寒止痛　用于寒性腹痛、睾丸偏坠等证。本品温而不燥，功能温肾散寒，解郁止痛。若治寒疝少腹作痛，可配沉香、乌药等药同用；若治睾丸偏坠，可与橘核、山楂等药同用。

2．理气和胃　用于胃寒呕吐、食少、脘腹胀痛。本品味辛性散，有理气行滞、和中开胃之功。若用于胃寒纳差，可配生姜内服；若治脘腹胀痛，可单用酒煎内服。

此外；将本品炒热，布包温熨下腹部，治寒性腹痛有良效。

【用量用法】　3~6克，煎汤或入丸、散剂。外用适量。

【使用注意】　阴虚火旺者忌用。

【文献摘要】

《新修本草》：主诸瘘、霍乱及蛇伤。

《本草纲目》：大茴香性热，多食伤目发疮，食料不宜过用。

《本草求真》：凡一切沉寒痼冷而见霍乱癫疝、阴肿、腰痛及干湿脚气，并肝经虚火，从左上冲头面者用之，服皆有效。

【现代研究】

1．成分　含挥发油（主要是茴香油）、脂肪油、蛋白质、树脂等。

2．药理　抑菌作用：用醇提取物在体外对革兰氏阳性细菌之抑菌作用与青霉素钾盐20单位/毫升相似；对革兰氏阴性细菌的抑菌作用与硫酸链霉素50单位/毫升相似；对真菌的抑菌作用大于1％的苯甲酸及水杨酸。

麻　油　《本草经集注》

为胡麻科植物脂麻的种子榨取的脂肪油。全国各地均产。

【别　　名】　香油。

【性味归经】　甘，凉。归大肠经。

【功效应用】

1．润肠通便　用于肠燥便秘。本品甘凉滑润，长于润燥滑肠。若治便秘，可取香油30克，元明粉9克，同煎沸，置冷，顿服。

2．解毒生肌　用于肿毒初起，可用麻油适量，煎葱至黑色，温涂患处。

【用量用法】　内服宜生用或熬熟。外用适量涂擦。

【使用注意】　脾虚便溏者忌用。

【文献摘要】

《名医别录》：利大肠，胞衣不落。生者摩疮肿，生秃发。

《本草拾遗》：主天行热，肠秘内结热。

《日华子本草》：陈油煎膏，生肌长肉，止痛，消痈肿，补皮裂。

【现代研究】

1．成分　含油酸、亚油酸等。

2．药理　黑芝麻油可增加肾上腺中抗坏血酸及胆甾醇的含量，特别是妊娠后期，抗坏血酸的含量增加更为明显。

3．临床　治疗慢性单纯性鼻炎：取麻油文火加温至沸，冷却后装瓶，用以滴鼻。初次每侧鼻孔滴2~3滴，以后渐增至5~6滴，每日3次。共治疗63例，52例显效，3例进步或改善，8例无效。

【附注】 麻油为调味佐料，香味浓厚，宜于在制作各种凉菜，面食、菜馅或炒菜时使用。

豆 油 《本草纲目》

为豆科植物黄豆的种子榨出的脂肪油。全国各地均产。

【性味归经】 甘、辛，温。归大肠经。

【功效应用】 驱虫、润肠：用于肠道梗阻，大便秘结不通。

【用量用法】 30～60 克，内服宜温饮。外用适量，涂擦或调制他药。

【文献摘要】

《本草纲目》：涂疮疥，解发腩。

《随息居饮食谱》：润燥，解毒，杀虫。

【现代研究】

1．成分 含脂肪酸、磷脂等。

2．药理 豆油中不饱和脂肪酸含量高，有利于降血脂，防止动脉硬化。

3．临床 治疗肠梗阻：用豆油治疗急性肠梗阻（包括粘连性、蛔虫性及绞窄性）130例，痊愈 98 例，无效 32 例。其中对一般粘连性和蛔虫性肠梗阻的疗效较好，对绞窄性肠梗阻无效。患者服后除大便次数增多外，无其他不良反应。

油 菜 子 油 《本草拾遗》

为油菜子的脂肪油，全国各地均产，经榨取取油备用。

【别　　名】 菜油、菜子油、菜籽油、香油。

【性味归经】 辛，微温。归大肠、肝经。

【功效应用】

1．行血消肿 用于产后心腹诸疾，金疮血痔。以菜油炒菜食。

2．润肠解毒 用于肠燥便秘、无名肿毒。治肠燥便秘，以菜油 50 克～150 克顿服。治无名肿毒，以及风疹、皮肤瘙痒、湿疹，以生菜油外搽，治疗期间，忌用水洗患处。

【用量用法】 多和其它蔬菜共炒食。除治疗肠燥便秘外，一般不直接饮用。

【使用注意】 菜油生食有生菜油味，有部分人不耐此味，一般炒菜时先将油烧一下，再倒入其他菜，可以减少其味道，亦可将菜油倒入锅内，炸一些其他食物，起锅，放冷，备用。

【文献摘要】

《本草拾遗》：取油敷头，令发长黑。

《本草纲目》：行滞血，破冷气，消肿散结，治产难，产后心腹诸疾，赤丹热肿，金疮血痔。

【附注】 此油菜子油与前述芸苔为同一植物，其功用亦与之相似。另外在食用菜油中，十字花科大白菜（黄芽菜）、小白菜（松菜）等的种子榨取的脂肪油也称菜油，功用基本相似。菜油精制后又名色拉油、色拉菜油。《本经逢原》又称油菜子油名香油，在日常生活中，人们习称的香油多特指芝麻油。

棉 籽 油 《本草纲目》

为锦葵科植物草棉等的种子所榨取之脂肪油。我国大部分地区均有栽培。

【别　　名】　棉油、棉子油。

【性味归经】　辛，热。有小毒。归大肠经。

【功效应用】

1．润燥滑肠　用于肠燥便秘。

2．解毒生肌疗癣　用于恶疮、疥癣。用本品外擦。

此外，用棉籽油煎沸，加入鲜鸡蛋，待熟后顿服鸡蛋，治咳嗽。以清晨服食为佳。

【用量用法】　内服，生用或熬熟，外用涂擦患处。

【使用注意】　粗制棉子油中含有有毒的棉酚，对人体生殖功能有严重危害，不宜食用。

【文献摘要】

《本草纲目》：治恶疮，疥癣（外擦）。

【现代研究】

1．成分　含亚油酸、棕榈酸、油酸、硬脂酸等的甘油脂和植物甾醇。

2．药理　棉子油喂饲小鸡，增加血脂质水平程度较其它植物油（如玉米油、葵花油等）为高，棉子油对小鼠引起心血管疾病的作用也高于玉米油。棉子油给大鼠灌胃（等量分4天连服）半数致死量为255±20毫升/公斤，最大耐受量为203毫升/公斤。死后解剖有全身性的毛细血管静脉郁血，红细胞崩解，毛细血管出血、失水，内脏失重，胃部的大细胞浸润性溃疡，肾小管及骨骼肌变性，在慢性毒性试验中，给犬静脉注射棉子油混悬剂6或9克/公斤，可使其分别死于第15及第5天，而同等剂量的豆油则无伤害。

【附注】　食用未经妥善处理的粗制棉籽油可引起中毒，称烧热病。一般在进食后2~4天发病，短者仅数小时。开始症状有恶心、呕吐、胃部烧灼感、腹胀、便秘。病情加重，有精神萎靡、烦躁不安、流涎；严重中毒出现嗜睡、昏迷、抽搐，同时可出现心动过缓、血压降低、心力衰竭、肺水肿和肝、肾功能衰竭。若在夏季大量进食本品，可出现高热、口唇及肢体麻木、皮肤红而无汗，伴烧灼、针刺或搔痒感。慢性中毒可有皮肤干燥、潮红、月光晒后更明显；女性有闭经，男性有精子减少或缺乏。治疗中毒无特殊解毒剂。食用不长、可立即催吐洗胃和导泻，按临床表现，积极补液等对症处理。预防中毒主要在于加工处理棉子，必须先加热、加碱、太阳曝晒及发酵处理。

猪 油 《本草经集注》

为猪科动物猪的脂肪油。猪为主要的家畜之一，我国大部分地区均有饲养。

【别　　名】　猪脂肪、猪脂膏、猪膏、猪脂。

【性味归经】　甘，凉。归脾、胃经。

【功效应用】

1．补虚扶弱　用于体弱精神疲乏、毛悴色夭、体虚汗出，多以其炒菜，炖汤饮食。

2．润燥　用于津伤而致大便不利、燥咳、皮肤皲裂。治大便不通，可以猪油兑酒微煮沸，食前温服。治燥咳，以猪油煎梨食。治皮肤皲裂，可以生猪油涂擦。

此外，猪油还可解毒，据《名医别录》、《本草纲目》记载，能解斑蝥、芫青、地胆、亭长、野葛、硫黄毒，还可治漆疮作痒。

【用量用法】　取猪板油、花油或猪肥肉炼出油去渣备用。一般不单独直接饮用，多用作炒菜煨汤。外用熬膏涂敷。

【使用注意】　外感诸病，大便滑泄者不宜食用，痰湿重的病人不宜多食。另外据《金匮要略》记载，不可和梅子同食。

【文献摘要】

《图经本草》：利血脉、散风热，润肺，入膏药，主诸疮。

《日华子本草》：治皮肤风，杀虫，敷恶疮。

《随息居饮食谱》：猪脂俗呼板油，以白厚而不腥臊者良。腊月炼之，瓷器收藏，每油一斤，入糖霜一钱于内，经久不坏。暑月生猪脂，以糖霜腌之，亦可久藏。

第六章　谷　物　类

谷物，习称五谷，为庄稼和粮食的总称。包括稻、小麦、大麦、玉米、高粱、粟、黍等，是人类主要粮食，多为植物的种仁。

本类食物性味大多甘、平，无大寒大热之偏，长期食用无不良反应。

本类食物具有益胃健脾、扶助正气的作用，用于脾胃虚弱所致食少纳差、身体疲乏等证。因其性较平和，只要不过量，对身体有益无害，若为患者，则需视其病情的寒热虚实适当选用。多作调养食物，以粥食为好。

我国北方人多以麦、黍为主食，南方人多以稻米为主食。本类食物是人类赖以生存的必需物质，人们每天须正常地摄取一定量以赖生存。

谷物类食物多以精品进食口感为好，人们亦喜食用精制大米和细白面粉。但这些食物的精制品和粗制品所含营养成分不同，故不宜长期食用精制品，以免导致维生素类缺乏等病证。应提倡精制品、粗制品合理兼食。

选用谷类食物，还要注意食用者的习惯，将食物适当的制作，如磨粉、蒸饭、煮粥、作羹，或加入其他食品同用，才能收到最佳疗效。

现代研究认为，谷物类食物有助于身体的成长发育。本类食物多为酸性，故人们在服用时需加蔬菜同食，这就是习称的菜能帮助"下饭"的道理。

粳　米　《名医别录》

为禾本科一年生草本植物稻（粳稻）的种仁，全国各地均有栽培。

【别　　名】　大米、秔米、硬米。

【性味归经】　甘，平。归脾、胃经。

【功效应用】　补中益气：用于脾胃虚弱之证。本品理脾胃，充五脏，生精髓。病人、产妇，或身体虚弱者，以粳米煮饭，当米烂而未烘干前，取其面上的浓米汤饮之。或以粳米加水煮成稀粥，早晨服食，对消化力薄弱的人最相宜。

【用量用法】　煮粥、蒸饭服食。

【使用注意】　平时不宜多食精制后的细粮。

【文献摘要】

《名医别录》：主益气，止烦，止泄。

《食鉴本草》：补脾，益五脏，壮气力，止泄痢。

《日华子本草》：壮筋骨，补肠胃。

《本草纲目》：粳米粥：利小便，止烦渴，养肠胃。炒米汤：益胃除湿。

《药性裁成》：粳米造饭，用荷叶煮汤者宽中，芥菜叶者豁痰，紫苏叶者行气解肌，薄荷叶者清热，淡竹叶者避暑。造粥则白粥之外，入茯苓酪者清上实下，薯蓣粉者理胃，花椒汁者辟岚瘴，姜、葱、豉汁者发汗。

【现代研究】

1. 成分　含淀粉、蛋白质、脂肪、无机盐、维生素等。

2. 药理　据报道，对腹水型肝癌小鼠的腹水生成有一定的抑制作用。在腹水涂片上，看到用药组的癌细胞退变现象都较对照组为著；肉眼观察，对照组腹腔内肿瘤生长较给药组广泛，粘连情况也较严重。

糯　米　《名医别录》

为禾本科一年生草本植物稻（糯稻）的种仁，全国各地均有栽培。

【别　　名】　稻米、江米、元米。

【性味归经】　甘，温。归脾、胃、肺经。

【功效应用】

1. 补中益气　用于脾胃虚弱之证。用糯米 500 克，水浸一宿，沥干，以小火炒熟，加山药 50 克，共研细末，每晨取 15～30 克，加红糖（或白糖）适量，胡椒少许，以沸水调服，可用于脾胃虚弱、久泻、便溏少食者。或以糯米入猪肚内蒸干作为丸剂，口服之，治虚劳不足诸证。用糯米研末或磨成浆加蜂蜜，加水适量煮成稀糊食，用于脾（胃）阴不足，口渴饮水或少食欲呕等证。

2. 益气固表　用于气虚不固自汗不止。配小麦麸同炒研末，米饮送服。

此外，现代常用于消化性溃疡，但用量不宜太大，免粘滞难化反伤胃。

【用量用法】　内服，煎汤或为丸、散。

【使用注意】　因性极柔粘，难以消化，脾胃虚弱者不宜多食。

【文献摘要】

《名医别录》：温中，令人多热，大便坚。

《本草拾遗》：主消渴。

《本草纲目》：糯性粘滞难化，小儿、病儿，最宜忌之。……暖脾胃，止虚寒泄痢，缩小便，收自汗，发痘疮。

【现代研究】　成分：含蛋白质、脂肪、淀粉、钙、磷及 B 族维生素等。

【附注】　①稻的种类很多，按米粒的粘性不同，可分为粳、籼、糯等品种。②糯稻的根茎名糯稻根须，煎汤可止渴、止汗。据报道还可用治马来丝虫病，共观察 389 例，治后复查微丝蚴阴转率平均在 80% 以上。

粟　米　《名医别录》

为禾本科一年生草本植物粟的种仁，我国北方广为栽培。

【别　　名】　小米、白粱粟、粟谷。

【性味归经】　甘、咸，凉。归肾、脾、胃经。（陈粟米味苦性寒）。

【功效应用】

1．健脾和胃　用于脾胃虚弱，反胃吐食，用粟米磨粉水泛为丸，每服 10 克，加盐煮熟，空腹和汁吞服。治小儿脾虚泄泻、消化不良，以粟米、山药共研细为末，煮糊加白糖适量哺喂。

1．补益虚损　用于素体虚衰或产后体虚，以粟米、大红枣煮粥，加红糖食用。

此外，胃热消渴口干，以陈粟米或粟米适量，煮熟作饭（或煮粥）常食，可为药物治疗的辅佐。

【用量用法】　内服，煎汤或煮粥；外用，研末撒或熬汁涂。

【文献摘要】

《名医别录》：主养肾气，去胃脾中热，益气。陈粟米主胃热、消渴、利小便。

《本草纲目》：煮粥食益丹田，补虚损，开肠胃。

《随息居饮食谱》：粟米功用与籼、秔二米略同，而性较凉，病人食之为宜。

《日用本草》：和中益气，止痢，治消渴，利小便，陈者更良。

【现代研究】

1．成分　含蛋白质、脂肪、淀粉及钙、磷、铁、胡萝卜素、维生素 B 等。

2．药理　其茎含白瑞香甙类，其甙元有抗菌作用，1∶10000 能抑制金黄色葡萄球菌（青霉素耐药株），1∶5000 能抑制葡萄球菌及大肠杆菌，1∶2000 能抑制绿脓杆菌，但对枯草杆菌无效。

黍　米　《名医别录》

为禾本科植物黍的种子。一般分 2 种类型，以秆上有毛，偏穗，种子粘者为"黍"；秆上无毛，散穗，种子不粘者为"稷"。我国华北、西北多有栽培。夏秋采收。

【性味归经】　甘，平。归胃、大肠、肺、脾经。

【功效应用】

1．益气补肺　用于肺虚咳嗽。以本品适量煎汤内服。

2．和胃补中　用于胃脘疼痛、吐逆及泻痢等。用黍米煎汤或煮粥服食均可。

此外，本品还可治小儿鹅口疮及水火烫伤。煮食或研末外用。

【用量用法】　煎汤、煮粥或淘取泔汁内服。外用可适量研末调敷。

【使用注意】　不宜多食、久食。

【文献摘要】

《吴普本草》：益气补中。

《名医别录》：丹黍米，主咳逆，霍乱，止泄，除热，止烦渴。

孟诜：患鳖瘕者，以新熟赤黍米淘取泔汁，生服一升。

《肘后方》：治汤火所灼未成疮者，黍米、女曲等分。各熬令黑如炭，捣末，以鸡子白和涂之。

【现代研究】　成分：含灰分、粗纤维、粗蛋白、淀粉、脂肪酸及黍素等。

高　粱　《本草纲目》

为禾本科植物蜀黍的种仁。我国各地均有栽培，种子成熟后采收。

【别　　名】　蜀秫、番黍、芦粟、木稷。

【性味归经】　甘、涩，温。归脾、胃经。

【功效应用】　健脾和胃，渗湿止痢：用于小儿消化不良、湿热吐泄、下痢、小便不利等证。可用红高粱 30 克（炒黄），大枣 10 枚（去核炒焦），共研细末，2 岁小儿每次服 6 克，3～5 岁每次 9 克，每日 2 克。

【用量用法】　熟食为主，每日 30 克。

【使用注意】　便秘者慎用。其苗生嚼有毒。

【文献摘要】

《四川中药志》：益中，利气，止泄，去客风顽痹。治霍乱，下痢及湿热小便不利。

《本草纲目》：蜀黍……有二种，粘者可和糯秫酿酒作饵；不粘者可以作糕煮粥。其谷壳浸水色红，可以红酒。

【现代研究】

1. 成分　含碳水化合物、蛋白质、脂肪、磷、铁及 B 族维生素等。

2. 药理　幼芽、果实含 P-羟基扁桃腈-葡萄糖甙，水解产生 P-羟基苯甲醛、HCN 和葡萄糖等。其糠皮内含大量鞣酸与鞣酸蛋白，故具有较好的收敛止泻作用。

3. 临床　治疗小儿消化不良。取碾高粱的第二遍糠，除净硬壳等杂质，置锅内加热翻炒，至黄褐色，有香味时取出放冷，每次 1.5～3 克口服，日服 3～4 次。治疗 104 例，其中 100 例多在服药 6 次以内治愈，4 例无效。

薏　苡　仁　《神农本草经》

为禾本科多年生草本植物薏苡的成熟种仁。我国大部分地区均产，主产于福建、河北、辽宁等地。秋季果实成熟时采割植株，晒干、打下果实，再晒干，除去外壳及种皮备用。

【别　　名】　薏仁、苡仁、苡米。

【性味归经】　甘、淡，微寒。归脾、胃、肺经。

【功效应用】

1. 健脾利水　用于脾虚泄泻、水肿等证。本品味甘而补脾，淡而渗湿利水，若因脾虚而出现四肢乏力、泄泻，可以苡米煮粥食用，或同山药捣为粗末，加水煮烂熟，再将柿霜饼切碎，加入，随意服食。亦用于脾肺阴虚，饮食少进，虚热劳嗽等。

2. 利湿除痹　用于风湿痹痛、筋脉挛急等证。本品既能利湿，又可清热而舒筋脉，缓和挛急，故对肌肉酸痛麻木或湿热所致的拘挛症多用。常配麻黄、杏仁、甘草等同用，亦可以薏苡仁为米煮粥，日日食之。

3. 清热排脓　常用于肺痈、肠痈等证。本品上清肺热，下利肠胃，故能清热排脓而消痈。治肺痈配苇茎、冬瓜同用；治肠痈配丹皮、桃仁、大黄同用。

4．清利湿热　用于湿热淋证。可单用煎服治疗热淋、砂淋等证。

【用量用法】　9～30克。清利湿热宜生用，健脾止泻宜炒用。

【使用注意】　汗少便秘者不宜用。

【文献摘要】

《神农本草经》：主筋急拘挛，不可屈伸，风湿痹，下气。

《名医别录》：除筋骨邪气不仁，利肠胃，消水肿，令人能食。

《本草纲目》：薏苡仁阳明药也，能健脾，益胃。虚则补其母，故肺痿肺痈用之。筋骨之病，以治阳明为本，故拘挛筋急，风痹者用之。土能胜水除湿，故泄痢水肿用之。

【现代研究】

1．成分　含蛋白质、脂肪、碳水化物、薏苡仁油、薏苡仁醇、甾醇、氨基酸、维生素B等。

2．药理　对动物子宫能使其紧张度增加，振幅增大。对离体蛙心及离体兔肠，低浓度呈兴奋作用，高浓度呈抑制作用；对骨骼肌及运动神经末梢，低浓度呈兴奋作用，高浓度呈麻痹作用；对癌细胞有阻止成长及伤害作用。薏苡仁油有抑制肌肉收缩和抗利尿作用，能减少肌肉之挛缩，并缩短疲劳曲线。

3．临床　本品有解热、镇静、镇痛、抑制骨骼肌收缩的作用，临床上常用治慢性肠炎、阑尾炎、风湿性关节痛、尿路感染等证。并对癌肿有抑制作用，可用于宫颈癌等肿瘤。

荞　　麦　　《嘉祐本草》

为蓼科植物荞麦的种子。全国各地均有栽培。

【别　　名】　乌麦、花荞、甜荞、荞子。

【性味归经】　甘，凉。归脾、胃、大肠经。

【功效应用】

1．健脾除湿　用于湿热泻痢、妇女白带等证。以荞麦适量，炒至微黄，研细末，以水泛丸，每次6克。

2．消积下气　用于肠胃积滞、腹痛胀满等证。配莱菔子共研细末，每次10克，温开水送服。

此外，用治痈疽发背，一切肿毒。以荞麦面、硫黄为末，水和作饼晒收，每用一饼磨水敷之。治水火烫伤，以荞麦面炒黄，用井水调敷。

【用量用法】　内服作丸、散。外用适量研末调敷。

【使用注意】　本品不宜多食，多食令人昏眩；脾胃虚寒者忌用。

【文献摘要】

孟诜：实肠胃，益气力，续精神，能炼五脏滓秽。

《本草纲目》：降气宽肠，磨积滞，消热肿风痛，除白浊白带，脾积泄泻。

《本草求真》：荞麦，味甘性寒，能降气宽肠，消积去秽，凡白带、白浊、泄痢、痘疮溃烂、汤火灼伤、气盛湿热等症，是其所宜。

【现代研究】

1. 成分　含蛋白质、脂肪、淀粉、钙、磷、铁、维生素 B 等。

2. 临床　荞麦中所含烟酸和芦丁是治疗高血压的药物。经常食用荞麦对糖尿病也有一定的治疗作用。

【附注】　据近代研究，荞麦含红色荧光色素，部分人食后易产生光敏感症（即荞麦病），如耳、鼻等处发炎、肿胀，还可发生咽炎、喉炎、支气管炎等，有时还可出现肠道、尿路的刺激症状等多种过敏表现，故过敏体质者慎用。

大　麦　《名医别录》

为禾本科植物大麦的成熟果实。全国各地均有栽培。

【别　　名】　倮麦、饮麦、赤膊麦。

【性味归经】　甘、咸，凉。归脾、胃经。

【功效应用】

1. 健脾消食　用于脾胃虚弱，食积饱胀，以大麦面炒微香，每日煎汤服食。小儿伤乳，腹胀烦闷欲睡，以大麦面生用，水调 3 克服。

2. 清热利水　用于烦热口渴、小便不利或小便淋痛等证。取大麦 100 克，煎汤取汁、加入生姜汁、蜂蜜适量，搅匀，饭前分 3 次服。

【用量用法】　内服：煎汤 30～60 克，或研末。外用：炒研调敷或煎水洗。

【文献摘要】

《名医别录》：主消渴，除热，益气，调中。

《新修本草》：大麦面平胃，止渴，消食，疗胀。

《本草经疏》：大麦，功用与小麦相似，而其性更平凉滑腻，故人以之佐粳米同食，或歉岁全食之，而益气补中，实五脏，厚肠胃之功，不亚于粳米矣。

【现代研究】

1. 成分　含蛋白质、脂肪、碳水化物、钙、磷、铁、核黄素、尿囊素等。

2. 药理　大麦含尿囊素，以 0.4%～4% 溶液局部应用，能促进化脓性创伤及顽固性溃疡愈合。

3. 临床　对胃、十二指肠溃疡、慢性胃炎有一定的疗效，亦可用治水火烫伤。

小　麦　《名医别录》

为禾本科植物小麦的成熟果实，各地均产，收获后生用、炒用或去壳碾成面粉用。

【别　　名】　麳。

【性味归经】　甘，凉。归心经。

【功效应用】

1. 养心除烦　用于妇人脏躁，精神不安，悲伤欲哭之证。本品能养心阴而安心神，常配甘草、大枣同用，如甘麦大枣汤。

2．健脾益肾　用于肠胃不固的慢性泄泻，以小麦面炒焦黄，温水调服，每次 1 汤匙，每日 2 次。用治老人肾气不足，小便淋涩，以小麦配通草水煎服。

3．除热止渴　用于烦热消渴、口干，取小麦 30～60 克，加水煮成稀粥，分 2～3 次服用。

此外，还可用治乳痈、烫伤等证。治妇人乳痈不消，以小麦炒黄，醋煮为糊，涂于乳上；治烫伤，小麦炒黑研末，油调涂之。

【用量用法】　内服：小麦煎汤 30～60 克，或煮粥，小麦面冷水调服，或炒黄温水调服。外用：小麦炒黑研末调敷，小麦面干撒或炒黄调敷。

【文献摘要】

《名医别录》：除热，止燥渴，利小便，养肝气，止漏血，唾血。

《本草纲目》：陈者煎汤饮，止虚汗；烧存性，油调涂诸疮，烫火灼伤。小麦面敷痈肿损伤，散血止痛，生食利大肠，水调服止鼻衄、吐血。

《本草再新》：养心、益肾、和血、健脾。

【现代研究】

1．成分　含淀粉、蛋白质、糖类、糊精、脂肪、粗纤维等。

2．临床　①治外科感染：取陈小麦 2 斤，加水 3 斤，浸泡 3 天后捣烂，过滤，去渣，取沉淀物晒干，小火炒至焦黄研细。临用时加醋适量调成糊状，外敷疮疖、丹毒等患处，每日 2 次。已溃者敷疮口四周、据数千例观察，有效率达 90％以上。②治小儿口腔炎：取小麦面烧灰 2 份，冰片 1 份，混合研细，吹在患儿口疮面，每天 2～3 次，治疗 100 余例，有效率在 95％以上，一般 3～5 天即愈。

雀 麦 米　《本草纲目》

为禾本科植物雀麦的种子。生长于山坡、荒野、道旁。分布长江、黄河流域。

【别　　名】　燕麦、杜姥草、牛星草、野小麦、野大麦。

【性味归经】　甘，平。归肝、脾、胃经。

【功效应用】　益肝和胃：用于肝胃不和所致食少、纳差、大便不畅等。

【用量用法】　煮食，或磨粉调服。

绿 豆　《开宝本草》

为豆科植物绿豆的种子。全国大部分地区均有栽培。立秋后种子成熟时采收，拔起全株，晒干，将种子打落，簸净杂质。生用或熟用。

【别　　名】　青小豆。

【性味归经】　甘，凉。归心、胃经。

【功效应用】

1．清热解暑、利尿　用于热病、暑热所致的烦渴、尿赤、泻痢等证。因其性寒清热以解暑，味甘淡而利尿，为夏季清凉饮料，清暑之佳品。用治烦渴尿赤，取绿豆 60 克水煮后，加金银花（布包）15 克，一同煮沸，去银花，连豆饮服。用治泻痢、热淋，取绿豆 60 克，加车前子（布包）30 克，水煎服。

2. 解毒　用于疮痈肿毒、药物中毒及食物中毒等。用治疮痈，绿豆单味研末或嚼烂外敷；用治药物（如乌头、巴豆、农药）中毒、食物中毒、酒精中毒等，取绿豆 120 克，甘草 30 克，加水煎汤，大量灌服，为临床常用的中药解毒剂。

此外，绿豆煎汤内服可防治中暑，治疗皮炎、痱子，并可用于肠炎、腮腺炎、铅中毒等。

【用量用法】　15~60 克，煎汤内服或研末调敷。

【使用注意】　因性寒凉，脾胃虚寒或阳虚之人不宜服。

【文献摘要】

《食鉴本草》：清热解毒，不可去皮，去皮壅气。作枕明目。

《本草求真》：绿豆味甘性寒，……凡脏腑经络皮肤脾胃，无一不受毒扰，服此性善解毒，故凡一切痈肿等症无不用此奏效。

《日用本草》：解诸热，益气，解酒食诸毒。治发背、痈疽、疮肿及烫火伤灼。

【现代研究】

1. 成分　含蛋白质、脂肪、碳水化物、钙、磷、铁，胡萝卜素等。

2. 临床　①治疗农药中毒。对误服 1059 农药中毒者，用绿豆 500 克，食盐 100 克，捣细加冷开水约 2000 毫升浸泡数分钟后，过滤饮用，尽量多喝，每天可喝 3000~5000 毫升。曾治 15 例，均在 24 小时后临床症状消失。除个别发生呕吐外，未发现其他副作用。②治疗铅中毒。每天取绿豆 200 克，甘草 15 克，煎汤，分两次配合维生素 C 300 毫克内服，10~15 天为一疗程。9 例轻中毒及 28 例铅吸收者，经连续治 2 疗程，基本治愈。③治疗腮腺炎。用生绿豆 100 克置小锅内煮至将熟时，加入白菜心 2~3 个再煮约 20 分钟，取汁顿服，每日 1~2 次。治疗 34 例（病程 3~4 天），全部治愈。若在发病早期使用更好。④治疗烧伤。取生绿豆粉 60 克，和 75% 酒精（白酒亦可）适量调成糊状，30 分钟后加入冰片 9 克，调匀备用。通过近百例中小面积烧伤的观察，一般对浅Ⅱ度效果良好，对部分深Ⅱ度亦有效。平均 20 天治愈。

黄　豆　《食鉴本草》

为豆科植物大豆的种皮呈黄色的种子。全国各地均有栽培。生用或炒熟用。

【别　　名】　黄大豆。

【性味归经】　甘，平。归脾、大肠经。

【功效应用】

1. 补脾益气　用于脾虚食少、乏力消瘦、消化不良及血虚萎黄等证。因其炒用性温而功偏健脾补中，为体虚或常人理想的食补上品。用治脾虚食少，乏力肢肿，黄豆常熟食或磨豆浆煮沸饮用。亦可与花生炒熟研末，加白糖混合均匀，每次嚼服 30~60 克，米汤或温开水送服。用治血虚面色萎黄，唇甲苍白等证，用炒黄豆 60 克，配煅皂矾 30 克，共研为细末，以大枣煎汤制成丸剂，每次服 10 克，1 日服 2 次，可改善血虚症状。

2．清热解毒　用于疔毒疮疡、盐卤中毒等证。本品生用性凉而善于解热毒，用治疔毒，取生黄豆水浸泡至软，加鲜马齿苋、白矾少许捣烂外敷。用治盐卤中毒，用大量生黄豆加水研磨饮服，或加生绿豆同磨末服用。

【用量用法】　30～90 克。煎服、研末、炒食或磨豆浆、点豆腐食等；外用捣敷。

【使用注意】　食用时宜高温煮烂，不宜食用过多，以碍消化而致腹胀。

【文献摘要】

《日用本草》：宽中下气，利大肠，消水胀，治肿毒。

《备急千金要方》：生捣淳酢和涂之，治一切毒胀，并止痛；煮汁冷服之杀鬼毒，逐水胀，除胃中热，散五脏结积内寒，下瘀血，解百药毒。

《本草汇言》：煮汁饮，能润脾燥，故消积痢。

《本经逢原》：误食毒物，黄大豆生捣研水灌吐之；诸菌毒不得吐者，浓煎汁饮之。又试内痈及臭毒腹痛，并与生黄豆嚼，甜而不恶心者，为上部有痈脓，乃臭毒发痧之真候。

【现代研究】

1．成分　含较丰富的蛋白质、脂肪、碳水化物及维生素 B_1、维生素 B_2 等成分。

2．药理　可保护细胞呼吸，使胃粘膜上皮细胞不易受损伤，并增强代谢、解毒酶的功能。与生甘草、抗癌物质同用，能提高抗癌药物的疗效，减少抗癌药物的副作用。能防止动脉硬化，对艾滋病病毒有抑制作用。

黑 大 豆　《本草图经》

为豆科植物大豆的黑色种子。我国各地均有栽培。秋季采收，晒干，除去荚果壳，收集种子用。

【别　　名】　乌豆、黑豆、冬豆子。

【性味归经】　甘，平。归脾、肾经。

【功效应用】

1．补肾益阴　用于肾虚消渴多饮，或肝肾不足，头昏目暗。本品能补肾阴，润肾燥。前者用本品同天花粉炒后等份研末为丸，另以黑大豆煎汤送服；后者以牛胆汁浸黑大豆服食，此方也可用治消渴证。

2．健脾利湿　用于脾虚身面浮肿，脚气入腹心闷者。本品既有健脾之功，又有下气利水之效。可单以本品煮汁饮或配茯苓、薏苡仁研末服。

3．祛风除痹　用于风湿痹痛、四肢拘挛。用本品同薏苡仁、木瓜煎汤服。

4．解毒　用于小儿丹毒及服乌头、巴豆等热药所致的中毒或不良反应。前者以黑大豆煮浓汁涂擦；后者常与甘草配伍煎汤内服。

【用量用法】　3～30 克。煎汤、浸酒或研末入丸、散。外用研末搽或煮汁涂。

【使用注意】　《本草经集注》记载本品"恶五参、龙胆"。

【文献摘要】

《神农本草经》：涂痈肿；煮汁饮，止痛。

《食疗本草》：主中风脚弱，产后诸疾；若和甘草煮汤饮之，去一切热毒气，善治风毒脚气；煮食之，主心痛、筋挛、膝痛、胀满；杀乌头、附子毒。

《本草拾遗》：炒令黑、烟未断、及热投酒中，主风痹、瘫缓、口噤、产后诸风。

《日华子本草》：调中下气，通经脉。

《四川中药志》：治黄疸浮肿，肾虚遗尿。

【现代研究】

1. 成分　含丰富的蛋白质、脂肪、糖类、磷、钙、铁、胡萝卜素，维生素 B_1、维生素 B_2 和烟酸，并含皂甙、大豆黄酮、染料木素等。

2. 药理　黑大豆中含微量的大豆黄酮及染料木素，两者皆有雌激素样作用。大豆黄酮对离体小鼠小肠有解痉作用。

赤 小 豆 　《神农本草经》

为豆科植物赤小豆或赤豆的干燥成熟种子。全国各地广泛栽培。夏、秋采摘成熟荚果，晒干，除去荚壳、杂质，收集种子备用。

【别　　名】　红豆、红小豆、赤豆、朱小豆。

【性味归经】　甘、酸，平。归心、小肠经。

【功效应用】

1. 健脾利水　用于水肿、脚气、腹胀、腹泻等证。因其甘能补脾，性善下行而利水，为滋养性食疗佳品。用治水肿腹胀，取赤小豆 60 克，桑白皮 15 克，水煎煮，去桑白皮，饮汤食豆，或赤小豆 60 克，鲤鱼 1 条，同煮汤食。用于脾虚产后缺乳，取赤小豆 120 克，粳米 30 克煮粥，1 日分 2 次服用，可起到益脾胃、通乳汁的作用。

2. 解毒消肿　用于疮痈肿毒、痄腮等证。前者取赤小豆研末，用鸡蛋清或蜂蜜调涂敷患处；后者单用赤小豆捣烂外敷。另煎汤内服每日一次可愈。

此外，可治疗冬季浮肿、肥胖人水肿。

【用量用法】　10～30 克。煎汤、研末，煮粥服食，外用捣烂调服。

【文献摘要】

《神农本草经》：主下水，排痈肿脓血。

《药性论》：消热毒痈肿，散恶血不尽、烦满。治水肿皮肌胀满；捣薄涂痈肿上；主小儿急黄、烂疮，取汁令洗之；能令人美食；末与鸡子白调涂热毒痈肿；通气，健脾胃。

《食疗本草》：和鲤鱼烂煮食之，甚治脚气及大腹水肿；散气，去关节烦热，令人心孔开，止小便数；绿赤者，并可食。暴利后气满不能食，煮一顿服之。

《本草纲目》：此药治一切痈疽疮疥及赤肿不拘善恶，但水调敷之，无不愈者。

【现代研究】

1. 成分　含蛋白质、脂肪、淀粉、糖类及维生素 A、维生素 B、维生素 C 等成分。

2. 临床　①治疗流行性腮腺炎。取赤小豆 50～70 粒研细粉，和入温水、鸡蛋清或蜜调成稀糊状外敷患处，一般 1 次即能消肿。治疗 7 例，均获效果。②治疗肝硬化腹水。取赤小豆 1 斤，活鲤鱼 1 条，同放锅内，加水 2000～3000 毫升清炖，分数次服下，每日或隔日 1 剂。

【附注】　赤小豆来源有二，功效应用大致相同，赤小豆偏凉，药用力优，赤豆甘平略偏于补，多当食物。但现已将二者混用。

豌　豆　《绍兴校定证类本草》

为豆科植物豌豆的种子，其苗柔豌而名。全国各地均有栽培。嫩苗色青，摘其稍头，可作蔬菜，种子可食，磨粉可作面。

【别　名】　寒豆、雪豆、毕豆。

【性味归经】　甘，平。归脾、胃经。

【功效应用】

1. 补中益气　用于脾胃虚弱之产后乳汁不下，呕吐呃逆、口渴泻痢等证。因其味甘性平，补益作用和缓，通过补中和胃达到止泻痢的目的。以嫩豌豆 250 克，加水煮熟淡食并饮汤服食为宜。

2. 清热解毒　本品研末涂敷痈肿、痘疮等，有解毒之效。

【用量用法】　100～250 克。煎汤内服或研末外敷。

【使用注意】　炒熟的干豌豆尤其不易消化，过食可引起消化不良、腹胀等。

【文献摘要】

《证类本草》：主调顺营卫，益中平气。

《随息居饮食谱》：煮食，和中生津，止渴下气，通乳消胀。

《本草纲目》：研末涂痈肿、痘疮。

【现代研究】

1. 成分　含植物凝集素、蛋白质、脂肪、碳水化物、钙、磷、铁、维生素 B_1、维生素 B_2 等。

2. 药理　豌豆中含有一种酶、可消除体内的致癌物质。

蚕　豆　《救荒本草》

为豆科植物蚕豆的种子。全国大部分地区均有栽植（通常栽培于田中或田埂）。夏季豆荚成熟呈褐色时拔取全株，晒干，打下种子，扬净后再晒干备用。其茎、叶、花、荚壳、种皮亦供药用。

【别　名】　佛豆、胡豆。

【性味归经】　甘，平。归脾、胃经。

【功效应用】

1. 补脾益胃　用于脾胃不健，食少膈食等证。因其味甘而补脾胃。取蚕豆 500 克，水浸后，去壳晒干磨粉，每次 30～60 克，加红糖适量，冲入沸水调匀食。

2. 清热利湿　用于湿热内蕴之水肿、小便不利、黄水疮等证。用治水肿、小便不利、脚气，取鲜蚕豆熟食或配伍冬瓜皮各 60 克，水煎服。用治黄水疮、天泡疮，内服或捣泥外敷均可。

【用量用法】　内服：煎汤、研末，宜煮或炸食。外用捣敷。

【使用注意】　不可生食。其性壅滞，多食令人腹胀。中焦虚寒者不宜食用。蚕豆过敏者忌用。

【文献摘要】

《食物本草》：快胃，和脏腑。

《本草从新》：补中益气，涩精，实肠。

《湖南药物志》：健脾，止血，利尿。

【现代研究】　成分：含蛋白质、脂肪、氨基酸，维生素 B_1、B_2 等。

【附注】　蚕豆病（胡豆黄）的临床表现及救治方法：此病是一种急性溶血性贫血。其病因主要由于患者对蚕豆蛋白的过敏和患者红细胞内缺乏葡萄糖-6-磷酸脱氢酶所引起。多见于大量进食新鲜蚕豆或接触蚕豆粉以后，儿童多于成人。临床表现多呈急性发作，突然发热、畏寒、软弱乏力、头昏、头痛、全身酸痛（特别是腰痛）、恶心、厌食等，数小时内出现黄疸、贫血，尿色深黄或至酱红色（血红蛋白尿）。轻者，停食蚕豆后，数日内可自行好转。重者治疗以肾上腺皮质激素和输血为主。

玉　米　《本草纲目》

为禾本科一年生植物玉蜀黍的种子，全国各地均有栽培，生用。

【别　　名】　玉蜀黍、苞米、苞谷、六谷。

【性味归经】　甘，平。归脾、胃经。

【功效应用】

1．调中开胃　用于胃纳不佳，可取新鲜玉米与少量甜椒同炒，稍加素油及调料服用。或加刺梨煎汤服，或代茶饮，用于脾胃不健，消化不良，饮食减少或腹泻，兼有暑热者尤为适宜。

2．利水通淋　用于水肿及淋证，以玉米煎汤代茶，或煎服，亦可加玉米须同用。

此外，本品可用治尿路结石或慢性肾炎水肿。并有降脂作用，常用于高血压、高血脂症。

【用量用法】　煎汤、煮食，或磨粉煮粥等。

【使用注意】　不宜单独长期服食。

【文献摘要】

《本草纲目》：调中开胃。

《本草推陈》：为健胃剂。煎服亦有利尿之功。

《医林纂要》：益肺宁心。

【现代研究】

1．成分　含淀粉、脂肪油、维生素 B_1、维生素 B_2、维生素 B_6、烟酸、泛酸、生物素等。

2．药理　玉米油是富含多个不饱和键脂酸的油脂，是胆固醇吸收的抑制剂，有降脂作用。

为禾本科植物玉蜀黍的花柱及柱头。性味：甘，淡。归膀胱、胆经。功效：利水通淋，利胆退黄。用于水肿、小便不利、热淋、黄疸等证。用量15～30克。

芝　麻　《本草纲目》

为胡麻科植物脂麻的黑色和白色种子。我国各地均有栽培，8～9月果实呈黄黑色时采收，打下种子，晒干备用。

【别　　名】　胡麻、巨胜、黑芝麻、白脂麻。

【性味归经】　甘，平。归肝、肾、肺经。

【功效应用】

1. 补肝肾，润五脏　用于肝肾不足、须发早白、病后体弱、虚风眩晕，如脂麻粥，用黑芝麻适量，加粳米煮粥，入冰糖服食。亦可用于肺肾不足体虚哮喘，如黑芝麻膏，用黑芝麻250克，生姜汁、蜂蜜、冰糖各100克，先将芝麻研成泥状，入姜汁、蜂蜜、冰糖拌匀，隔水炖2小时，日服3次，每次服1匙。

2. 润燥滑肠　用于肝肾亏损、津液不足肠道燥结等证。可用桑叶、黑芝麻（炒）同等份研末，以糯米饮捣丸，日服12～15克。

【用量用法】　内服：12～15克，煎汤或入丸散。外用：煎水洗浴或捣烂外敷。

【使用注意】　脾虚便溏者忌用。

【文献摘要】

《本草求真》：胡麻，本属润品，故书载能填精益髓。又属甘味，胡书载能补血，暖脾，耐饥。凡因血枯而见二便艰涩，须发不乌，风湿内乘发为疮疥，并小儿痘疹变黑归肾，见有燥象者，宜以甘缓滑利之味以投。

《本草纲目》：胡麻取油，以白者为胜，服食以黑者为良，胡地者尤妙。

《本草从新》：胡麻服之令人肠滑，精气不固者亦勿宜食。

【现代研究】

1. 成分　种子含脂肪油可达60％。油中含油酸、亚油酸、棕榈酸、花生酸等甘油脂。另含甾醇、芝麻素、维生素E。种子尚含叶酸、蔗糖、蛋白质、卵磷酯和多量的钙。

2. 药理　动物实验证明，种子提取物可降低血糖，增加肝脏及肌肉中糖元的含量。但大量则降低糖元含量并能增加肾上腺中抗坏血酸及胆固醇含量。对血球容积有增加倾向。种子有致泻作用。

【附注】　芝麻分白芝麻、黑芝麻。白芝麻多用其榨取油脂食用。黑芝麻补益肝肾作用好，尤能乌须黑发，中药处方用名习称胡麻仁。

第七章 常见病食疗

感 冒

感冒是由多种病毒引起的最常见的呼吸道传染病，包括普通感冒（俗称"伤风"）和流行性感冒（简称"流感"）2种。前者起病较缓，全身症状较轻；后者发病急，有传染性和流行性。但均表现有发热、畏冷、鼻塞、流清涕、咽痛、咳嗽或头身痛等。以冬春季发病较多，大流行时，则无明显季节性。

本病属中医学外感病范畴，轻者多为"伤风"；病重而传染性强者，称为"时行感冒"。其发病多由体质虚弱，生活失调，或因气候突变，卫外功能不固，外感六淫，时行疫毒之邪从皮毛、口鼻而侵，邪犯肺卫，致卫表不和。临床治疗应以解表发汗为主，凡寒宜予辛温之品；风热多用辛凉之品；暑湿多用清暑祛湿之品。

感冒的食疗可分为饮食调护和辨证施食两方面。饮食调护中应注意：①宜多饮食新鲜的蔬菜、水果，多饮水。②感冒期间应以清淡又能促使发汗的食物为主。③伴有腹泻或消化不良者，应慎食油腻及难以消化的酸腥食物。

【辨证施食】

1. 风寒感冒　恶寒重，发热轻，口不渴，无汗，头痛，四肢疼痛，鼻塞流涕，咳嗽咯痰清稀，舌苔薄白，脉浮紧。治宜：辛温解表，宣肺散寒。

（1）葱豉饮　用连须的葱白30克，淡豆豉10克，生姜3片，加水500毫升，煎成后，再加黄酒30毫升煎煮，服后盖被取汗。

（2）草鱼汤　用草鱼（或青鱼）肉片150克，米酒100毫升，生姜片25克。用水半碗，煮沸后加入上3味，以生盐少许调味，趁热吃，卧床盖被取微汗，每日2次。

（3）五神汤　茶叶、生姜、荆芥、苏叶各10克，红糖30克。先将荆芥、苏叶洗净，与姜茶用文火煮沸，去渣，加入红糖，随时饮用，使微汗出。

（4）防风粥　防风10～15克，葱白2根，生姜3片，粳米50～100克。先将防风、葱白、生姜煎取药汁，煮成稀粥趁热服用，盖被取汗。

2. 风热感冒　发热重，微恶寒，口渴，咽喉红痛，咳嗽，咯黄痰，苔薄黄，脉浮数。治宜：辛凉解表，宣肺清热。

（1）荆芥粥　荆芥、淡豆豉各5～10克，薄荷3～5克，粳米50～100克，先将荆芥、薄荷、淡豆豉煮沸5分钟（不宜久煎）后取汁，去渣。另将粳米煮粥，待粥将熟时，加入药汁，稍煮后热服。

（2）双花饮　金银花30克，山楂10克，蜂蜜25克。先将金银花、山楂文火煮沸，5分钟后去渣，倒入蜂蜜，搅拌均匀，随时饮用。

（3）萝卜汤　白萝卜200克，金银花10克，甘草3克，将白萝卜切片加水3杯，煮沸后加入金银花 10 克，甘草 3 克，煎取汁 2 杯；去渣，加白糖适量，趁热服下 1 杯，半小时后再服 1 杯，每日 2 次。

3．暑湿感冒　即暑夏之季所患感冒，表现有高热少汗，畏风寒，头痛身重，恶心，食欲不振，或伴吐泻，鼻塞，流涕，苔厚。治宜：祛风解表，清暑利湿。

（1）香薷散　香薷、藿香、苡仁各 10～15 克，山楂、茶叶、苏梗各 10 克。共煎汤取汁 150～200 毫升，加冰糖，食盐各少许，频服，每日服 2 次。

（2）白扁豆汤　白扁豆 60 克（或鲜扁豆 120 克）粳米 100 克，红糖适量。先将白扁豆用温水浸泡 1 夜，再与粳米，红糖同煮为粥，早晚餐服用。

（3）西瓜汁　量不拘，频频饮用或用西瓜皮 100～200 克，煎汤代茶饮。

4．通治方　以下所列方剂，无论哪一类型感冒，均可自行选用。

（1）生姜苏梗饮　生姜、苏梗、陈皮、山楂各 6～9 克，沸开水浸泡 10 分钟后煮沸即可，去渣，加糖、盐适量，分次服用。本方宜感冒伴有消化不良时服用。

（2）花椒酒　用花椒 50 粒，侧柏叶 15 克，捣碎，同 500 毫升白酒一起装入封紧的干净瓶中，浸半月。在流感流行的季节，每日早晨空腹温饮 5～10 毫升，有预防和治疗作用。

（3）醋熏法　用食醋适量（每立方米空间用市售食醋 5～10 毫升，以 1～2 倍清水稀释后加热，每次熏蒸 2 小时，每日或隔日熏 1 次，用于空气消毒预防流感。

【饮食宜忌】

（1）本病以外感之邪侵袭为主，发病期宜选用辛散发汗的食物为主，如姜汤、稀粥、辣椒、胡椒、萝卜、洋葱、香菜等。同时应多饮水，多喝牛奶、果汁、豆浆等。

（2）由于本病的治疗原则是发散表邪，故酸涩或腥腻之品不宜食用，以防外邪内陷入里，变生他证，如肥肉、鱼虾、食醋等。

咳　　嗽

咳嗽是指肺气上逆作声，咯吐痰液而言，是肺系疾病常见病证之一。前人虽有"有声无痰为咳，有痰无声为嗽"之说，然证之临床，实难截然分开，故以咳嗽并称。

咳嗽常见于上呼吸道感染、急性和慢性支气管炎、肺炎、支气管扩张、肺结核、胸膜炎等多种疾病过程中。其病有外感和内伤 2 大类，外感咳嗽乃因外邪侵入，肺失宣肃，多为实证；内伤咳嗽则因脏腑功能失调，如脾虚生痰、肝火犯肺、肺肾气虚等导致肺气上逆，发为咳嗽，多为虚实夹杂之证。治则应分清邪实正虚，外感咳嗽多祛邪利肺，辛散肃降；内伤咳嗽标实为主者，宜祛痰止咳。本虚为主者，可补肺扶正，兼顾主次。

本病的食疗可针对基本病理现象及变化，进行饮食调护和辨证施食。饮食调护应注意以下几点：①患病期间不宜吃刺激性食物，饮食宜清淡，食物过咸、过甜、过冷、过热均可加重病情，应尽量避免。②少食油腻、海腥生物，易聚湿生痰。可供给多种维生素、无机盐，有利于机体代谢功能的修复，补充咳嗽或发热所消耗的能量。③咳嗽严重，伴有气喘，呼吸困难时，宜少量多餐。

【辨证施食】

1．风寒咳嗽　咳嗽，咯痰稀薄，痰白，鼻塞，流清涕，恶寒发热，无汗，肢体疼痛。苔薄白、脉浮紧。治宜：疏风散寒，宣肺化痰。

（1）生姜粥　鲜姜（切细）10克，大枣10枚，粳米100克，同煮稀粥食用，每日2～3次。

（2）杏仁苏子饮　杏仁、苏子各10克，白萝卜30克，生姜4～5片，煎汤，加白糖少许，频饮，每日1～2剂。

（3）麻黄胡椒饼　麻黄10克，胡椒20粒，老姜15克。焙干研为细末，与米酒、面粉和匀，加热成饼状，贴于患者背部肺俞穴，每10天贴1次，连续贴敷数日，以愈为度。

2．风热咳嗽　咳嗽痰黄，口渴咽痛，流黄涕，身热汗出恶风，苔薄黄，脉浮数。治宜：疏风清热、疏通肺气。

（1）桑叶末　冬桑叶500克，研细末，每次服4～5克，黄酒送服。

（2）杏梨枇杷饮　杏仁（去皮尖、打碎），炙枇杷叶各10克，大鸭梨1个（切开、去核），前2者布包和鸭梨同煮开，饮汤、吃梨，每日2～3次。

（3）蜜饯银花露　银花30克，芦根10克，甘草10克，加水400毫升，煎汁去渣，冷却后加蜂蜜50～80毫升，调匀，每日1剂。

3．燥热咳嗽　干咳少痰，或痰多粘稠难出。鼻燥咽干，咳甚则胸痛。舌尖红，苔薄黄，脉浮略数。治宜：清肺润燥。

（1）生梨汁　取生梨榨汁，每次服10～20毫升，每日4～6次。或用生梨1～2斤，去皮蒸熟，加冰糖，吃梨饮汤。

（2）萝卜汤　白萝卜切片，置于碗中，上面放饴糖或白糖2～3匙。溶成糖水后，每次服20～30毫升，每日4～6次。

（3）杏仁饮　杏仁10克，梨皮20～30克，冰糖适量（后数），煎汤后频数服用，每日2～3次。

4．痰湿犯肺　咳嗽痰多，痰白而粘，胸脘痞闷，纳差，乏力，苔白薄腻，脉濡滑。治宜：健运脾胃，燥湿化痰。

（1）橘红酒　橘红30克，洗净，切成2厘米宽，装入纱布袋内，扎紧口放入白酒500毫升罐中，盖好盖，浸泡7天即成，每日2次，每次20～30毫升。

（2）柚果蜜　柚（文旦）果肉90克，米酒15毫升，蜜糖30克，共水炖熟烂服食，每天1次。

（3）四仁饮　冬瓜仁30克，杏仁、白果仁各10克，苏子仁15克。水煎去渣，加冰糖适量，每次服20～40毫升，每日1剂。

5．肝火犯肺　气逆而咳，咳时胸肋引痛，面红咽燥，甚则痰中带血，苔薄黄少津，脉弦数。治宜：清肝泻火，润肺化痰。

（1）银花薄荷饮　银花、连翘各30克，鲜芦根60克，加水500毫升，煮15～20分钟，后加薄荷10克，甘草6克，再煮3分钟，滤渣，加适量冰糖，微温服，每次20～50毫升，每日3～5次。

（2）生芦根粥　鲜芦根100～150克，竹茹15～20克，粳米100克。将芦根洗净切小段，与竹茹同煎取汁，去渣，入粳米一并煮粥，食用。

（3）三花煎　银花、菊花、紫花地丁各适量，煎汤代茶。

6．肺阴亏耗　干咳少痰，或痰中带血，咳声短促，形瘦神疲，潮热盗汗，舌红少苔，脉细数。治宜：滋阴润肺，止咳化痰。

（1）参麦冰糖液　沙参、麦冬、生地各15克，玉竹20克，鲜芦根40克，百合、冰糖30克。煎诸药取汁250毫升，后加冰糖，每次30~60毫升，每日1剂，分4~6次服。

（2）鸡蛋黄酒　鸡蛋黄4只，阿胶40克，米酒或黄酒500毫升，盐适量，将酒文火煮沸后，放入阿胶，融化后再下鸡蛋黄、盐，搅匀；再煮数沸，待冷却后贮入净器中。每日早晚各1次，每次15~20毫升。

（3）沙参粥　先取沙参15~30克，煎取药汁去渣，入粳米煮粥，煮熟后加入冰糖同煮为稀薄粥。日服2~3次。

7．肺气虚寒　咳声低弱无力，咳痰清稀色白量多，短气乏力，畏风自汗，舌淡苔白，脉细弱。治宜：补气温肺，止咳化痰。

（1）黄芪杏子粥　炙黄芪30~60克，人参3~5克（或党参15~30克），杏仁10~15克，白糖少许，粳米100~150克。先将黄芪、人参、杏仁用冷水浸泡半小时，入砂锅煎沸，后改用小火煎，取汁，取汁后，再加冷水如上法煎取二汁，去渣，将一、二煎药液合并，分2份于每日早晚同粳米加水适量煮粥，煮成后，入白糖少许，稍煮即可食用。

（2）紫河车粉　取胎盘2~3具，洗净，置温箱烤干研粉，装入胶囊，每次3~4粒，每日2次，分早晚以米汤或温开水送服。

（3）核桃羹　核桃仁100克，白糖50克，黄酒150毫升，先把核桃仁捣碎。同白糖、黄酒一起放入砂锅中，用文火煮开后，改为小火再煮10分钟即可，每日1~2次，连服3~10天。

【饮食宜忌】

（1）本病不论何种类型均宜清淡饮食为主，如青菜、大白菜、萝卜、西红柿、新鲜水果等，饮食则以软饭、面条为主。

（2）忌食或慎食生、冷和刺激性强的食物，如冰冻食品、胡椒、辣椒、葱、蒜等。

（3）凡油腻生痰、甜食和海腥发物应少食。如肥肉、巧克力、蜂蜜、糖果、鱼、虾、蟹等对疾病均不利。

（4）注意补充维生素、矿物质和水分，多饮开水、果汁、菜汤。

肺　结　核

肺结核病是由结核杆菌感染引起的慢性传染病。传播途径主要是呼吸道，吐痰或患者咳嗽的带菌飞沫污染环境，皆可引起感染。临床表现复杂多样，因人体抵抗力、病灶性质、病变范围之差异而有所不同。一般由结核杆菌毒素引起的全身中毒症状有全身不适、倦怠乏力、潮热、盗汗、纳差、消瘦等；因局部病变组织损伤引起的呼吸道症状有咳嗽、咯血、咯痰、胸痛；以及由肺功能不全引起的气短、紫绀等。临床分为原发型、血行播散型、浸润型、慢性纤维空洞型和结核性胸膜炎5个类型。

本病在中医学文献中早有记载，一般属"劳瘵"和"肺痨"的范畴。其致病外因为痨虫感染,内因为正气虚弱。内外两因相互作用,致肺肾阴亏,虚热内生。或阴伤气耗,气阴两虚,甚则阴损及阳,而见肺脾肾阴阳俱虚,治疗当根据体质强弱,分别主次。以补虚培元为整体疗法,从而增强正气,提高抗病能力,以抗痨杀虫绝其根本。二者结合,标本兼顾。

本病的食疗应在选用西药抗痨的同时,根据病理关键为阴虚内热所致,日常饮食中应注意以下几点:①多食甘寒养阴的食物,忌食辛辣刺激性等上火耗阴之品。②加强营养及足够的热量,以补充消耗。③选用能修复病灶的食物,如高蛋白质、矿物质等。④补充富含多种维生素的食物,以促进细胞的新生和提高机体的抵抗力。

【辨证施食】

1.肺阴亏损 干咳少痰,痰中带血,潮热颧红,口干咽燥,舌红苔薄黄,脉细数。治宜:养阴润肺。

(1)大蒜粥 大蒜15克,粳米50~100克,将大蒜去皮洗净切碎备用,粳米煮粥,待粥快熟时,加入大蒜煮3~5分钟即可。本方可长期食用。

(2)二冬膏 天冬、麦冬各250克,水煮取汁约1000毫升,加川贝母粉60克,蜂蜜收膏,每次服10~15毫升,每日3次。

(3)银耳桂圆汤 银耳25克,桂圆30克,冰糖适量,炖食,每日1剂,分2次服完。

2.阴虚火旺 骨蒸潮热,夜寐盗汗,失眠多梦,口干心烦,反复咯血,舌苔红绛,脉细数。治宜:滋阴清热。

(1)鲜地黄汁 鲜生地500克,洗净榨汁,微温服,每次20~30毫升,每日3~4次。

(2)生合煲 生熟地各10克,百合30克,瘦猪肉50~100克,煲汤食肉喝汤,每日1次。

(3)大蒜雾 大蒜30~35克,捣碎,致入雾化器内,通过雾化吸入,每次30~60分钟。3个月为1疗程。

3.气阴两虚 咳嗽咯血,潮热颧红,自汗盗汗,倦怠乏力,食欲不振,舌红少苔,脉细数无力,治宜:益气养阴。

(1)黄精饮 黄精20克,洗净以清水泡3~5小时,后加冰糖30克,小火煮1小时,吃黄精饮汁,每日1~2次。

(2)地黄粥 鲜地黄5000克,白蜜、粳米、酥油各适量。先将地黄洗干净捣汁,每500克加入白蜜120克,熬成膏状收贮,封好,将50克粳米煮粥,粥熟时,加入地黄膏10克,酥油少许。每早晚空腹时服1次。

(3)百合莲 百合、莲米各30克,瘦猪肉100克,煲汤,每日1次。

4.阴阳两虚 咳嗽咯血,骨蒸潮热,或肢冷畏寒,盗汗自汗,乏力气短,形体消瘦,不思饮食,大便溏薄,脉细弱。治宜:育阴助阳益气养血。

(1)冬虫草鸭:冬虫草5~10枚,雄鸭1只,食盐、姜、葱、调料少许,雄鸭去皮及内脏,洗净放入砂锅中,冬虫草洗净与上述调料一并放入锅中,加水以小火煨炖,熟烂即可,分顿食用。

(2)乌鸡膏粥 乌鸡膏30克,粳米100克。将粳米加水煮粥,粥熟后加入乌鸡膏及调料，待沸即可，空腹食用。

（3）芝麻粉　黑芝麻、胡桃仁各 500 克，牡蛎 150 克，龟板 200 克，分别研细末（其中黑芝麻炒热，龟板焙黄），混合备用，每早晚各服 10 克。

5. 通用方　本类食疗方适用于肺结核各类证型，可根据条件自行选用。

（1）五汁蜜膏　去核鸭梨、白萝卜各 1000 克，生姜 250 克，切碎分别榨汁。先将梨汁、萝卜汁共置锅中煎熬或榨汁（先大火后小火），再加入姜汁和炼乳、蜂蜜各 250 克，搅匀，继续加热至沸，冷却备用，每次 10 ~ 25 毫升，开水冲服。每日 2 ~ 3 次。

（2）猪肺汤　猪肺 1 具洗净，百合 50 克，炖汤常食之。

（3）大蒜汁　大蒜榨汁，每次服 5 ~ 10 毫升，每日 3 ~ 4 次。

（4）鳗鱼汤　鳗鱼 500 克左右，醋、盐适量煮汤，饮汤吃鱼。

（5）白及粥　白及粉 15 克，粳米 100 克，大枣 5 枚，蜂蜜 25 克。用粳米、大枣、蜂蜜加水煮粥至将熟时，将白及粉加入粥中，改文火稍煮片刻，待粥致稠粘即可，分顿温热服用。

【饮食宜忌】

（1）本类患者应补充润燥生津之品，如白木耳、百合、山药、梨、藕、枇杷之类。

（2）选用有助于修复病灶的食物，如乳类、牛奶、羊奶、蛋类、肉类、动物内脏、豆制品，以及鱼肉、鳖甲、牡蛎。

（3）忌食一切辛辣刺激之品，如胡椒、辣椒、生姜、洋葱、韭菜、烟、酒等。

支 气 管 哮 喘

支气管哮喘是由过敏原或其他非过敏原因引起的一种气管-支气管反应性过度增高导致气道可逆性痉挛、狭窄的疾病。本病的特点是反复发作、暂时性、带哮鸣音的呼气性呼吸困难。我国发病率在 0.5% ~ 20% 之间。半数在 12 岁以前发病，约 20% 的患者有家族史。

本病相当于中医学"哮证、喘证"等范畴。其发病因素较复杂，概而言之，不外内伤、外感二端。内伤多因宿痰内伏于肺，饮食伤于脾，劳欲戕伐于肾；外感为六淫侵袭。痰阻气道，肺气上逆是本病病机关键。中医辨证常分为"风寒束肺"、"痰热壅肺"、"肾肺虚损"等型，拟宣肺散寒、清热化痰降气、补肾纳气等治疗原则。

患者饮食当忌生冷、肥腻、辛辣、海腥等物，宜清淡饮食，以杜生痰之源。

【辨证施食】

1. 风寒束肺　喘咳，胸闷胀，气急，痰多稀薄白，初起兼恶寒、发热、头痛、喉痒、鼻痒，舌苔薄白而滑，脉浮紧，治宜宣肺化痰止咳平喘。

（1）紫苏粥　紫苏 15 克，粳米 100 克。先将粳米煮稀粥，粥煮成后加入紫苏，稍煮后即食。每日 2 次。

（2）姜枣粥　生姜 10 克，大枣 10 克，粳米 100 克，先将粳米煮沸，再加入生姜、大枣煮成粥后即食。每日 2 ~ 3 次。

2. 痰热壅肺　喘急面红、胸闷炽热，口干，痰黄而稠，咯吐不利，舌苔黄腻而干，舌质红、脉滑数。治宜清热化痰、宣肺平喘。

（1）萝卜猪肺汤　白萝卜500克，苦杏仁15克，猪肺250克，生姜6克，食盐少许。将猪肺洗净，切块，与上药加水放入砂锅中同炖至熟烂，调味服食，每日或隔日1次，连服30日。

（2）胆汁蜂蜜饮　鲜羊胆汁、蜂蜜各120克，2味混合后蒸2小时，装瓶备用。每次15~20克，早、晚各1次，服用次数依据病情而定。

（3）川贝牛肺汤　川贝母12克，鲜芦根50克，牛肺500克，生姜9克，食盐少许。将牛肺洗净，切块，加水与上药一同煎煮，待熟烂后，食肺饮汤。每日1次，5~7日为1疗程。

3．肺肾虚损　面色㿠白，形寒肢冷，动则心慌，喘咳短气息促，痰涎起沫，舌质胖嫩，苔淡白，脉沉细。治宜补肺肾、纳气平喘。

（1）麻雀虫草汤　麻雀5只，冬虫夏草9克，生姜50克，食盐少许，将麻雀去毛及肠杂，洗净，切块，与余药加水一同煎煮，文火炖至熟烂后，调味服食。每周2~3次，连服10~15次。

（2）胎盘虫草汤　鲜胎盘1具，冬虫草15克，生姜15克，食盐少许。将胎盘洗净，水漂后切块，与余药加水一同放砂锅内煎煮，待熟烂后，调味服食。每周1次，连服5~10次。

（3）蛤蚧散　蛤蚧2对，冰糖15克。将蛤蚧焙干研末，每次5~6克，入冰糖水冲服或装胶囊服用。每日1次，连服20~30次。

消 化 性 溃 疡

消化性溃疡，是胃肠道粘膜在某些情况下被胃酸和胃蛋白酶所消化而形成的慢性溃疡，约98％发生在胃和十二指肠，故又称胃溃疡和十二指肠溃疡。青壮年发病率最高，男多于女。病因尚未完全明了，一般认为同不良饮食习惯、吸烟酗酒、长期服用某些药物、持续强烈的精神刺激、遗传因素及地理环境因素等关系密切。本病病程长，反复发作，常伴合并症，以及在胃酸减少的条件下溃疡趋向愈合等病理特点。本病一般属于中医学"胃痛"、"吐酸"、"嘈杂"等病证范畴。其发病原因有寒邪客胃，饮食伤中，肝气犯胃，脾胃阴弱等几个方面。上述几种原因，有的单一出现，有的合并出现。治疗以理气和胃止痛为主。

在饮食上，本病需避免摄入刺激胃液分泌的饮食物，如浓茶、咖啡、巧克力、酒精性饮料，以及胡椒、辣椒、芥末等调味品。病人应少吃多餐，因少吃多餐可有持续缓冲效应，避免扩张刺激而致胃酸分泌，在急性期每1~2小时就餐1次，非急性期每天可吃3~6餐。

【辨证施食】

1．寒邪客胃、脾胃虚寒　证见胃痛突作，恶寒喜暖，得温则痛减，喜热饮；苔薄白，脉弦紧。治以散寒止痛为主。

（1）砂米粥　砂仁5克，粳米100克。将粳米洗净后入砂锅加水适量煮粥；砂仁研细末，待粥熟时入之，再稍煮即可食用。

（2）羊肉粥　新鲜瘦羊肉250克，粳米适量。将瘦羊肉切小块先煮烂，再合粳米同煮粥食之，每日早晚各1次。

（3）吴茱萸粥　吴茱萸10克，粳米100克，生姜3片。吴茱萸洗净用纱布包好扎紧先煮，再加入粳米、生姜共煮粥，粥成后去吴茱萸、生姜，分2～3次服。

2．肝气犯胃　证见胃脘胀闷疼痛，脘痛连肋，嗳气频繁，大便不畅，每因情志因素而痛，苔多薄白，脉沉弦。治以疏肝理气为主。

（1）佛手粥　佛手柑20克，粳米100克，冰糖少许。将佛手柑煎汤去渣备用。先将粳米煮粥，粥熟后加冰糖少许，并加入佛手柑汤，稍候即可食用。每日2次。

（2）金橘猪肚汤　金橘根30克，猪肚150克，盐及调料适量。将金橘根洗净，猪肚切成条块，加清水以文火炖煮至汤稠汁浓，加入食盐及调料，饮汤食猪肚。

（3）茉莉花粥　茉莉花3～5克，粳米60克，将茉莉花用水煮开后捞出，入粳米煮粥加白糖适量调食。酌情食用5～7天。

3．饮胃停滞　胃痛，脘腹胀满，嗳腐吞酸，或吐不消化食物，吐食或矢气后痛减，或大便不爽，苔厚腻，脉滑。治以消食导滞为主。

（1）莱菔粥　莱菔子10克，粳米100克。先将莱菔子炒至香，待用。粳米煮沸后加入莱菔子共煮成粥。每日2次，连服3天。

（2）三仙散　神曲15克，麦芽15克，山楂30克。将上3味共炒至焦，再碾成粉。每日3次，每次10克，连服2天。

4．脾胃阴虚　胃脘隐隐作痛，口燥咽干，大便干结，舌红少津，脉细数。治以养阴益胃。

（1）沙参猪肚汤　沙参12克，麦冬10克，陈皮4克，猪肚500克，生姜3片。将猪肚洗净，切片先煮，余药布包后纳入，煮至熟烂后，调味服食。

（2）地杞牛肚汤　生地10克，枸杞子12克，牛肚500克，生姜3片，食盐适量。将牛肚洗净、切块，与余药加水同放砂锅中煎煮，至熟烂后调味服食。食肚饮汤。

（3）猪肚粉　猪肚1个，将其焙干研末备用。每日清晨空腹冲服，每次3克。

胃　炎

胃炎系指各种原因所致的急性或慢性胃粘膜的炎性变化。急性胃炎发病急，治疗不当可转变为慢性胃炎，慢性胃炎发病率占各种胃病之首。病程缓慢，可长期反复发作，少数萎缩性胃炎可能演变为胃癌。胃炎患者主要临床表现有中、上腹部饱闷感或疼痛，食欲减退，恶心呕吐，嗳气泛酸等，少数病人可伴有贫血、消瘦、乏力或上消化道出血，临床可通过胃钡餐及胃镜进行确诊。

胃炎多属中医学"胃脘痛"、"呕吐"等范畴。其发病机制主要为寒邪犯胃、饮食所伤、情志不畅、体虚久病等导致胃气失于和降，气机郁滞不通，或胃络失于滋养，气血运行不畅。前者多属实证，后者系虚证。治疗宜采用散寒止痛、行气导滞、养阴益胃及化痰通络等法。

本病的食疗可分为饮食调护和辨证施食。饮食调护的重点是：①日常饮食应以清淡、细软易消化、富有营养的食物为主；②戒烟酒，避免进食刺激性的食物或药物；③积极治疗咽部感染，保持精神愉快，避免受凉或过度劳累。

【辨证施食】

1. 寒邪犯胃　胃脘疼痛暴作，畏寒喜暖，局部热敷痛减，口不渴或喜热饮，苔白，脉弦紧。治法：温中散寒，暖胃止痛。

(1) 姜橘椒鱼羹　活鲫鱼250克，生姜30克，橘皮10克，胡椒3克。取鲫鱼除去内脏及鳞腮，洗净。生姜洗净切片。橘皮洗净切丝。用纱布将生姜片、陈皮丝、胡椒一并包扎填入鲫鱼肚内，加水适量。用小火煨熟，放入食盐少许，凉温，空腹吃鱼喝汤。

(2) 椒面粥　蜀椒3~5克，白面粉100~150克，生姜3片。先将蜀椒研为极细粉末。每次取适量同面粉和匀，调入水中煮粥，后加生姜稍煮即可。

(3) 连须葱头散　连须葱头30克，生姜15克，共捣烂炒热布包，趁热敷脐部。

2. 饮食停滞　胃脘胀满，甚则疼痛，嗳腐吞酸，呕吐不消化食物，吐后痛减或大便不爽。苔厚腻。治法：化食导滞，行气消积。

(1) 萝卜蜜　白萝卜500克，蜂蜜150克，将萝卜切成小块，煮沸后即捞出，凉后再放入锅内加蜜，以小文小煮沸，装瓶备用。每次饭后食用数块，连服7~10天。

(2) 曲米粥　神曲10~15克，粳米适量，先将神曲捣碎，煎取药汁后，去渣，入粳米，同煮为稀粥。

(3) 麦芽山楂饮　麦芽、红糖各10克，山楂6克。取麦芽除去杂质炒黄，山楂炒焦，将以上2味加水适量，煎煮30分钟，去渣取汁约250克晾温，放糖分次服食。

3. 肝气犯胃　胃脘胀痛，攻撑作痛连及两胁，嗳气，大便不畅，脉弦。治法：疏肝理气，和胃止痛。

(1) 麦芽青皮饮　生麦芽30克，青皮10克。取麦芽除去杂质并洗净，青皮洗净切片。将以上2味加水适量，煎煮25分钟，去渣取汁，晾温，分次服完。

(2) 大米萝卜粥　胡萝卜250克，粳米50克。将胡萝卜洗净切片，与大米同煮粥。空腹食用或分顿用之。

(3) 佛手柑饮　佛手柑15克，白糖适量。取佛手柑洗净，切碎，与白糖一起放茶杯中，用沸水冲泡，代茶饮用。

4. 脾胃虚寒　胃脘隐痛，泛吐清水，喜暖喜按，手足不温或大便溏薄，舌淡白，脉软弱或沉细。治法：温中补虚，散寒止痛。

(1) 砂仁鲫鱼　砂仁6克，大鲫鱼2条，陈皮、荜茇各3克，胡椒、辣椒、葱、姜、食盐、蒜适量，小茴香6克，花生油1000克。鲫鱼去鳃、鳞、鳍，剖腹去内脏，洗净切开。胡椒略碎，同辣椒、陈皮、砂仁、荜茇、小茴香、葱段、姜片，蒜片用食盐合匀，装入鱼腹内。锅中放花生油烧至七成热时，将鲫鱼下油中煎制，待鱼色黄至熟，捞出沥去油。锅内放少许油，炸炒姜葱，注入清汤，调好味后，放入炸熟的鲫鱼，待汤沸后，即可起锅，装盘食用。

(2) 莲子猪肚　水发去心莲子40粒，猪肚1个，香油、食盐、葱、姜、蒜适量。将猪肚洗净，内装水发去心莲子，用线缝合，放锅中加水清炖熟透，待冷。猪肚用刀切丝，与莲子共置盘中，加入香油、食盐、葱、姜、蒜等调料拌匀，即可食用。

（3）山药羊肉汤　山药、羊肉各500克，生姜15克，葱白30克，胡椒、料酒、食盐适量。羊肉洗净去筋膜，去掉血水。淮山药洗净切成小方块，与羊肉一块放入锅中，加入清水适量，入姜、葱、胡椒、料酒。用武火烂沸后，打去浮沫，移至小火上炖至酥烂，捞出羊肉晾冷切片，装入碗中，再将原汤中生姜，葱白除去，略加调味，连淮山药一起倒入羊肉碗中即成，分顿食用。

5．胃阴不足　胃痛隐隐，口燥咽干，或口渴，大便干燥，舌红少津。脉多细弦。治法：益胃养阴，生津润燥。

（1）黄精粥　黄精15～30克，粳米100克，白糖适量。先将黄精煎取浓汁去渣，用粳米煮粥，粥成后加入白糖适量即可食用。

（2）绿豆青果饮　绿豆15克，鲜青果20枚，竹叶3克，橙子100克。取青果洗净去核，橙子洗净切碎，绿豆洗净。待以上3物及竹叶一并加水煎煮至绿豆熟透，去渣取汁约350克，晾温分次饮用。

（3）玉参焖鸭　玉竹、沙参各15克，老白鸭1只，调料少量。将鸭去毛和肠，洗净，玉竹沙参放鸭腹内，置砂锅中，加水适量，文火煎2小时，加食盐少许，调味食用。

6．瘀血凝滞　胃脘疼痛有定处，痛如针刺或刀割，或见吐血紫黑，便血如墨，舌质紫黑，脉细涩，治法：活血化瘀，通络止痛。

（1）红花糯米粥　红花、当归各15克，丹参15克，糯米150克。先将诸药去渣取汁，后入米煮粥，空腹食用。

（2）鸡蛋藕汁糊　鸡蛋1枚，田七末3克，鲜藕汁30毫升，先将鸡蛋打入碗中，加藕汁，田七末拌匀，加冰糖少许，隔水炖熟服用。每日1～2次。

（3）大黄糊　大黄每次2～4克，研成粉末，调成稀糊状。每日4～5次。本方适用于急性胃炎并发急性胃出血。

7．通治方　通治方所列方剂适用于胃炎患者各类证型，勿需辨证，可自行选用。

（1）益脾饼　红枣25克，白术30克，鸡内金15克，面粉500克，先将白术布包与红枣同煮1小时，去药包，除枣核，小火煮，并把枣肉压成泥，冷却后加入鸡内金（研粉）、面粉，混匀，加水适量，合成面团，再擀成薄饼，以小火烙之，食用。

（2）山药苡米粥　山药、苡仁各30克，莲肉（去心）15克，大枣10枚，小米50～100克，白糖少许。将以上各药与小米共煮粥，粥熟后，加入少许白糖，空腹食用。

【饮食宜忌】

（1）胃炎患者饮食内容应选对胃肠刺激作用微弱、不含植物纤维的饮食为主，如牛奶、豆浆、新鲜蔬菜、鱼类、米饭、面条等。食品宜多样化，不可过热或过凉。

（2）合并上消化道出血时，可进食少量具有治疗作用的无渣流质饮食或食疗方，如牛奶、浓米汤，或将白面粉用开水调成糊状温服。

（3）宜细嚼慢咽，冷热适中，忌暴饮暴食。

病毒性肝炎

病毒性肝炎（包括甲型、乙型、丙型、丁型与戊型）是由肝炎病毒引起的乙类传染病，具有传染性较强，传播途径复杂，流行面广泛，发病率高等特点。部分乙型、丙型及丁型肝炎病人可演变成慢性，并可发展为肝硬化、肝癌，对人民健康危害甚大。

本病一年四季均可发生，可引起流行或散在发病，儿童及青年发病较多。以食欲减退、恶心、厌油、乏力、肝脏肿大及肝功能异常为主要临床表现，部分患者出现发热和黄疸。

本病一般属于中医学"黄疸"、"胁痛"、"积聚"、"臌胀"等范畴。多由于湿热之邪留滞于肝肾脾胃，正气受损，气机不畅，气滞血瘀，从而形成邪盛（湿热、瘀血、邪毒）正虚（肝脾肾受损、气血亏虚）之候。治疗以清热解毒、健脾利湿、活血通络、补益肝肾为法。

饮食原则应给以适当的高蛋白、高糖、高热量、低脂肪的饮食，并注意维生素 B、维生素 C 的补充。

【辨证施食】

1. 湿热熏蒸型　症见身目俱黄，如橘子色，烦热胸闷，纳呆，恶心呕吐，口苦而干，胁痛腹胀，倦怠乏力，皮肤瘙痒，小便黄赤，大便失调，舌苔黄腻，脉弦滑或濡数。多见于急性黄疸型肝炎，中、重度慢性肝炎，重型肝炎及瘀胆型肝炎。治宜清热利湿，凉血解毒。

（1）茵陈粥　茵陈 40 克，粳米 100 克。先将茵陈加水 200 毫升，煎至 100 毫升，去渣取汁，入粳米，再加水 600 毫升，煮至米烂汤稠，加白糖少许，稍煮一沸即可。每日 2~3 次，7~10 天为 1 疗程。适用于急性黄疸型肝炎。

（2）鸡骨瘦肉汤　鸡骨草 20 克，大枣 7~8 枚，瘦猪肉 100 克。加水适量煎煮，食盐少量调味。去渣，吃肉喝汤，每日 1 次。治疗湿热型肝炎。

（3）泥鳅炖豆腐　泥鳅 500 克，豆腐 250 克。泥鳅洗净去肠，煎熟后炖豆腐，每周 1~2 次，佐餐食用，可用于慢性重型肝炎的辅助治疗。

2. 肝气郁滞型　症见胁肋胀痛，脘痞腹胀，恶心嗳气，纳食不香，苔薄，舌质淡红，脉弦，或见神疲乏力，或心烦易怒，或胸闷喜叹息。多见于急性无黄疸型肝炎或轻度慢性肝炎。治拟疏肝理气，健脾和胃。

（1）炒扁豆　鲜扁豆角 100 克，炒熟佐餐食用，用治慢性肝炎腹部胀满者。

（2）花生红枣汤　花生、红枣各 50 克，白糖 30 克。花生去壳，加水煮至烂熟，放入红枣（去核）再煮，至枣熟时加入白糖，每日 1 次，睡前顿服，连服数日。适用于肝炎胁肋胀痛，ALT 升高者。

（3）鲤鱼陈皮煲　鲤鱼 1 尾（约 500 克），赤小豆 120 克，陈皮 6 克。诸药共煲烂，佐餐食用，适用于肝气郁滞型肝炎。

（4）艾煮鹌鹑蛋　艾叶 10 克，鹌鹑蛋 2 枚，同煮，取蛋食，可用作急性乙型肝炎的辅助治疗。

3．肝肾亏虚型　症见胁痛隐隐，腰膝酸软，遇劳加重，或口干咽燥，心烦热，失眠多梦，舌红少苔；或面色㿠白。脘痞肢冷，神倦，舌胖淡紫，脉沉弦无力。多见于慢性肝炎。治拟补益肝肾，调和阴阳。

（1）雪梨荸荠猪肉汤　取雪梨2个，荸荠100克，瘦猪肉100克。共切片，加水同煮，如食盐少许。吃肉喝汤。

（2）香菇肉汤　香菇、猪肉各100克。共煮，加盐少许调味，佐餐食用。

（3）五味红枣炖冰糖　五味子9克，红枣10枚，冰糖适量。共加水同炖。去渣饮水。

（4）枸杞麦冬蛋丁　鸡蛋5枚，枸杞、花生米、猪瘦肉各30克，麦冬10克。将花生煎脆，枸杞洗净，入沸水中略汆一下。麦冬洗净，入煮水中煮熟，切成碎末。瘦肉切丁。鸡蛋打匀，加盐少许，蒸熟；冷却后将其切成丁状。将花生油把猪肉炒熟，再倒进蛋丁、枸杞、麦冬碎末，炒匀，放盐少许及湿淀粉勾芡；再放味精适量，脆花生米铺在上面即成。每日2次，佐餐食用。

以上诸方，均有滋补肝肾之作用，对于慢性肝炎属肝肾亏虚者，可酌情选用，或交替使用。

4．气滞血瘀型　症见右胁闷痛或刺痛，按之有块，面色晦暗，头面皮肤可见蛛丝赤缕，或见朱砂掌，形体消瘦，舌质暗红，或有瘀斑，脉弦或涩。多见于中、重度慢性肝炎或慢性重型肝炎。治拟调气活血，散瘀软坚。

（1）金玫饮　郁金10克，玫瑰花6克，红糖适量。将郁金加水煎汤，后入玫瑰花，开一沸，即可。酌加红糖和匀，代茶饮。

（2）粳米桃仁粥　粳米100克，桃仁30克，白糖适量。先将桃仁去皮尖，加水及淘净的粳米熬成粥，酌加白糖，佐餐食用。

（3）红糖木耳汤　红糖60克，木耳15克。将木耳用水泡发后洗净，放入锅内，加红糖煮熟，吃木耳喝汤。

以上诸方，对慢性肝炎属瘀血阻滞者均具有辅助治疗作用。

5．热毒炽盛型　症见高热，口渴，烦躁，黄疸迅速加深，腹胀满，大便秘结，小便黄赤，呕吐，甚则神昏谵语，抽搐，或见便血，尿血，呕血等，舌红绛，苔黄腻或黄燥，脉滑数。多见于各种重型肝炎。治拟清热解毒，凉血开窍。

（1）西瓜蕃茄汁　西瓜1个，蕃茄5个。将蕃茄用沸水泡烫剥皮，去子，用纱布绞取汁液，与西瓜汁合并，代水随量饮用。适用于本型高热、口渴，烦躁者。

（2）栀子仁粥　栀子仁3～5克，粳米50～100克。先煮粳米为稀粥，待粥将成时，调入栀子末稍煮即成，每日2次，2～3天为1疗程，适用于本型黄疸，大便秘结、小便短赤者。

（3）红糖荸荠汤　鲜荸荠500克，红糖60克。将鲜荸荠洗净去皮切成片后，放入锅内加红糖及水烧开，改用文火煮60分钟，喝汤。适用于本型大便出血者。

（4）五汁饮　鲜藕1000克，鲜梨、生荸荠、生甘蔗各1000克，鲜生地250克。将以上各药分别用水洗净，切碎，挤汁，然后将五汁兑匀即可。每次饮20～30毫升，每日2～3次。适用于本型口渴及尿血、呕血者。

【饮食宜忌】

（1）禁止饮酒。

（2）饮食以清淡、富含营养、易消化为宜，常选用鱼类、瘦肉、蛋类、豆制品、蔬菜、瓜果之类；不宜多食刺激性强的食物如葱、姜、蒜及煎炸炙煿之品，切忌暴饮暴食。

（3）急性肝炎病人宜少食多餐，每餐不宜食得过饱；若腹部胀气较甚，应少食或不食牛奶、豆浆、蔗糖、山芋等产气食物。

肝　硬　变

肝硬变是一种常见的由不同病因引起的慢性进行性、弥漫性肝脏疾病。多见于中年人，且男性多于女性。本病早期可无症状，后期可出现肝功能减退、门脉高压及多系统受累的各种表现。常并发上消化道出血、肝性脑病、原发性腹膜炎、肝肾综合征、肝癌等。

本病一般属于中医学"虚劳"、"黄疸"、"积聚"、"膨胀"等病证范畴。其发病与情志郁结、饮酒无度、感染虫毒、饮食不节等因素有关。肝、脾、肾受病，气、水、血互结为其基本病理。治疗常以行气解郁、破瘀行水、健脾益肾等为其基本治疗大法。

肝硬变病人的饮食提倡多样化，富含营养，宜进食高蛋白、高碳水化合物、高热量、高维生素类饮食。

【分期施食】

肝硬变一般分为代偿期和失代偿期。

1. 代偿期　一般无特异性症状，不少病例是在手术或体格检查时被发现；或仅有乏力、纳差、腹胀、肝区不适，肝、脾轻度或中度肿大。舌质或暗红或淡，脉象虚弦，重按无力。治宜疏肝健脾，益气行血。

（1）鸭肫散　鸭肫适量，焙干研末。每服 5～10 克，每日 3 次。适用于食后腹胀、脘腹不适者。

（2）猪肚粥　将猪肚洗净，加水煮至七成熟后，捞起切丝备用。以大米、猪肚丝各 100 克，猪肚汤（去油）适量，煮粥食用。适用于脾虚不运、纳差、消化不良者。

（3）冬笋香菇汤　冬笋 250 克，香菇 50 克。同放入锅内翻炒 20 分钟左右，再加汤、调料煮沸而成，佐餐食用。适用于肝郁脾虚、纳差乏力、肝区不适者。

2. 失代偿期　表现为乏力、尿少或下肢浮肿；纳差、腹胀，或恶心、呕吐及轻度黄疸；鼻衄、齿衄、贫血及皮下瘀斑；性功能减退、男性乳房发育、女性月经不调及蜘蛛痣、肝掌；脾功能亢进、食道-胃底静脉曲张、腹壁静脉怒张、腹水等，可酌情选用以下食疗方辅助治疗之。

（1）冬瓜粥　鲜冬瓜（不去皮）60 克，粳米 30～60 克。共煮粥，空腹食用，每日 1～2 次，适用于肝硬变腹水者。

（2）鲤鱼赤豆汤　鲤鱼 1 尾（约 500 克），赤小豆 120 克，陈皮 6 克。共煲烂，吃鱼喝汤，每日 2 次，适用于有腹水者。

（3）泥鳅炖豆腐　泥鳅 500 克。加水、盐各适量，清炖至五成熟，加入豆腐 250 克，再炖至鱼熟烂。吃鱼、豆腐、喝汤，分餐食用之。对伴有黄疸和腹水的肝硬变患者较为适宜。

（4）黑鱼汤　黑鱼 1 尾，去肠留鳞，置大蒜、赤小豆于腹中，以填满为度。用粗厚纸包裹数层，入水中湿透，再放入灰火中煨熟，取出淡食，1 日分 3～4 次食完，连食数天，对肝硬变白球蛋白倒置者有辅助治疗作用。

（5）升白食谱　早餐食干馍片、豆浆；午餐用黄豆、扁豆、苡米、山药、赤小豆、莲子肉各等量磨粉，再加面粉，做成面条食用；晚餐以黄豆、苡米、赤小豆、莲子肉、藕各等量，煮粥食用。用治白蛋白低、白、球蛋白倒置者，较为适宜。

（6）蚌肉拌皮蛋　蚌肉 150 克，松花皮蛋 10 枚。先将蚌肉煮熟，再加皮蛋拌匀，每日 1 次，10 次食完。适用于肝硬变肝脾肿大者。

（7）鹅血饮　鹅血 10 毫升，每日分 3 次饮服，连饮用 15 天为 1 疗程。对于肝脾肿大、红、白细胞减少者，可辅助治疗之。

（8）黑豆饼　黑豆 2000 克，藕粉 500 克，干小蓟，生地各 100 克，桑椹子、何首乌各 200 克，共研粉，每日 100 克，做饼食用，连用数日。用治脾功能亢进有衄血者。

（9）猪肤红枣羹　猪皮 500 克（去毛、洗净）加水适量，炖煮成稠粘的羹汤，再加大枣 250 克，煮熟，佐餐食用。用治鼻衄、牙龈出血及皮肤紫癜者。

【饮食宜忌】

（1）本病宜食瘦肉、鱼类、豆类（包括豆制品）、糖、干果、新鲜蔬菜、小米、面粉、酵母、各种瓜果等；忌食酒类（包括一切含酒精成分的饮料）、辛辣刺激之物及各种含有铅及其添加剂的罐头食品；少吃含大量粗纤维的食品，如芹菜、韭菜等。

（2）提倡少吃多餐，饥饱适度；切忌暴饮暴食及不洁之物。

（3）宜食蒸、煮、炖、烩、熬所作之柔软、易消化食物；忌食煎、炸、炒等法制作的坚硬、粗糙食物，以免引起上消化道出血。

著名的肝病专家关幼波先生指出，肝虚明显的，可食用炒藕、丝瓜、芹菜、胡萝卜，喝莲子粥，枸杞粥以养血疏气；脾虚明显者，可服用牛肉炖胡萝卜，红枣小米粥以助脾益气；肾虚明显者，以胡桃粥、桑子粥、牛肉炖山药、猪肉炖豆腐等填补下元，滋养肾气。这些宝贵的经验，足资临证借鉴。

高 血 压 病

高血压是一种世界性最常见的心血管疾病，是以动脉血压增高为主的临床症候群。早期症状可见头晕头胀、胸闷失眠、注意力不集中等，约半数可出现不同程度的头痛，常伴后颈部牵拉或板样感觉。本病对人体的危害除上述症状外，更重要的是对心、脑、肾、血管等重要器官的损害。此病分为 2 型：一是原发性高血压病，约占本病的 90%，是指以血压升高为主要表现而病因尚未清楚的一种独立疾病，其发病多认为与长期精神紧张和情绪波动、遗传、肥胖、高盐饮食等有关。二为继发性高血压病，其血压升高仅是某些疾病的表现之一。据调查表明城市的患病率高于农村，脑力劳动高于体力劳动，男女之间无明显差异。但均随着年龄增长而增加（尤以女性为显著），以 40～50 岁以上者多见。

根据中医学的理论，认为此病发生是由肝、肾、心三脏阴阳的消长失去平衡所致，其表现以本虚标实为特点。治疗早期宜平肝潜阳，中期宜滋阴潜阳，后期则以滋补肝肾、育阴助阳为基本法则，并结合辨证随兼症不同而加减。

关于本病的食疗可分为：饮食调护及辨证食疗 2 部分。①饮食调护：宜清淡、易消化的低脂、低胆固醇、低盐饮食。饮食以谷物、新鲜蔬菜为主，适量的肉、蛋、奶类。全日总热能约 2000 千卡左右，全日烹调用油 20 克。避免超重，肥胖者应逐渐减轻体重。据调查：我国北方人每人每天摄盐量 14 ~ 15 克，南方人喜好清淡，最低也达 7 ~ 8 克，世界卫生组织推荐每人每天应少于 6 克，高血压病人应限制在 5 克以内。适当补充含钙高的食物。兼注意劳逸结合，避免持续的精神紧张，情绪激动和劳累。②辨证食疗则以患者的病变特点予以治疗。

【辨证施食】

1．肝阳上亢　为早期高血压病的一种常见类型。症见眩晕头痛，面红目赤，烦躁易怒，便秘尿黄，舌红苔薄黄，脉弦数或弦滑等。治法：平肝潜阳，清热镇静。

（1）鲜芹菜汁　鲜芹菜 250 克，洗净，用沸水烫 2 分钟，切碎绞汁饮服，每次 1 小杯，每日 2 次。

（2）海带决明煎剂　海带 20 克，决明子 15 克，水煎，吃海带喝汤。

（3）醋泡花生仁　花生仁适量，用醋浸泡 1 周后，每晚睡前嚼 7 ~ 8 粒；或将花生仁焙干研成细粉，每日服 2 ~ 3 次，每次 1.5 克，连服月余。

2．阴虚阳亢　多见于本病中期，症见眩晕头痛，五心烦热，腰膝酸软，耳鸣健忘，舌红苔薄，脉弦细数。治法：滋阴潜阳，滋养肝肾。

（1）何首乌粥　何首乌 60 克，入砂锅煎取浓汁，去渣，入粳米 100 克，大枣 3 枚，冰糖适量，同煮为粥，早晚服用。

（2）海蜇荸荠汤　海蜇皮 50 克，荸荠 100 克，去皮切片煮汤，每日服 2 次。

（3）银耳鸡蛋冰糖饮　银耳 6 克，鸡蛋 2 只，冰糖 8 克，银耳泡发煮烂，鸡蛋取清加水适量调匀，加冰糖同煮沸，去沫，再与银耳调匀服食，每日 1 剂，连续服用。

（4）菊花乌龙茶　杭菊花 10 克，乌龙茶（或龙井茶）3 克，泡茶饮用。此方对阴虚阳亢或肝阳上亢型高血压均宜。此茶不宜太浓，以免引起失眠及心跳加快。

3．阴阳两虚　此型多见于本病晚期，以老年患者或妇女绝经期尤为常见。证见眩晕头痛，视物模糊，心悸失眠，腰酸耳鸣，尿频肢冷，遗精阳萎，舌质淡红，苔薄白或少苔，脉沉弦或沉而细数。治法：补肾益精、育阴助阳。

（1）昆布海藻煲黄豆　昆布、海藻各 30 克，黄豆 150 ~ 200 克。文火煲汤，少加白糖调和，日服 2 次。

（2）胡萝卜粥　鲜胡萝卜适量，粳米 60 克，胡萝卜块与粳米煮粥，粥成调冰糖适量，煮 1 ~ 2 沸即可，常服食。

（3）柠檬荸荠茶　柠檬 1 个，荸荠 10 枚。水煎代茶饮，常服。

（4）糖醋大蒜　早晨空腹吃 1 ~ 2 头，并饮糖醋少许，连服 1 月。

4．通治方　一般勿需辨证，便于患者自行选用。

（1）西红柿汁　取鲜西红柿 100 克，洗净绞汁，天麻 10 克，水煎取浓汁，二汁兑匀温服。每次 30 毫升，1 日 2 次。或鲜西红柿 1 ~ 2 个，每日晨起空腹食用，15 天为 1 疗程。

（2）葡萄芹菜汁　葡萄汁，芹菜汁各 30 毫升，混合口服，每日 2 次。

（3）香蕉蘸黑芝麻　香蕉 500 克，黑芝麻 25 克，用香蕉蘸炒半生的黑芝麻嚼吃，1 天分 3 次吃完。或每日吃香蕉 3～5 个，常吃有效。

【饮食宜忌】

（1）本病宜多吃一些蔬菜水果，尤其是深色蔬菜。鼓励进食部分粗粮如小米、玉米面、麦片等。适当增加海产品的摄入，以喝少量清淡绿茶为好，食用油尽量选用植物油，如豆油、花生油、葵花子油等。

（2）控制热能须控制主食及脂肪的摄入量，尽量少吃或不吃糖果点心、甜饮料、油炸食品等高热能食品。少吃肥肉及各种动物油脂，控制动物脑、鱼子等高胆固醇食物。少吃酱菜等盐腌食品，避免刺激性的食物如辣椒、胡椒、浓茶与咖啡，忌烟酒。

冠　心　病

冠心病是冠状动脉粥样硬化性心脏病的简称，又称缺血性心脏病，是由于供应心脏血液的血管-冠状动脉发生粥样硬化，引起管壁增厚、变硬、失去弹性和管腔变狭窄或闭塞不通，导致心肌缺血、缺氧而引起心绞痛、心肌梗死、心肌硬化及萎缩等心脏疾病，以心绞痛症状最为多见，其发病率有随着年龄增长而增高的趋势，40 岁以后患此病的明显增加，男性多于女性；而女性绝经期后的发病率明显上升；脑力劳动多于体力劳动者。

本病在中医学属于"胸痹"、"真心痛"的范畴，病机为心脉不通。从内因讲，是心肝肾等脏腑亏损，胸中阳气不足，导致气机不畅，脉络受阻，血瘀不通；从外因讲，往往因情绪激动，精神刺激，疲劳受寒等而诱发，脏腑亏损为本虚，气滞、血瘀、痰浊为标实。其治疗原则应先治其标，后顾其本；先从祛邪入手，然后再予扶正。祛邪治标常以活血化瘀、辛温通阳、泄浊豁痰为主，扶正固本常用温阳补气，益气养阳、滋阴益肾等法，必要时可根据虚实标本的主次，兼顾同治。

关于本病的食疗可分为：饮食调护及辨证食疗两部分。①饮食调护：日常饮食最好以素食为主，宜选清淡、易消化的低脂肪、低胆固醇、富含维生素的饮食，控制主食及脂肪的摄入量，保证新鲜蔬菜和水果的供给，以提供维生素 C、B 族维生素和适量的膳食纤维，要通过合理的饮食结构避免肥胖，以减轻心脏负担，保护冠状动脉血管。②辨证食疗则以患者的病变特点予以治疗。

【辨证施食】

1. 胸阳痹阻　胸痛彻背，每于受寒后诱发，胸中闷塞，心悸气短，重则喘息，不能平卧，面色苍白，四肢厥冷，舌苔白，脉沉细。治法：辛温通阳、开痹散寒。

（1）薤白粥　薤白 15 克，粳米 100 克。共煮粥，每日服 2 次。本方对心绞痛发作有预防作用，但此粥性热，对阳亢病人不宜。

（2）荷叶苡仁大枣汤　荷叶 50 克，苡仁 30 克，大枣 5 枚，生姜 10 克。水煎服。

（3）山楂扁豆韭菜饮　山楂、白扁豆、韭菜各 30 克，红糖 10 克。前 2 味加水煮烂，再加韭菜烫熟，红糖调服，每日 1 剂。

2. 血瘀气滞　胸部刺痛，固定不移，入夜更甚，时或心悸不宁，舌质紫暗，脉象沉涩。治宜：活血化瘀、化气通络止痛。

（1）山楂荷叶饮　山楂 15 克，荷叶 12 克，煎水代茶饮。

（2）山楂益母茶　山楂 1 克，益母草 1 克，茶叶 5 克。用沸水冲沏，代茶，每日饮用。

（3）加味桃仁粥　桃仁 21 枚，生地黄 30 克，粳米 100 克，桂心 30 克，生姜 2 片。将桃仁去皮尖，桂心研末，粳米研细。用适量白酒将生地黄、生姜和桃仁绞取汁。先以适量清水煮米作粥，沸后下桃仁、生地黄、生姜汁，煮至粥熟，调入桂心末。空腹食用。

3．气阴两虚　胸闷隐痛，时作时止，心悸气短，面色少华，倦怠懒言，头晕目眩，遇劳则甚，舌偏红或有齿印，脉细弱无力，或结代。治法：益气养阴，活血通络。

（1）鸡肉参冬汤　鸡腿肉 150 克，人参 15 克，麦冬 25 克。先将鸡腿肉加适量冷水用文火煨开 10 分钟后，再与后 2 味药物同煨至肉烂，加入少量盐、味精，趁热服食。

（2）海参大枣饮　海参 25～50 克，大枣 5 枚，冰糖适量，将海参炖烂后，再加大枣、冰糖炖 15～20 分钟，每日早饭前空腹服食。

（3）双耳羹　黑白木耳各 10 克，温水泡发，加水、冰糖适量，隔水蒸 1 小时，1 次或分次纳食。

4．通治方　可根据患者的口味自行选用。

（1）香蕉茶　香蕉 50 克，茶叶 10 克，蜂蜜少许。先用沸水 1 杯冲泡茶叶，然后将香蕉去皮研碎，加蜜调入茶水中，当茶饮。每日 1 剂。

（2）山楂冰糖煎　山楂 15～30 克，冰糖适量，水煎服。日服 2 次。

（3）芹菜炒香菇、花菜炒蘑菇、洋葱番茄汤、油焖茄子等家常菜肴都有降低胆固醇的作用，多吃可防治冠心病患者心肌梗死的发生。

【饮食宜忌】

（1）本病患者宜多食新鲜蔬菜，如冬瓜、萝卜、芹菜、茄子等；多选用豆类、豆制品及鱼类、山楂等食品；适量增加海产品，如海带、紫菜、海蜇。尽可能地以植物油，如豆油、菜籽油、玉米油作为食用油。

（2）避免动物性食品饱和脂肪酸和胆固醇的过多摄入，如猪油、动物内脏、鱿鱼、鳝鱼、蟹肉、螺肉等。尽量少吃肥肉、松花蛋、鱼子、奶油等。

非胰岛素依赖型糖尿病

非胰岛素依赖型糖尿病（NIDDM）是一种因体内胰岛素分泌相对不足而引起糖、脂肪和蛋白质代谢紊乱的疾病。其主要特点是高血糖和尿糖，临床以多饮、多食、多尿及消瘦、疲乏为主要表现。一般多发于中、老年人，男性的发病率高于女性，发病原因多与遗传因素相关，临床呈慢性进行性发展，病程较长，常并发心、血管、肾、视网膜及神经等病变。

中医学认为，本病多属"消渴"病范畴。其发病与素体阴虚、饮食失节、情志失调、劳欲过度等因素有关，病机关键为阴虚燥热，故常拟滋阴生津、清热润燥为基本治疗原则，并结合辨证而兼顾证候之变化。

关于本病的食疗可分为饮食调护及辨证食疗两部分。①饮食调护的重点是制定本病患者的日常食谱，以保证其营养供应及对血、尿糖的控制。一般可按年龄、性别、体重及工作性质估计每日所需总热量：休息者每日 25～30 卡/公斤，轻体力劳动者每日 30～35 卡/公斤；中度体力劳动者每日 35～40 卡/公斤；重体力劳动者每日 >40 卡/公斤。若属孕妇、哺乳妇、营养不良及消耗性疾病者可酌情增加，而肥胖者（体重超过标准的 20%）应酌减。②辨证食疗则以针对患者的病变特点予以治疗和既病防变为重点（内容在辨证施食中详述）。

【辨证施食】

1. 肺胃燥热　多见于本病早期，证见烦渴多饮，多食易饥，口干舌燥，尿频量多，舌边尖红，苔薄黄，脉洪数。治法：清热生津，润燥止渴。

（1）五汁饮：雪梨（去皮）、鲜芦根、荸荠（去皮）、鲜藕各 500 克，鲜麦冬 100 克。分别榨汁混匀，冷饮或温服均可，每次 50～100 毫升，每日 3～4 次。

（2）花粉冬瓜汤　天花粉、冬瓜各适量。置瓦罐中炖汤食用，每日 1 剂。

（3）葛粉粥　葛根粉 30 克，粳米 60 克。共煮粥食，每日 1～2 剂。

2. 肾阴亏虚　多见于本病中期，证见尿频量多，混浊如脂膏，口干唇燥，舌红，脉沉细数。治法：滋补肾阴，固涩精气。

（1）山胰汤　山药 60 克，猪胰脏 1 具。置入锅中煮汤，加食盐调味后服食，每日 1 剂，分次服用。

（2）猪胰丸　猪胰 250 克，天花粉、淮山药各 120 克。先将花粉，山药研粉，再将猪胰捣烂，两者混匀制成药丸，每服时应煮熟。每次 9 克，每日 3 次，连食 15～20 天。

（3）荷鳅散：泥鳅 10 条，干荷叶 3 张。将泥鳅焙干，去头尾，研为细末，与干荷叶末等量混匀，每次服 10 克，每日 3 次。

3. 阴阳两虚　多见于本病晚期，证见小便频数，混浊如膏，甚至饮一溲一，面色黧黑，耳轮焦干，腰膝酸软，形寒畏冷，阳萎，舌淡苔白，脉沉细无力。治法：滋肾阴，补肾阳。

（1）兔枸煲　兔肉 250 克，枸杞子 15 克。置于煲中，加水文火炖至烂熟后食，每日 1 剂，1 次顿食。

（2）白鱼煲　白鱼 1 条，枸杞子 30 克。置入瓦煲中，加火炖至烂熟，加佐料后服食，每日 1 剂。

（3）羊肺汤　羊肺 1 具，山药适量。先将羊肺切碎块，与山药共煮成汤，调味后食用，每日 1 剂。

4. 通治方　以下所列食疗处方，因适用范围较广，一般勿需辨证，尤便于患者自行选用，故称为通治方。

（1）山药苡米粥　山药 60 克，苡米 30 克。共煮粥食，每日 1 剂，1 次顿服。

（2）猪胰散　猪胰 2 个。将猪胰焙干研粉，每次 10 克，每日 3 次。

（3）健脾降糖粥　猪胰 1 具，薏苡仁 60 克。先将猪胰煮汤，后加入薏苡仁煮粥，每日 1 剂，分 2 次服。

（4）麦皮饼　麦麸 3 份，粗面粉 1 份。加水拌匀制成面饼，蒸熟后食之。

【饮食宜忌】

（1）本病尤宜食粗粮、蔬菜等，如玉米、小米、荞麦、全麦粉、冬瓜、芹菜、南瓜、山药、苦瓜、洋葱、枸杞子、鳝鱼等。

（2）由于本病以糖和脂质的代谢紊乱为主要病理表现，故如肥肉类、糖含量较高及胆固醇含量较高的动物内脏等均应加以限制和禁忌。

高脂蛋白血症

血浆脂蛋白中一种或多种成分的含量超过正常高限时称高脂蛋白血症，又称高脂血症。病因可分为原发性和继发性2大类。原发性系由于脂质和脂蛋白代谢先天性缺陷，以及某些环境因素通过未知的机理而引起的。继发性者主要继发于某些疾病，如糖尿病、肝、肾脏疾病、甲状腺疾病等及饮酒、肥胖、饮食与生活方式等环境因素的影响。无论是原发性或是继发性，老年人都比其他年龄组的人发病率高。

本病早期可无明显症状，随着病程进展可出现眩晕、胸闷、气短、乏力、体肥等。本症属于中医学"痰湿"、"眩晕"等范畴。因脏气虚衰、饮食不节、七情劳倦所伤而形成的正虚邪留的本虚标实之证。以痰浊湿盛为标，脾肾阳虚、肝肾阴虚为本。治疗主要根据患者血脂增高程度、体质强弱，饮食多少、合并症的情况而采用相应的治法。但重在调理肝、脾、肾三脏，对有虚证症候者，常以温脾肾之阳和补肝肾之阴为主要方法。

关于本病的食疗可分为：饮食调护及辨证食疗两部分。①饮食调护：高脂血症与饮食的关系最为密切，故合理的膳食对防治本病十分重要。采用低脂食谱，控制热量，节制主食。饮食提倡清淡，基本吃素。宜低盐饮食，限制高脂肪，高胆固醇类饮食及糖类食品，适当运动以减肥控制体重。②辨证食疗部分详见下述。

【辨证施食】

1. 痰湿内阻 血脂增高，兼见形体肥胖，倦怠纳呆，腹胀便溏，舌苔白腻，脉滑。治宜健脾祛痰化湿。

（1）萝卜冬瓜皮汤 白萝卜60克，冬瓜皮10克，莴苣笋皮15克。水煎服，每日1~2次。

（2）油炸芦笋 芦笋适量，撕去根端外层老皮，一切3段，用面粉、湿淀粉、发酵粉、精盐、香油和水，调拌成糊，将芦笋沾匀，入油锅炸成金黄色捞出，用花椒、盐、番茄、酱、蘸食。

（3）凉拌黄瓜 黄瓜2根，大蒜1头。将大蒜捣泥，黄瓜切片，拌凉菜吃，每天1~2次。

2. 瘀血阻滞 血脂增高，兼胸闷胸痛，痛处固定，形体肥胖，舌紫暗或有瘀点，脉弦涩。治宜活血化瘀。

（1）韭菜楂仁汤 韭菜30克，山楂20克，桃仁15克。水煎服。每日1~2次。

（2）绿豆萝卜灌大藕 大藕4节，绿豆200克，胡萝卜125克，白糖适量。先将绿豆洗净浸泡30分钟后滤干；再将胡萝卜洗净切碎捣泥；用白糖与此2物调匀待用。藕洗净后以刀切开靠近藕节的一端，切下部分留作盖，将合匀的绿豆萝卜泥塞入藕洞内，塞满为止，并将切下部分盖在原处。再用竹签插牢，上锅隔水蒸熟当点心食用。

3．脾肾两虚　此型多见于年老体弱者，症见血脂增高，兼腰膝酸软，倦怠乏力，腹胀纳呆，耳鸣眼花，舌红苔薄，脉沉细。治宜健脾补肾。

（1）花生汤　花生米 30 克，芝麻壳 30 克，生姜 3 片。水煎后喝汤吃花生米。每日 1～2 次。

（2）黑豆玉米煎　黑豆、玉米叶各 30 克，葱须 10 克。水煎服，每日 2 次。

（3）玉米粉粥　先将粳米 100 克入锅内，加水 500～800 毫升煮至米开花后，调入适量玉米粉，使粥成糊状，再稍煮片刻即停火。每日 3 餐以温热服食为宜。

4．通治方　可根据患者的口味自行选用。

（1）黑木耳豆腐汤　黑木耳 10 克，嫩豆腐 250 克，胡萝卜 30 克，水发香菇 150 克。黑木耳用温水泡发，去杂质后洗净；豆腐切成小块，胡萝卜、香菇洗净切成小丁。先在烧锅内加入鲜汤一碗，把黑木耳、胡萝卜、香菇倒入，加姜、米、盐，烧沸后入豆腐、味精，用湿淀粉勾稀芡，淋上麻油即可。

（2）双冬菜心　青菜心 250 克，水发冬菇 100 克，冬笋 100 克。将青菜心、冬菇洗净，冬菇去蒂，冬笋切成薄片，入沸水中烫透捞出。锅中放油烧至六成熟时，倒入冬菇、冬笋、菜心煸炒，放盐和鲜汤，淋上麻油食用。

（3）胡萝卜花生汤　胡萝卜 1 根，花生米 30 克，煮熟 1 次服食。每日 1～2 次。

【饮食宜忌】

（1）多食用新鲜蔬菜、水果、鱼类及粗粮等。保证适量的食物纤维、维生素、无机盐的摄入，尤应多食用含尼克酸、维生素 C、维生素 E、维生素 B_6 等丰富的食物。多选用经实验证明具有降血脂作用的食物。如大蒜、茄子、海带、香菇、木耳、大豆及豆芽、菜叶、胡萝卜、鱼类（尤其是海产鱼和甲鱼）、酸牛奶、植物油、海藻类及山楂、芹菜、冬瓜、荞麦、苹果等。

（2）忌食纯糖食品及甜食，少食动物的肝脏及其他内脏，对动物脑、蟹黄、鱼子等食物的摄入要严格控制。

痛　风

痛风是嘌呤代谢紊乱所致的疾病。其临床特点为高尿酸血症及由此而引起的痛风性急性关节炎反复发作、痛风石沉积、痛风石性慢性关节炎和关节畸形，常累及肾脏引起慢性间质性肾炎和尿酸肾结石形成。本病分原发性和继发性 2 大类，原发性者病因除少数由于酶缺陷引起外，大多未阐明，常伴高脂血症、肥胖、糖尿病、高血压病、动脉硬化和冠心病等。继发性者可由肾脏病、血液病等多种原因引起。患病率随年龄而渐增，发病高峰在中老年，多见于男性，男女比例约为 10∶1，女性较少发病，如有发生大多在绝经期后。

本病可归属于中医学"痹证"的范畴。其病机主要为外邪痹阻于肢体、经络，使气血运行失畅所致。病初以邪实为主，病位在肌表经络，病久则邪留正虚，深及筋骨，久必及肾。治疗应注意辨别其不同阶段，急性期宜清热通络、祛风除湿。若发展到慢性期阶段，又需针对兼夹痰浊、血瘀、寒凝的不同，随证参用化痰泄浊、活血通络、温经散寒之法。同时根据阴阳气血的虚衰，注意培本，补益气血，滋养肝肾。

关于本病的食疗可分为：饮食调护及辨证食疗两部分。①饮食调护：痛风病患者的饮食控制很重要，既要增加内生性尿酸的排泄，又要减少外生性尿酸盐的形成。因此，饮食要限制总热量，限制脂肪和蛋白质的摄入，应以低热量、清淡食物为主（全日总热能1690千卡左右）。同时增加 B 族维生素和维生素 C 含量丰富的食物，多食碱性食物，避免进食高嘌呤饮食。宜多饮水，有利于尿酸排出（每日饮水量不少于 2000 毫升，以茶或果汁饮料为主）。辨证食疗详见辨证施食部分。

【辨证施食】

1．湿热阻滞　此型多见于急性期患者。症见肢体关节剧烈疼痛，尤以夜间为甚，局部红肿灼热，伴有发热、头痛、畏寒、口渴等。舌红苔薄黄或黄腻，脉数。治宜清热通络、祛风除湿。

（1）丝瓜粥　丝瓜 50 克，粳米 100 克。先用米煮粥，粥将熟时加入丝瓜小段，煮熟后，稍凉食用。每日 2 次。

（2）黄豆参耳汤　黄豆 250 克，黑豆 30 克，海参 10 克，木耳、木瓜各 10 克。将后 4 味用纱布包，与黄豆共煮熟，吃黄豆喝汤，分 5 次服完。

（3）茄子根酒　茄子根 90 克，白酒 500 克。将茄子根浸入白酒内，3 天后饮酒，每次 15 毫升，每日 2 次，连服1～2周。

2．寒湿痹阻　此型多见于慢性期患者。肢体关节疼痛，痛处不红不肿，遇温则减，遇寒则痛剧，关节屈伸不利。舌淡苔白，脉沉弦或沉涩。治法：散寒除湿、蠲痹通络。

（1）五加皮糯米酒　五加皮 50～100 克，糯米 500～1000 克。将五加皮洗净，加水泡透煎煮，每 30 分钟取液 1 次，共煮取 2 次；再将煎液与糯米煮饭，待冷加酒适量，发酵成为酒酿，每天随意佐餐饮用。

（2）干姜茯枣粥　干姜 6 克，茯苓 15 克，红枣 5 枚，水煎取汁，加入粳米 100 克煮粥，再调入适量红糖食用。每日 1 次，连服数日。

（3）外用方　花椒 30 克，辣椒 20 个。先将花椒加水煮 30 分钟，再入辣椒煮软后取出，将皮剥开贴于患处，用纱布浸花椒水热敷于辣椒皮上，30 分钟后去掉，每晚睡前敷 1 次，7 天为 1 疗程。

3．气血两虚　肢体关节疼痛病程较长，反复发作，骨节变形，痛处麻木，屈伸不利。舌质淡，苔薄白，脉沉细。治法：益气补血，化瘀通络。

（1）苡枣赤豆粥　生苡米 60 克，红枣 20 枚，赤小豆 100 克，粳米 50 克，绿豆 15 克。共煮粥食用，连食数日。

（2）桑归炖猪脚　桑寄生 30 克，当归 20 克，猪脚 1 只，加水共炖至猪脚烂熟，去药渣，饮汤食猪脚。

4．通治方　一般勿需辨证，患者可自行选用。

（1）瘦肉丝瓜汤　瘦猪肉 250 克，丝瓜 200 克。共入锅，加油、姜、盐、葱煮熟，2 次服食，每日 1 剂，连服 3 天。

（2）香菇炖鲫鱼　鲫鱼 200 克，香菇 12 克。将香菇浸泡洗净后塞入洗净的鱼腹中，加油、盐、姜、料酒炖食。每日 1 次。

（3）蘑菇汤　蘑菇 100 克，烧汤食用。

【饮食宜忌】

（1）宜选用基本无嘌呤或低嘌呤食物，如精粉、大米、苏打饼干、馒头、面包、奶类及奶制品、蛋类、水果；除菜花、菠菜等少数蔬菜以外的大部分新鲜蔬菜，如黄瓜、芹菜、茄子、土豆、葫芦、胡萝卜、西红柿等。

（2）控制中等嘌呤含量的食物，如菜花、菠菜、青豆、碗豆、芦笋、四季豆、羊肉、青鱼、牡蛎等。

（3）严格限制高嘌呤食物，如动物内脏、肉汤、鸡汤、禽畜肉、鱼、火腿、贝壳类水产品等。

（4）忌酒，限制对神经系统有刺激性的食物，如姜、葱、蒜、醋、浓茶、咖啡等。

慢性肾小球肾炎

慢性肾小球肾炎（简称慢性肾炎）是由多种病因引起的原发于肾小球的一组免疫性炎性疾病。临床以水肿、尿异常改变（蛋白尿、血尿及管型尿）、高血压、肾功能损害等为主要特征。可发生于任何年龄，以青、中年多见，男性发病率较女性为高。病因常不明确，多数患者并无急性肾炎或链球菌感染史。本病病程较长，可逐渐发展为慢性肾功能衰竭。

本病一般属于中医学"水肿"、"虚劳"等范畴。其发病缘于正气不足、脏腑亏损，与肺、脾、肾关系最为密切；外感风寒、风热、湿热等常为本病的诱发因素。其中，脾肾两亏为本病发生之关键。治疗以补脾益肾为基本大法。

慢性肾炎的病人要注意蛋白质及食盐的摄入量。若蛋白尿多，低蛋白血症而无氮质血症者，宜增加优质蛋白（每日 1.0～1.5g/kg）摄入；若有氮质血症者，宜限制蛋白质（每日 0.5g/kg 左右）入量。有高血压及明显水肿者应进低盐饮食。

【辨证施食】

1．脾阳虚弱，水湿逗留　证见面色㿠白，略有形寒，疲乏无力，浮肿较轻，但持续较久，并可见纳呆、恶心、便溏，舌质淡，苔薄腻，脉濡细。治拟益气健脾利水。

（1）复方黄芪粥　生黄芪、苡米、糯米各30克，赤小豆15克，鸡内金（研细末）9克，金橘饼2枚。先以水600毫升，煮黄芪20分钟，捞去渣；入苡仁、赤小豆，煮30分钟；再入鸡内金、糯米煮成粥。分2次服食，每日1剂，食后嚼金橘饼1枚。

（2）苡仁红枣炖母鸡　苡仁末60克，红枣20克，嫩母鸡1只（约1000克），去鸡头与内脏，纳以上食物于鸡腹，文火炖烂，加盐少许，分次食肉喝汤。

（3）赤豆汤　赤小豆60克，加少许白糖，煮汤，分1～2次饮服。

2．脾肾阳虚，水湿泛滥　证见面色㿠白，神萎倦怠，形寒肢冷，周身浮肿，甚则伴有胸水、腹水、尿少、腹胀　纳减、呕恶，甚则咳逆上气不能平卧，苔薄白或薄腻，舌体胖嫩，脉沉细。治拟温阳利水。

（1）黄雌鸡肉粥　黄雌鸡1只，黄芪、熟地各30克，粳米50～100克，肉桂6克。将鸡宰杀去毛及内脏，同黄芪、熟地同煮极烂，去药渣，擘去鸡骨。分取汁和肉，汁与粳米、肉桂同煮为粥，空腹食用。

（2）黄芪鲫鱼汤　黄芪 7 克，鲫鱼 1 尾。同煮汤，淡饮，每日进食 1 尾鲫鱼。

（3）葫芦粥　陈葫芦（越陈越好）10～15 克，粳米 50 克，冰糖适量。先将粳米，冰糖放入锅内，加水 500 毫升，煮米至开时，加陈葫芦粉，再煮片刻，视粥稠为度。每日 2 次，温热顿服，5～7 天为 1 疗程。

3．脾肾两亏，气血不足　面色少华，四肢乏力，疲倦少寐，头晕耳鸣，腰膝酸软，纳食不佳，不肿或微肿，苔薄，脉软弱无力。治拟健脾益肾，气血双补。

（1）枸杞鲫鱼汤　活鲫鱼 3 尾（约 750 克），枸杞 15 克，香菜 6 克。将鲫鱼去鳞、鳃及内脏，用开水略烫一下，在鲫鱼身上每隔 0.8 厘米用斜刀法切成十字花刀。在烧热的铁锅中加入猪油，油热后投入各种佐料，并将鲫鱼放入开水锅内烫 4 分钟（使刀口翻起），取出放入汤里。再入枸杞于锅内，烧沸后移火上炖 20 分钟，加入佐料，淋麻油即成。佐餐食用。

（2）青鸭羹　青头鸭 1 只，赤小豆 250 克，草果 1 枚。将青头鸭宰杀干净，去内脏，纳赤小豆、草果于腹中，加水适量，用火炖煮，待鸭炖熟后即成。空腹食鸭，喝汤，每日 2 次。

（3）青蛙汤：青蛙 1 只（约 60 克），乌豆 20 克，黄芪 30 克。先煮黄芪去渣取汁，再入青蛙、乌豆，加盐少许，煮食之。

4．肝肾阴亏、肝阳上亢　证见面色潮红，眩晕头痛，心悸失眠，腰酸遗精，或有微肿，舌质偏红，苔白，脉弦细。治拟养阴滋肾，平肝潜阳。

（1）木耳羹　白木耳或黑木耳 3 克，清水浸泡一夜，于饭锅上蒸 1～2 小时，加冰糖适量，于睡前服。

（2）果仁粥　桑椹子 60 克，苡米、葡萄干各 30 克。共煮粥，常食之。

（3）猪腰杜仲汤　猪腰子 1 个，炒杜仲 9～15 克。同煎至熟，饮汤食猪腰。

【饮食宜忌】

（1）食宜清淡，忌食辛辣、肥甘及发物。

（2）宜选择易吸收和利用率高的蛋白质，如牛奶、鸡蛋等食物；多食用西瓜汁、冬瓜、赤小豆等具有健脾利尿作用的食品。

（3）若有贫血现象者，可选择含铁质较丰富的食物，如猪肝、蛋黄、西红柿、红枣等食用。

缺 铁 性 贫 血

缺铁性贫血（IDA）是指身体内储存铁缺乏，以致血红素合成障碍而引起的一种小细胞低色素性贫血。临床上以面色萎黄或苍白无华、心悸气短、头晕目眩、疲倦乏力为主要表现。发病率较高，约占人口的 10～20%。一般各年龄组均可发病，但尤以生育期妇女和婴幼儿的发病率最高，发病原因与铁的摄入量不足、反复多量失血以致体内铁储存量减少及铁的吸收障碍等因素相关，临床上常以血红蛋白、血清铁、红细胞等检测值低于正常参考值进行确诊。

中医学认为，本病多属"虚劳"、"萎黄"、"血虚"等病证范畴。其发病与饮食不节、脾胃失调、亡血失血、虫积腹内等因素有关。病机关键为脾胃不足，气血亏虚，故常拟健脾和胃、益气养血为基本治疗原则，并结合辨证加味兼顾其他证候变化，提高治疗的针对性。

关于本病的食疗可采用饮食调护和辨证食疗结合的方法。食疗过程中应注意以下几点：①饮食调护的重点在于日常饮食物中要增加含铁丰富的食品，以增加铁元素的补充；②辨证食疗方案中要突出补益脾胃之法，以扶助后天之本，使气血生化有源，可奏标本兼顾、稳固疗效之功；③注意针对原发病进行食疗，如脾胃功能紊乱、钩虫病、月经过多、崩漏等。

【辨证施食】

1. 气血两虚　面色苍白或萎黄，神疲乏力，少气懒言，心悸失眠，头昏眼花，或妇女月经不调，量少，经闭，唇舌淡白，苔少或薄白，脉细弱。治宜双补气血。

（1）甘麦大枣饮　炙甘草 8 克，淮小麦 50 克，大枣 5 枚。水煎取汁，分 2～3 次服，每日 1 剂，连服 15～30 天。

（2）参枣猪肝汤　党参 15～20 克，大枣 20 枚，猪肝（新鲜）50～100 克。先将党参、大枣洗净，加水浸泡 30 分钟，再加冷水 200 毫升，文火煎煮 30 分钟滤出液体，再加水复煎（煎法同上）取汁，将 2 次液体混合。然后将猪肝放入液体中加温煮烂熟后食用。每日 1 剂，分 2 次食用。

（3）龙眼山药羹　龙眼肉 15 克，山药 30 克，粳米 100 克。加水煎熬至熟烂，每日 1 剂，分 2～3 次服食，服食时可加佐料调味，连服 15 剂为 1 疗程。

2. 脾胃虚弱　食少纳呆，食后脘腹胀满，大便稀溏，四肢倦怠，面色萎黄无华，舌淡苔薄白，脉缓弱。治宜益气健脾，消食和胃。

（1）猪肉煲　瘦猪肉 60 克，山药 15 克（鲜品 50 克），炒扁豆 30 克。共入砂煲中，加水文火炖煮至烂熟，调味后服食，每日 1 剂，1 次顿服，连服 15 天为 1 疗程。

（2）糖饯红枣　大枣 50 克，花生米 100 克，红砂糖 50 克。将红枣洗净，加温水浸泡；同时先将花生米略煮，取出去皮；再将红枣与花生米放入煮过花生的液体中，加清水 500 毫升，文火煮 30 分钟，加入红砂糖，搅拌使其溶化，再浓缩去汁即得。可作为零食随意取食。

（3）木耳红枣汤　黑木耳 20 克，红枣 20 枚。共煮汤服食，每日 1 剂，分 2～3 次服食。连续服用。

3. 肝肾亏虚　头昏目眩，健忘失眠，耳鸣耳聋，腰膝酸软，头发枯黄脱落，或五心烦热，皮肤干燥，唇舌生疮，或爪甲苍白，脆薄易裂，舌淡或舌尖嫩红，苔少或无苔，脉细弱或细数。治宜滋补肝肾，养血益阴。

（1）黑豆鳝鱼煲　黑豆 30 克，鳝鱼（去内脏，不放血）100 克。先将鳝鱼煮半熟，去头及内脏，再将之与黑豆同入砂煲内，文火炖至熟烂即可调味食用，每日 1 剂，分早晚 2 次食。

（2）红糖蛋饮　鸡蛋 1 枚，红砂糖 30 克。先将鸡蛋去壳搅拌均匀，用沸水冲兑，再加红砂糖，待溶化后即饮食，每日早晚各服食 1 剂，连服 15 天后，改为每日 1 剂，1 次顿服。

（3）腐竹猪肝煲　腐竹 150 克，猪肝 100 克。先将腐竹用沸水浸泡至软白，再与猪肝共入砂煲加水炖煮至熟烂，调味后即可服食。每日 1 剂，1 次顿食。

4．通治方　下列食疗处方，因适用范围较广，一般勿需辨证，尤便于患者自行选用，故称为通治方。

（1）菠菜粳米粥　菠菜（连根）100 ~ 150 克，粳米 100 克。先将菠菜洗净切段，淖水；再与粳米同入锅内，加水 800 毫升煮至米烂汤稠即得。每日早晚各食 1 剂。尤宜于本病伴大便秘结者。

（2）红白豆腐煲　猪血 150 克，豆腐 300 克。将红白豆腐置入砂煲中，加水煮熟，调味服食。每日 1 剂，1 次顿食，连服 7 ~ 15 天。

（3）猪骨枣带汤　猪排骨（或脊骨、扇子骨）250 克，红枣 20 枚，海带 300 克。共入砂锅内，加水适量，文火炖至烂熟即可服食。每日 1 剂，分 2 ~ 3 次服。

（4）菠菜猪血汤　菠菜 150 克，猪血 100 克。先将猪血煮至半熟，再加淖水菠菜至熟。每日中晚各食 1 剂。

（5）龙眼红糖饮　龙眼肉（干品）50 克，红砂糖 30 克，鸡蛋 1 枚。先将龙眼肉加水煎煮熟烂，再将鸡蛋去壳，搅拌后兑入，食前加红砂糖，每日 1 ~ 2 剂，1 次顿食。

【饮食宜忌】

本病尤宜服食含铁丰富的及能促进铁吸收的食物，如绿叶蔬菜（菠菜、莴苣等）、动物肝脏、瘦肉、蛋类（以蛋黄为佳）、动物骨骼（排骨、脊骨、扇子骨）、动物血（猪血、鸡血等）、豆类及豆制品及海带、黑木耳、紫菜、芝麻、蜂蜜、香菇、红枣、核桃仁、龙眼肉、枸杞子、虾仁、黄花菜等。

（2）由于本病可因铁元素吸收障碍而致，故凡影响铁吸收的食物和药物，如浓茶、肥肉、牛奶、抗酸药、消胆胺、二巯基丙醇等均应加以限制和禁忌。

原发性血小板减少性紫癜

原发性血小板减少性紫癜（ITP）是一种因自身免疫功能紊乱引起血小板破坏增加、数量减少、功能异常而致的出血性疾病。临床以皮肤粘膜瘀点、瘀斑，或其他部位出血，实验室检查有血小板减少、出血时间延长、血块退缩不良、毛细血管脆性试验阳性、骨髓中巨核细胞质与量的改变等为主要特点。一般多发于儿童及青年。临床上可分为急性和慢性 2 型，前者多有自限性特点，常见于儿童；后者多发于青年，尤以女性为多，很少能自行缓解。其病因与发病机制尚未完全明了，但临床约有 60% ~ 70% 患者的血液中有抗血小板抗体存在，故又可称为免疫性血小板减少性紫癜。

中医学认为，本病多属"血证"、"紫斑（葡萄疫）"等病证范畴。其发生多与邪热内侵或里热炽盛或阳气亏虚不能摄血等因素有关。急性者病机关键在于血热炽盛，慢性者因于气虚不摄。此外，血既离经则成"瘀血"，故瘀血阻络常为 2 型均有的重要病理环节。据此，中医临床针对急性型多拟凉血活血、滋阴清热为法；而对慢性型则采用益气活血、养血摄血等法，且常结合辨证加味，以兼顾患者的个体差异及其他病理变化。

关于本病的食疗原则可根据其病理关键及主要病理环节制定。一般急性型的食疗可遵循清热凉血、滋阴化瘀的原则组方；慢性型则可以益气养血、活血摄血的食物组成。同时，应注意以下几点：①患病期间要注意预防感染，避免发生创伤；②食疗方案中要注意在结合病因治疗的基础上突出止血；③要注意患者的心理调护。如此即能提高中医食疗的临床效果。

【辨证施食】

1. 血热妄行　多见于急性型，证见皮下可出现紫红色瘀点、瘀斑，尤以下肢多见，或见鼻衄、齿衄，甚则尿血、便血，常伴发热、口渴、便秘、尿黄等症，舌红苔薄黄，脉弦数或滑数。治宜凉血止血，解毒清热，消瘀化斑。

（1）二鲜饮　鲜白茅根（切碎）150克，鲜藕（切片）200克。煮汁代茶频频饮用，每日1剂，服至热退斑消。

（2）藕柏饮　生藕节500克，侧柏叶100克。共捣烂如泥，绞榨取汁，用温开水兑服，每日1剂，分3~4次服。

（3）刺儿菜饮　取鲜刺儿菜250克捣烂取汁，加入少量黄酒，每次饮1小杯，每日2~3次。

2. 阴虚火旺　多见于慢性型，证见皮肤瘀点、瘀斑，时轻时重，或见鼻衄、齿衄，常伴头晕乏力、心烦、潮热、盗汗、五心烦热，舌红少苔，脉细数。治宜滋阴清热，凉血止血。

（1）五鲜汁　鲜生地、鲜茅根、鲜藕节、鲜西瓜皮、鲜梨各30克。加多量煎汤取汁代茶，频频饮服，每日1剂。

（2）荸荠萝卜饮　荸荠、白萝卜各100克。加水煎煮至熟，服时可调味，每日1剂，分2~3次喝汤食荸荠。

3. 气不摄血　慢性型中的主要类型，证见紫癜色暗淡，呈散在性出现，时起时消，反复发作，过劳加重，神情倦怠，心悸气短，舌质淡苔白，脉弱无力。治宜益气摄血，养血消瘀。

（1）鱼鳔膏　黄花鱼鳔120克。每剂加水后用文火炖12小时，炖时经常搅拌，直至鱼鳔全部溶化即成，待凉后分为8份，每日服2次，每次服1份（服时需再加热）。

（2）大枣粥　大枣15克，粳米100克。加水煮粥，每日早晚各服1剂。久服可奏良效。

（3）羊骨汤　羊胫骨（敲碎）2根，红枣20枚，花生（连皮）50克。加水煎煮至熟烂，喝汤食花生，每日1剂，连服15天为1疗程。

4. 通治方　下列食疗处方，因适用范围较广，一般勿需辨证，尤便于患者自行选用，故称为通治方。

（1）炒花生　连衣花生180克。炒熟食之，每次60克，每日3次，7天为1疗程。

（2）茄子煲　紫茄子250克，大蒜50个。共入砂煲煮至烂熟，调味后食之（忌佐胡椒、花椒、桂皮、茴香等调味品），每日1剂，顿食。

（3）豆枣冰糖羹　白扁豆100克，红枣20枚，冰糖50克。加水文火炖成羹汤即成，每日早晚各食1剂。

（4）花生龟枣煲　花生（连衣）50克，红枣10枚，乌龟肉120克。共入砂煲，文火炖至烂熟，每日 1 剂，1 次顿食。

（5）猪皮冻　猪皮 500 克（去油），花生衣 30 克，黑芝麻 20 克。共入锅内，文火煎熬至猪皮碎块溶化，滤渣取汁，待凉后即成透明胶冻状，食时可以麻油、醋为佐料调味，每日 2～3 次，每次食 50～100 克。

【饮食宜忌】

（1）本病患者尤宜食用有养血止血、凉血清热之功的食品，如花生、红枣、桂园、核桃仁、扁豆、茄子、马兰头、莲藕、萝卜、鱼鳔、动物皮胶等。

（2）由于本病以自身免疫功能紊乱及血小板减少为主要病理表现，故凡抗原性较强或被称为"发物"的食物，如虾、蟹、蛋、奶及酒、烟、辛辣之品，以及能引起血小板减少的药物，如头孢菌素、奎宁、对氨柳酸钠、利福平、阿斯匹林等，均应加以严格控制或禁忌。

甲状腺功能亢进症

甲状腺功能亢进症（简称甲亢）是因甲状腺处于高功能状态，循环中甲状腺素水平增高，临床上以神经兴奋及代谢增高症状群为主要表现的一种疾病。一般女性发病率较高，尤以中青年为多见，男女发病率之比为 1:4～1:6。其病因有甲状腺性、药源性、异位性、促激素性等，其中尤以弥漫性甲状腺肿伴功能亢进症最为常见，约占甲亢患者的 90%（本节重点讨论此型）。本病患者多数起病缓慢，病情呈渐进性发展，常因精神刺激、创伤及感染等诱发或加重。临床多以甲状腺弥漫性肿大、突眼、怕热喜凉、多汗多食、消瘦乏力、神经过敏、情绪不稳等为主要体征及症状，严重者可出现甲亢危象。

中医学认为，本病多属"瘿气"、"瘿瘤"、"消渴"等病证范畴。其发病常与素体阴虚、情志不遂、饮食失节等因素有关。病机关键为阴虚火旺及肺胃热盛，故常以滋阴生津、清热泻火为基本治疗原则，并结合辨证加味以兼顾其他证候。

关于本病的食疗可针对其基本病理变化进行饮食调护和辨证食疗。一般应注意以下几点：①发作或加重期患者阴虚火旺见证明显，则重在滋阴清热；②缓解和稳定期患者火旺见证不明显，常伴气虚征象，故当注意补气扶正、气阴双补；③日常饮食当补充足够的热量和营养素，以弥补高消耗造成的损失；④注意帮助患者调适情志，避免因此而诱发或加重病情。

【辨证施食】

1. 阴虚火旺　急躁易怒，面红目赤，怕热多汗，口苦咽干或头晕目胀，多食善饥，大便干结，尿黄，舌红苔薄黄，脉细弦数。治宜滋阴清热，疏泻肝胃。

（1）青柿膏　青柿子 1000 克，蜂蜜适量。先将青柿子捣烂绞汁，取汁浓缩至稠粘，再加蜂蜜 1 倍，继续煎煮至稠粘，待凉装瓶备用。每日服 2 次，每次 1 汤匙，用沸水冲服，连服 10～15 天。

（2）番茄冬笋汤　西红柿 150 克，冬笋、木耳、豌豆各 15 克，豆腐 4 块，湿淀粉 9 克。全方共烩汤，加葱、盐等调味品调味后服食，隔日 1 剂，1 次顿食，常食之。

（3）雪梨冰糖羹　雪梨 150～200 克，银耳 10 克，冰糖 30 克。加水文火炖至稠烂，即可服食，每日 1 剂，1 次顿食。

2．气阴两虚　形体消瘦，气短多汗，神疲乏力，口咽干燥，五心烦热，舌红苔少，脉虚数，治宜益气养阴，健脾补肺。

（1）鲫鱼豆腐汤　鲫鱼 500 克，豆腐 4 块。加水文火炖汤，调味后服食，每日 1 次顿食，连服 7～10 天。

（2）山药粥　淮山药 250 克，蛋黄（泥）3 个，粳米 250 克。加水文火先将山药、粳米煮至熟烂，再将蛋黄捣烂加入搅匀即得。每日 1 剂，分 2～3 次服食，连食 15 天为 1 疗程。

（3）枣仁汤　大枣 20 枚，酸枣仁 15 克，百合 30 克。加水文火炖汤，每日 1 剂，分 2 次服食。

3．痰瘀交阻　颈部漫肿，软而不痛，眼球突出，眼裂增宽，双目凝视，或呈惊恐状，苔见薄腻，脉弦滑或弦数。治宜化痰行瘀，软坚散结（适用于甲亢症状消失或基本消失者）。

（1）海带桃仁汤　海带 150 克，桃仁 20 克，橘皮 15 克。加水煎煮，去橘皮，喝汤食海带、桃仁，每日 1 剂，分 2～3 次服食。

（2）苡仁冬瓜汤　薏苡仁 30 克，冬瓜 60 克，海带 50 克，川贝 15 克，丹参 25 克，红糖适量。先将川贝、丹参加水煎煮，滤渣取汁，再将其余 4 味食物加入药汁中煮粥服食，每日 1 剂，分 2 次服完，连服 15～20 天。

（3）紫菜豆腐汤　紫菜 50 克，豆腐 150 克，鸡蛋 1 枚。先将紫菜用温水浸泡洗净，再加水与豆腐共煮至熟，最后打入鸡蛋成汤，每日 1 剂，1 次顿食，连服 10～15 天。

4．通治方　下列食疗处方，因适用范围较广，一般勿需辨证，便于患者自理，故称为通治方。

（1）松花淡菜粥　皮蛋 1 枚，淡菜 50 克，粳米 150 克。加水文火煮粥，调味后食。每日 1 剂，1 次顿食。

（2）田鸡饭　田鸡（去皮及内脏）100 克，粳米 250 克。先将大米加水煮沸，再将用花生油，食盐拌过的田鸡适时加入，共焖熟成干饭后服食。每日 1 剂，分 2～3 次食完。

（3）猪胰淡菜汤　猪胰 1 具，淡菜 100～150 克。先将淡菜浸泡 20 分钟，洗净，再放入砂锅内加水煮 10 分钟，煮得后加入猪胰同煨至熟烂，调味后服食，每日 1 剂。

（4）海蜇马蹄汤　鲜海蜇 100～150 克（干品减半），荸荠 150～250 克（去皮切片）。放入砂锅中加水煎汤饮食。每日 1 剂，分 2～3 次服完。

（5）百合糖水　百合 150 克，白糖适量。先将百合加水煮至熟烂，再将白糖加入搅溶，即可饮食，每日 1 剂，分数次服完。

【饮食宜忌】

（1）本病尤以阴虚火旺见证者为多，故尤宜常食西瓜、甘蔗、雪梨、芹菜、金针菜、桑椹、百合、银耳、鸭、甲鱼、山药、大枣、苹果等具有滋阴清热、益气养阴作用的食物。

（2）由于本病的病理变化中火旺征象较为突出，故凡辛辣温热之品宜少食或忌食，如辣椒、桂皮、生姜、羊肉、胡椒等；一般甲亢活动期应忌单用碘含量高的食物，如海带、紫菜、发菜等；若病情稳定，仅甲状腺肿大、突眼明显者，方可食用含碘高的食物。

单纯性肥胖症

单纯性肥胖症指因热量摄入超过消耗、引起脂肪组织堆积、一般体重超过标准体重20%。其临床特点是肥胖、畏热多汗、易感疲乏、气促、下肢浮肿等，多见于40岁以上女性，本病属于中医学中"痰湿"，"脾约"等范畴。单纯性肥胖症的预防较治疗更易见效，适当控制饮食，特别是高脂肪及糖类饮食。

【辨证施食】

1. 脾湿痰浊　体态肥胖，脂肪积聚，行动不便，动则喘息汗出、疲倦；嗜睡，咳吐痰多，舌胖苔腻，脉濡缓。治宜健脾利湿、祛痰化浊。

（1）荷叶粥　鲜荷叶10克（干品加倍）粳米100克，先将粳米煮成粥，加荷叶共煮2~3分钟，每日2次，连服1月。

（2）莱菔粥　莱菔子10克，粳米100克。先将莱菔子炒至香，备用。粳米煮沸后加入莱菔子共煮成粥。每日2次，连服1月。

（3）茯苓皮粥　茯苓皮15克，粳米50克。茯苓皮加水3碗，煎成2碗后去渣，加入粳米煮粥食用，每天1次，晨起温服。连服1月。

2. 脾胃实热　身体肥胖，口渴欲饮，食量大，善饥，大便干结，呼吸气粗，口臭，唇干口燥，苔黄，脉数。宜治清胃泄热，凉血润肠。

（1）番泻叶饮　番泻叶5克。加水500毫升煮沸后加入番泻叶，泡3分钟即可饮。每次适量，大便通畅后即停饮。

（2）夏明茶　夏枯草10克，草决明12克，红茶5克，3物放入沸水中，浸泡3分钟后即成。代茶饮，不限时日。

3. 气滞血瘀　身体肥胖，皮肤可见紫纹，月经失调，急躁易怒，腰背酸痛，舌红紫，苔少，脉涩弦。治宜活血通络，理气散瘀。

（1）金冬玫饮　郁金10克，冬瓜皮20克，玫瑰花6克，红糖适量。将郁金加水煎汤，后加入冬瓜皮，开沸后煎1~2分钟即成。再加入红糖和匀，代茶饮。

（2）冬桃粥　冬瓜仁20克，桃仁30克，粳米100克，白糖适量。先将冬瓜仁、桃仁加水及淘净的粳米熬成粥、再加白糖，佐餐食用。

注：轻度肥胖者，限制脂肪及糖类，每月称体重1次，以求每月体重减轻500~1000克。中度以上肥胖者限制食量，使每月体重减轻1000~2000克。为减少患者饥饿感，可适当增加蔬菜。

类风湿性关节炎

类风湿性关节炎（RA）是一种病因不明，以关节病变为主的慢性全身结缔组织疾病。它以关节滑膜炎症为病变基础，累及关节及周围组织。病变反复持续发作，最终造成进行性关节破坏，引起畸形、强直，导致不同程度的功能障碍，严重者残废。以30~50岁为好发年龄阶段，女性发病率较高，约为男性的 2～3 倍。

RA 一般属于中医学"痹证"、"历节"范畴。本病的发生，素体阳气阴精不足为内因，风寒湿热之邪为外因，使气血闭阻不通，不通则痛，遍历各节。初起以邪实为主，病位在肢体皮肉经络，久则多属正虚邪恋，或虚实夹杂，病位深在筋骨或脏腑。以致病程长，病位深，病情缠绵，病变错综复杂，反复发作，难以根除。治疗以祛风散寒、通络止痛为基本大法。

本病一般无需特殊饮食，但宜食富含维生素的食物。蛋白、糖和盐不宜过多，因能增加患者的敏感性而使关节疼痛加重。

【辨证施食】

1．风寒湿型　多见于本病的急性期和慢性期，主要表现有关节疼痛，或游走性疼痛，或痛处固定，疼痛剧烈，或疼痛兼有重着、酸沉感。伴畏冷、纳差、舌苔白腻，脉濡。治以祛风湿，通经络、止痹痛。

（1）瘦肉辣椒汤　瘦猪肉 100 克，辣椒根 90 克，共煮汤，调味后食用，每天 1 次，连服 5～7 天。适用于寒邪偏胜、疼痛剧烈之寒痹。

（2）苡仁干姜粥　苡仁米 50 克，干姜 9 克，糖 50 克。先将苡仁米，干姜加水煮烂成粥，再调白糖食用，每日 1 次，连用 1 个月。主治寒湿痹。

（3）姜椒葱面　辣椒、生姜、大葱各 9 克，同面条适量煮食，趁热吃下，以出汗为度，每日 2 次，连食 10 天，用治寒湿顽痹。

（4）加皮糯米酒　五加皮 50～100 克，糯米 500～1000 克。将五加皮洗净，加水适量泡透煎煮，每 30 分钟取煎液 1 次，共煎取 2 次。再将煎液与糯米同煮成干饭，待冷，加酒糟适量拌匀，发酵成为酒酿。每天适量佐餐食用。治疗关节疼痛、重着酸楚之湿痹。

2．风湿热型　多见于本病的急性期和慢性期的急性发作。证见发热，肢体关节疼痛，疼处灼热红肿，肿胀疼痛剧烈，筋脉拘急，伴口渴、心烦、尿赤，舌质红，苔黄腻，脉滑数。治以清热、祛风、通络。

（1）银豆汤　赤小豆、苡仁米各 50 克，银花藤 15 克（布包）。先将赤小豆、苡仁米加水适量煮至豆将熟，再加银花藤继续煮至豆熟，去药渣，调盐少许。即可饮汤或食用，亦可佐餐。适用于风湿热痹。

（2）茄子根酒：茄子根 90 克，浸入 500 毫升白酒中，3 天后饮用。每次 15 毫升，每日 2 次，连用 7～8 天，适用于关节红肿热痛的热痹患者饮用。

（3）苡米仁粥　苡米仁为末，同粳米煮粥常食。对本病急性期湿热型患者可辅助使用。

（4）鸡子煲　雏鸡 1 只，桑椹 60 克，加水适量煲汤，食盐少许调味，吃肉喝汤。可用于风湿热痹。

3．肝肾亏虚　多见于本病的慢性期。关节畸形和疼痛，肌肉萎缩，筋腱踡挛，消瘦，面色无华，舌淡苔薄白，脉沉细弱。治宜补肝肾，强筋骨、祛风湿。

（1）乌豆粥　黑大豆 500 克，白米 1500 克。将黑大豆隔日浸泡，用食油 500 克，同煮烂；将白米煮烂，下黑大豆，并加白糖 500 克，生姜末适量，佐餐食用。适用于肝肾亏虚，肌肉萎缩，消瘦、面色无华者。

（2）猪蹄苡仁煲　猪蹄 1 ~ 2 只，伸筋草、苡仁米、木瓜、千年健各 60 克，共放入瓦煲中，放适量水，不放油盐，文火煨烂，去药渣，吃猪蹄喝汤，1 天内服完。对本病关节畸形、疼痛，筋腱踡挛者有辅助治疗作用。

（3）炖羊狗肉汤　狗肉、羊肉（均连骨）2000 克，红辣椒 1 只，橘皮 10 克，佐料适量，用微火将肉炖酥烂，佐膳食用。适用于肝肾亏虚、气血不足者。

【饮食宜忌】

根据本病的不同特点，饮食的选择亦是不一样的。

1. 风寒湿型　宜食祛风除湿、温经通络的食物，如猪、牛、羊骨头煮汤、桂皮、姜、酒等，慎食猪油等滋腻碍胃食物。

2. 风湿热型　宜食清热除湿、宣痹止痛的食物，如豆芽、赤小豆、豆腐、绿豆、冬瓜、莲子等，慎用辛温燥烈之品，如姜、椒、牛肉之类。

3. 肝肾亏虚　宜食益气养血、培补肝肾的食物，如鸡、鸭、胡桃、桂圆、大枣、胡桃、牛、猪、羊骨头等，亦可饮用补酒之类。

早老及老年痴呆症

早老及老年痴呆症是一组慢性进行性精神衰退性疾病，临床表现为痴呆综合征，病理改变以大脑萎缩和变性为主。一般将中年或老年前期发病者称为早老性痴呆，或老年前期精神病；而发病于老年期者（即发病年龄在 60 岁以上者）称为老年性痴呆症。就临床所见，早老性痴呆的发病率较低，而老年痴呆症患者约占精神科住院病人的 1% ~ 2%。本病的发病原因可能与遗传、病毒感染、代谢障碍、内分泌减退、机体解毒功能减弱、衰老等因素有关；病理变化以大脑皮层萎缩、脑回变平、脑室扩大等为主；临床起病徐缓，呈慢性进行性发展，病程较长，以逐渐加重的精神意识思维活动紊乱、衰退、丧失为主要表现，后期患者可丧失生活自理能力而并发或继发其他疾患和衰竭。

中医学认为，本病多属"癫狂"、"痴呆"、"呆病"等病证范畴。其发病多与肝肾亏虚、痰浊阻窍、瘀血留滞等因素有关，病机关键为肝肾不足，痰瘀闭窍，故常拟滋补肝肾、化痰活血、通络开窍为基本治疗原则，并结合辨证兼顾其他病理变化。

关于本病的食疗，可根据以上原则将饮食调护及辨证施食加以结合，突出滋补肝肾、填髓健脑之法则。并注意以下几点：①要重视老年人的饮食护理，保证足量全面的营养素供应，防止偏食、少食的情况出现；②注意患者的自身和环境的清洁卫生，防止各种感染、创伤及其他并发症的发生；③要鼓励和帮助早期患者从事简单的劳动和体育活动，尽量促进其自理生活，保持与周围环境的接触，经常性地能在社会交往中发表自己的意见和看法；④对病情较重、精神错乱、行为失常、难以管理者可配合抗精神病的中、西药治疗。

【辨证施食】

1. 肝肾亏虚　表情淡漠，行动迟缓，终日少言，头晕目眩，腰膝酸软，心悸气短，舌暗淡，苔薄白，脉沉细弱。治宜：滋补肝肾，填髓，健脑。

（1）核桃蜜饯　核桃仁 250 克，蜂蜜 50 ~ 100 克。先将蜜炼熟，再将核桃仁捣碎加入炙过，装瓶备用。每次1汤匙，每日2~3次，长期服食。

（2）猪脑山药汤　山药50克，猪脑1具，丹参30克。先将丹参煎煮30分钟，滤渣取汁，与山药、猪脑共入砂煲，文火炖至烂熟，调味后即可服食。每日1剂，分2次服完。

（3）桑椹芝麻饮　桑椹子、黑芝麻各10克。加水文火煮熟饮食。每日1剂，1次顿食。

2. 脾虚痰阻　终日不言，纳食不馨，甚至拒食，喜怒哭笑无常，不避污秽，羞耻不顾，面色㿠白，气短乏力，舌胖大色淡，苔白腻，脉细滑。治宜健脾扶正，化痰开窍。

（1）鱼头萝卜汤　胖头鱼头500克，白萝卜250克，石菖蒲15克。先将石菖蒲加水煎煮15~20分钟，滤渣取汁，再与鱼头、萝卜共入砂锅内文火炖至熟烂，调味后服食。每日1剂，分2次服完。

（2）山药桃仁膏　山药（粉）250克，桃仁、甜杏仁、橘皮各10克。将桃仁、杏仁捣碎，橘皮切细碎块，与山药粉拌匀，打入鸡蛋1枚，搅拌均匀后，上笼蒸熟，可加糖或精盐调味。每日1剂，分3次服完。

3. 肾虚血滞　表情淡漠，反应迟钝，健忘易惊，沉默寡言，舌质暗紫，或有瘀点、瘀斑，苔薄白，脉弦细或涩。治宜补肾益精，活血通络。

（1）白鸽花枣饭　白鸽1只，红花6克，大枣4枚，冬菇3个，生姜2片，粳米150克。先将白鸽（去毛及内脏）切块，以黄酒、白糖、酱油、麻油腌渍；红枣去核，冬菇泡软切丝与红花、生姜共入鸽中拌匀。待米饭煮至水将干时，将鸽肉及其他配共摊于饭面，加盖文火焖至熟烂。每剂分2次于晚餐时服食。

（2）泥鳅煲　活泥鳅200克，黑木耳15克，洋葱50克。先将泥鳅（去皮及肠杂）油煎至金黄色，再将木耳、洋葱及清水适量加入，文火炖至熟烂，调味后服食。每日1剂，1次顿服。

（3）骨髓粥　牛（猪、羊）骨髓30克，黑芝麻15克，桃仁5克，糯米100克。共入砂锅，加水文火炖至米熟粥成，加白糖调味服食。每日2剂，早晚各服1次。

4. 通治方　下列食疗处方，适用范围较广，一般勿需辨证，患者可自行选用，故统称为通治方。

（1）复脑膳　黑木耳、核桃仁各20克，海带、山楂各30克，芹菜、黄豆芽各50克。共加工成凉拌菜肴，每日晚餐1次顿服，连服30日为1疗程。

（2）枸杞粥　枸杞子20克，小米100克，猪瘦肉末30克。共入砂锅内，加水熬粥，粥成加少许精盐调味服食。每日1剂，1次顿食。

（3）山药百合鳝鱼汤　淮山药150克，百合30克，鳝鱼500克。共入砂煲内加水文火炖至熟烂，调味后饮食之。每日1剂，分2~3次服完。

（4）甲鱼煲　甲鱼250克，红花5克，橘皮、茯神各15克，淮山药150克，黑木耳10克。共入砂煲，加水文火炖至熟烂，调味后服食。每日1剂，分2~3次服完。

（5）甘麦大枣汤　炙甘草10克，大枣5枚，小麦30克。加水2碗，煎煮至1碗，取汁饮服。每日1剂，分2次服。尤宜于情绪不稳定，烦躁不安者。

【饮食宜忌】

（1）本病以年老体衰、肝肾亏虚、髓海空虚为突出特点，故尤宜进食有补肾益精作用较强的食品，如龟肉、鳖肉、鱼肉（鱼头）、核桃仁、黑芝麻、黑大豆、骨髓、猪肝、肾、淮山药、红枣、枸杞子、桑椹、百合、蜂蜜、醋、山楂等。

（2）由于本病临床以精神意识思维活动紊乱、衰退为主要表现，故凡对精神、神经有明显兴奋或抑制的食品均属禁忌之列，如酒、烟、浓茶、咖啡及其他辛辣刺激之品。

缺　乳

产妇在哺乳期间乳汁分泌甚少或全无者，称之为缺乳。本病多因产后气血亏虚，致使乳汁不畅或者缺乳，因而影响产妇对婴儿的哺喂。临床上产妇除缺乳外，常常伴有面色苍白、大便稀薄、胸闷纳差、乳房满胀、神志抑郁等症状。

【辨证施食】

1．血虚气弱　乳少或无，乳汁清稀，乳房柔软，无胀痛感，面色无华，心悸气短，舌质淡红，脉象细弱。治宜补血益气，健脾通乳。

（1）胎盘猪肉汤　胎盘1具，猪肉250克，生姜9克，食盐适量。将胎盘洗净水漂后切片。猪肉切丝，二者加水适量同砂锅内小火炖煮至烂熟后调味服食。连服3～5次。

（2）蹄鲫汤　猪蹄1个，活鲫鱼1条，生姜9克，食盐适量。将猪蹄去毛、洗净用刀划开，活鲫鱼去鳞杂；二物加水同放锅中炖煮，至烂熟后调味，食肉、鱼，饮汤，连服数日。

（3）红香猪蹄　猪蹄1个（约500克），红衣花生50克，茴香1粒，桂皮1块，生姜9克，食盐及各种调料适量。将猪蹄从中劈开，沸水烫后洗净，以酒、酱油渍半小时，油略热爆姜片、猪蹄投入，炸至皮呈金黄色；加水、桂皮、茴香、花生、酱油、白糖和黄酒，大火烧沸，去浮沫，改小火炖至烂熟，调味服食。

2．肝郁气滞　乳汁不行，乳房胀硬而痛，胸胁胀痛，食欲减退，甚则恶寒发热，舌苔薄黄，脉弦或数。治以疏肝解郁，佐以通络。

（1）猪蹄佛手汤　猪蹄2个，木通5克，漏芦15克，佛手15克，葱白2茎。将猪蹄洗净，用刀劈开，木通等药用纱布包定，一同加水炖至猪蹄熟烂后，放入食盐调味，佐餐分次食肉饮汤。

（2）猪蹄茭白汤　猪蹄2个，茭白100克，黄酒、生姜、葱、食盐、味精各适量。将猪蹄去毛洗净、劈开，加水、酒、姜片后放入砂锅中大火煮沸、去浮沫，改用小火炖至熟烂，然后放入茭白片，再煮5分钟，调味，食蹄饮汤。

（3）猪骨通草汤　猪骨头500克，通草6克，生姜10克，食盐、葱、味精等适量。将猪骨洗净，与通草等加水2000毫升，炖煮1～2小时即可，去通草饮汤。

肺　癌

肺癌为原发性支气管肺癌的简称，是常见的恶性肿瘤之一。中医学文献中，类似肺癌的证候可见于肺积、咳嗽、喘息、胸痛、劳咳、痰饮等病证。多发生于40岁以上男性，男女之比为5：1。有关该病的病因至今尚未完全明了，一般认为与吸烟、矿石粉尘、柏油、放射性物质、工业废气、肺部慢性炎症等呼吸道长期慢性刺激有关。本病早期除全身无力外，无明显其他症状，偶因伤风感冒后咳嗽痰少，有时可见痰中带血丝，经久不愈。病变发展到晚期，往往并发肺部感染，出现咳嗽、胸痛、气急、不能平卧，甚至彻夜难眠，痰中带血增多。

中医学认为，本病多因风寒暑湿燥火等外邪侵袭肺脏，日久不散，瘀毒积聚，久成肿块；或年老体衰，劳累过度，七情所伤，肺气、肺阴亏损，外邪乘虚而入，致气滞血瘀，终成结块；或脾虚失运，肺失宣降，湿聚生痰，痰凝气滞，进而气血瘀阻，肿块渐成。

本病食疗重在补益肺肾，调理气阴，以起到辅助治疗的作用。

【辨证施食】

1. **肺阴亏损** 症见胸痛，干咳，咳声短促，痰中带血丝，如丝如点，色鲜红，午后手足心热，皮肤干灼或有少量盗汗，口干咽燥，舌苔薄，舌边尖质红，脉细数。治宜滋阴润肺，散结消肿。

(1) 川贝雪梨煲猪肺 川贝母 10 克，雪梨 2 个，猪肺 250 克，冰糖适量。上物一并放入砂锅中，加水适量，先武火烧沸，再用文火熬煮 3 小时，然后调味服食。食肺、梨、饮汤。每日 1 剂，分 2 次食完。

(2) 蜂房润肺粥 露蜂房 15 克，蝉蜕 6 克，僵蚕 5 克，粳米 100 克，蜂蜜适量。将露蜂房、蝉蜕、僵蚕置砂锅，加适量水煎煮，至沸 30 分钟后，去渣取汁备用；粳米煮粥至熟后，倒入药汁与蜂蜜，再煮 1~2 沸即可。每日 1 剂，分 2 次食完。

(3) 川贝糯米粥 川贝母 12 克，雪梨 6 个，糯米 100 克，冬瓜仁 100 克，冰糖适量。将糯米置砂锅中煮粥，至六成熟时，加入打碎的川贝母及雪梨片，继续煮至粥熟，纳入冰糖，再煮沸后即可。每日 1 剂，早、晚空腹服食。

2. **肺肾两虚** 症见胸闷胸痛，咳逆喘息少气或呼吸浅短，痰中带血，血色暗淡，潮热，形寒，自汗，盗汗，声嘶失音，面浮肢肿，心悸，唇紫，五更腹泻，男子滑精、阳萎，女子经少、经闭，舌淡或紫暗，脉沉细无力或有结代。治宜：补益肺肾，兼以散结。

(1) 虫草炖鸭 冬虫夏草 15 克，白鸭 1 只，紫皮大蒜 20 克，生姜 10 克，食盐等调料适量。将切块的白鸭与冬虫夏草、大蒜、生姜同入砂锅中煨炖，至熟烂后，调味即可。食鸭饮汤。隔日 1 剂，分次食完。

(2) 人参胡桃肉汤 人参 6 克，胡桃肉 20 克（不去皮），生姜 9 克，冰糖适量。将前 3 物一并入砂锅中煎煮，煮沸约 30 分钟后，去掉姜片，加入冰糖，搅匀溶化即可。每日 1 剂，临睡前温服。

(3) 三七白及粥 三七米 5 克，白及粉 15 克，大枣 10 枚，蜂蜜 25 克，粳米 100 克。将三七末、白及粉混匀另包待用；粳米、大枣同入砂锅中，文火煮豆粥熟，加入药粉及蜂蜜，调匀后再煮 1~2 沸即可。每日 1 剂，早、晚空腹服食。

3. **脾肺气虚** 症见咳嗽，痰稀白易咯出，气短懒言，自汗乏力，畏风怕冷，面色苍白，大便稀溏，小便清长，舌淡苔白，脉虚弱。治宜：健脾益肺，兼以散结。

(1) 参苓陈皮粥 党参 12 克，茯苓 15 克，陈皮 12 克，清半夏 10 克，草河车 15 克，粳米 150 克，冰糖适量。将以上各药入砂锅中煎煮，煮沸约 30 分钟后，去渣取汁备用；粳米煮粥至熟，加入药汁与冰糖，再煮 1~2 沸即可。每日 1 剂，分 2 次服食。

（2）白鸭参术汤　白鸭1只（约1000克），大枣60克，参苓白术丸30克，生姜等调料各适量。将白鸭杀后，留取热血冲服，然后将鸭去毛及肠杂，洗净，再将去核大枣及参苓白术丸一并置鸭腹内炖煮，至熟烂后，加入调料即可。食鸭肉、大枣，饮汤。

（3）核桃枝炖鸡蛋　核桃枝120克，鸡蛋4枚，山药20克，大枣10枚，百合30克，红糖适量。核桃枝洗净、切段，与鸡蛋同入砂锅中炖煮，煮沸1小时后，去渣，鸡蛋剥壳放入药汁中，再加入山药、大枣、百合，继续炖煮30分钟后，调入红糖即可。每日1剂，分2次食完。

【饮食宜忌】

（1）宜食用能增强机体免疫力、有助于抑制癌细胞的食物，如菱、牡蛎、海蜇、海龟、海参、茯苓、山药、香菇、核桃、甲鱼等。

（2）肺癌出现发热时，可食用功能清热解毒的食物，如黄瓜、冬瓜、苦瓜、莴苣、百合、苋菜、荠菜、石花菜、鱼腥草、马齿苋、橙子、西瓜、菠萝、梨、荸荠、茄子等；出现咯血时，可食用具有凉血止血作用的食物，如藕（连结）、甘蔗、梨、柿、百合、豆腐、乌贼、甲鱼、淡菜等。

（3）忌食公鸡、猪头肉、狗肉、烟、酒及辛辣刺激性食品。

胃　癌

胃癌是最常见的癌肿之一，其病例数占消化系统癌肿的第一位。属中医学"胃脘痛"、"心下痞"、"反胃"、"膈证"等范畴。一般认为，胃癌的发生、演变要经过20年以上的过程，其开始可能为慢性胃炎、胃溃疡或胃息肉等，进一步成为不典型增生，即癌前病变，其中少数发展成原位癌及早期胃癌。本病初期无明显自觉症状，或偶感胃脘部疼痛及食欲减退等消化不良症状，故易被忽视而延误诊治。肿瘤进展到一定程度则疼痛加剧或持续不能缓解。

中医学认为，本病多因情志失调致脏腑虚损，气滞郁结，壅塞脉络，三焦隔绝，津液不畅，食不得下；或素体脾胃虚弱及劳倦伤阳，致中焦阳气虚弱，气机不畅，不能腐熟水谷，壅滞中焦，升降失司；或气郁、气滞、气虚、寒凝、热结导致气机不畅，脉络不通，不通则脘痛，食入返出。

本病食疗既要扶助正气，增强营养，又要辨证施食，益胃散结。

【辨证施食】

1. 气滞血瘀　症见胃脘疼痛，痛有定处而拒按，或痛如针刺，食后痛甚，形体消瘦，四肢乏力，食欲减退，恶心呕吐，甚至吐血便黑，舌质紫暗，脉涩。治宜行气活血，祛瘀散结。

（1）向日葵粥　向日葵梗心（或向日葵托盘）30克，粳米50克。将向日葵梗心或托盘洗净、切碎，置砂锅中煎煮，煮沸约20分钟后，过滤去渣取汁备用；粳米煮粥至熟后，倒入向日葵汁略煮即可。每日1剂，1次食完。

（2）红糖鸭血饮　全白鸭1只。将白鸭切断鸭颈，留取鸭血，兑入红糖，趁热徐徐饮下。每次10毫升，日服3次。

（3）螃蟹山楂散　螃蟹 30 克，山楂 32 克，黄酒适量。将螃蟹、山楂同焙干，研成细末备用。每次 15～20 克，日服 2～3 次，温黄酒送服。

2. 胃阴亏耗　症见胃痛隐隐，口燥咽干，大便干结，极易疲劳，倦怠乏力，纳食减少，舌红少津，脉细数。治宜益胃养阴，补脾散结。

（1）猫胎盘粉粥　猫胎盘数个，粳米 100 克，红糖适量。将猫胎盘洗净焙干，研成粉备用；粳米置砂锅中煮粥，至熟后调入 20 克药粉及适量红糖，再稍煮即可。每日 1 剂，分 2 次食完。

（2）阿胶花生粥　阿胶 30 克，花生米 20 克，桂圆肉 15 克，大枣 20 克，糯米 100 克，红糖适量。将桂圆肉、大枣（去核）、花生米、糯米同置砂锅中煮粥，待粥熟，调入捣碎之阿胶搅匀，再稍煮 2～3 沸，加入红糖即成。温热服食，每日 1 剂，分 2 次食完。

（3）猪肚槐玉粥　猪肚 1 具，槐花 12 克，玉竹 20 克，粳米 100 克，食盐适量。将猪肚洗净，切片备用；槐花、玉竹置砂锅中煎煮，煮沸约 30 分钟后，过滤去渣取汁备用；粳米、猪肚片一同煨炖，至熟烂后，加入药汁、食盐及调味品即可。每日 1 剂，分 2 次食完。

3. 脾胃虚弱　症见胃痛隐隐，喜温喜按，空腹痛甚，纳食减少，恶心呕吐，神疲乏力，甚则手足不温，消瘦，大便稀溏，甚至黑便，舌淡苔白，脉虚弱或迟缓。治宜温中健脾，兼以散结。

（1）人参粥　人参 30 克，粳米 50 克，红糖适量。将人参晒干后研成末备用；粳米置砂锅中煮粥，至熟后加入人参末 5 克及红糖适量，调匀煮沸即可。每日 1 剂，分 2 次温热服食。

（2）蜂蜜矿泉饮　蜂蜜 20 毫升，醋 40 毫升，矿泉水 60 毫升。3 物混匀，配成饮料，可长期频频饮服。

（3）牛奶陈枣饮　牛奶 150 毫升，陈皮 15 克，大枣 5 枚（去核）。将陈皮、大枣洗净切碎，入牛奶中煎煮，1～2 沸后即可饮用。每日 1 剂，1 次饮完。

【饮食宜忌】
（1）应定时定量进餐，在保证足够营养的前提下少食多餐。
（2）宜食用细、软、易于消化且对胃癌有防治作用，能提高机体免疫力的食物，如苹果、无花果、蜂蜜、牛奶、猪肝、猴头菌、海参、牡蛎、甲鱼、山药等。
（3）忌烟酒、辛香燥热及刺激之品。

食 道 癌

食道癌是我国常见的消化道恶性肿瘤之一，中医学称食道癌为"噎膈"，传统称为"噎食症"、"倒食"。多见于 40 岁以上的男性患者，通常与饮酒、嗜饮烈性热酒，喜食酸腌菜及营养、遗传等因素有关。最初症状是患者偶感吞咽困难，特别是吃固体食物时较为明显，继而随病情的发展出现经常性的吞咽困难，甚则吞咽时感到疼痛，难以进食。

中医学认为，本病的形成原因是由于忧思郁怒，脾伤气结，津液不得输布，聚而为痰，痰气交阻于食道；或酒食所伤，酿湿生痰，痰湿交阻于食道；或嗜食辛辣，助湿生痰，损伤津液，津少液枯，气不运行；或高年衰老，气血亏虚，血亏气结，郁气生痰，阻于食道，上下不通等。

本病的食疗重在增加营养，增强患者的抵抗力，以利于患者的手术、化疗和放疗等。另外，随病因辨证施食，合理选方用膳，可起到辅助治疗作用，达到减轻痛苦，甚或康复之目的。

【辨证施食】

1. 津亏热结　症见吞咽梗涩而痛，固体食物难入，汤水可下，形体逐渐消瘦，口干咽燥，大便干结，五心烦热，舌质红干或带裂纹，脉弦细数。治宜滋养津液，清热散结。

（1）鹅血饮　鲜鹅血10毫升。取大鹅1只，用针管抽取鹅翅下血，趁热徐徐饮服，若觉味酸，亦可酌加白糖后，调味饮服。每日1次，每次10毫升。

（2）羊奶鸡蛋饮　鲜羊奶250克，冰糖50克，鸡蛋2枚。将锅中加少许清水煮溶冰糖，倒入羊奶再煮沸，打入鸡蛋搅匀，再煮至熟后即可。每日1剂。

（3）芦根红米粥　鲜芦根30克，红米50克。将鲜芦根洗净，切成小段，置砂锅中，加水适量煎煮，煮沸约20分钟后，过滤去渣取汁备用；红米放锅中，加适量水煮粥，至粥熟，倒入药汁，再稍煮即成。每日1剂，1次食完。

2. 瘀血内结　症见胸膈疼痛，食不得下而复吐出，甚至水饮难下，大便坚如羊屎，或吐出物如赤豆汁，面色晦暗，形体消瘦，肌肤枯燥，舌红少津或带青紫，脉细涩。治宜滋阴降逆，散瘀破结。

（1）五汁安中饮　梨汁15克，藕汁12克，韭菜汁5克，生姜汁6克，牛奶250克。上5汁和匀，放碗中炖沸至冷后饮用。每日1剂，分3次饮完。

（2）鸡蛋三七汤　鸡蛋1枚，三七末3克，藕汁适量，陈酒少许。将鸡蛋打入碗内，加入三七末、藕汁、陈酒一并调匀，放锅中隔水炖熟。每日1剂，1次食完。

（3）莲藕桃仁汤　鲜莲藕250克，桃仁10克，白糖25克。将鲜莲藕洗净、去皮、切片；桃仁清水浸软后去皮尖。二物置砂锅中同煮，至熟调入白糖即可。食藕饮汤。每日1剂，分2次食完。

3. 气血双亏　症见长期饮食不下，日渐消瘦，面色苍白，倦怠乏力，气短懒言，面浮足肿，腹胀无便，舌质淡红瘦小，或舌干瘦少苔，脉细弱。治宜益气养血，和胃散结。

（1）参龙六汁膏　人参30克，龙眼肉25克，人乳60毫升，牛奶200毫升，芦根汁50毫升，甘蔗汁60毫升，鸭梨汁50毫升，生姜汁10毫升，蜂蜜适量。将上方慢火煎熬成膏，冷却后装瓶备用。可不拘时频频饮服。

（2）黄芪枸杞炖甲鱼　黄芪50克，枸杞子30克，甲鱼500克，生姜10克，各种调料适量。将黄芪用清水浸润后布包；甲鱼去内脏切块，二物与枸杞子、生姜同置砂锅中炖煮，先武火烧沸，再用文火慢煮至熟烂，去药包，调味即可。食甲鱼饮汤。隔日1剂，分2次食完。

（3）参芪鹅肉汤　人参30克，黄芪25克，鹅1只（约1500克），枸杞子35克，大枣10枚，生姜15克，食盐等调料适量。将鹅杀后去毛及肠杂，洗净备用；人参、黄芪水浸切片；大枣去核；生姜切片。上物一并装入鹅腹内，以线缝合，置砂锅中，加入食盐，用文火慢煮至熟烂后，取出药物，加入调料即可。食肉饮汤。每隔2日1剂。

【饮食宜忌】

(1) 本病患者饮食应重在加强营养，顾护脾胃，食用具有健脾、理气、散结之功的食物，如山药、扁豆、陈皮、海带、鹅肉、鹅血、鸭血、磨菇等。

(2) 宜软食，不宜食太烫或太冷之物。

(3) 忌烟、酒、辛辣、燥腥等刺激性食物。

原 发 性 肝 癌

原发性肝癌是从肝细胞或肝内胆管细胞发生的癌肿。属于中医学"肝积"、"肝壅"、"痞气"、"积聚"、"膨胀"、"黄疸"等范畴。30～60 岁的患者较为多见。多发生于男性，男女之比约为 8:1。导致肝癌的原因，迄今尚未完全明了，一般认为其致病因素有肝炎、肝硬化（据资料报道，原发性肝癌大多伴有肝硬变）；或霉菌毒素（如用被黄曲霉毒素污染的米和其他粮食饲料喂养动物，可产生肝癌），及其他致癌物质的影响。肝癌的症状众多，而早期多不明显，常见症状有肝区疼痛，腹部胀满，胃纳减少，上腹肿块，消瘦乏力等。晚期可出现腹水、黄疸等。

中医学认为，本病多因情志失调，肝气郁结；或气郁日久，气滞血瘀，瘀血停积；或饮食不洁，邪毒内结；或精血亏损，肝阴不足，经脉失养，壅聚成积等。

本病食疗重在增加营养，以增强机体的抵抗力，减轻病人痛苦，延长生命。晚期患者宜增加一些破瘀散结、消肿止痛的药物配合食疗。

【辨证施食】

1. 肝郁脾虚 症见上腹隐痛，右胁下有痞块，脘腹饱胀，嗳气泛酸，口淡食少；或有恶心，大便软溏，肢体乏力，消瘦，舌质淡，苔薄白，脉弦细。治宜疏肝健脾，和胃消积。

(1) 合欢佛手猪肝汤 合欢花 12 克，佛手片 10 克，鲜猪肝 150 克，生姜等调料各适量。将合欢花、佛手片置砂锅中煎煮，煮沸约 20 分钟后，去渣取汁；另将猪肝片加姜末、食盐等调料拌匀，略腌片刻，倒入煮沸的药汁中，再煮 1～2 沸即可。食猪肝饮汤。每日 1 剂，分 2 次食完。

(2) 鸡肝粥 鸡肝 1 具，菟丝子 15 克，青皮 12 克，粟米 100 克，调料适量。将菟丝子、青皮用纱布包好，与上物一起置沙锅中煮粥，至粥熟，去药包，调味即可。每日 1 剂，分 2 次食完。

(3) 香橼浆 鲜香橼 2 个，麦芽糖适量。将香橼切碎，与麦芽糖同放入碗中，加适量水，隔水蒸数小时，以香橼稀烂为度。食香橼饮汤。每次 1 汤匙，早、晚各服 1 次。

2. 气滞血瘀 症见胁肋刺痛，痛有定处，入夜尤甚，胁肋下有癥块，纳食欠佳，进行性消瘦，甚至出现黄疸，舌质紫暗，脉象沉涩。治宜行气祛瘀，通络散结。

(1) 鸡血藤煲鸡蛋 鸡血藤 30 克，鸡蛋 2 枚，白糖适量。将鸡血藤与鸡蛋同入砂锅中煎煮，蛋熟后，去壳再煮，煮沸约 30 分钟后，加入白糖即可。食蛋饮汤。每日 1 剂，分 2 次食。

(2) 三七末藕汁炖鸡蛋 三七粉 3 克，藕汁 30 毫升，鸡蛋 1 枚。将鸡蛋打开搅匀，加入三七粉、藕汁及适量冰糖，放笼中蒸熟即可。每日1剂，1次食完。

（3）桃仁牛血羹　桃仁2克，新鲜牛血（已凝固者）200克，生姜等调料适量。将桃仁去皮尖，与牛血块、生姜等调料一并入砂锅中，加清水500毫升煲汤，至熟即可。食血饮汤。每日1剂，分2次食完。

3．肝胆湿热　症见右胁下肿块坚硬，目肤黄染，日渐加重，皮肤瘙痒，口干唇燥，脘腹胀满，消瘦，乏力，小便短赤如茶色，舌质红，舌苔黄腻，脉弦。治宜清热利湿，化瘀散结。

（1）滑石大麦粥　滑石60克，郁金粉20克，白矾粉15克，火硝粉30克，甘草粉10克，大麦100克。将各药研成极细末，混匀备用；待大麦煮粥至熟，每次取药末10克，用大麦粥送服。日服3次。

（2）蛤蜊玉米须汤　蛤蜊90克，玉米须60克，生姜等调料适量。将蛤蜊、玉米须、姜片同入砂锅中煎煮，至熟烂后，加入调料即可。每日1剂，分2次食完。

（3）茵陈大黄粥　茵陈15克，大黄10克，半枝莲30克，红花3克，粳米150克，白糖适量。将各药一并置砂锅中煎煮，煮沸约30分钟后，去渣取汁备用；待粳米粥煮熟，纳入药汁及白糖，再煮1~2沸即可。1日1剂，分2次食完。

【饮食宜忌】

（1）宜食用有保肝作用，增强机体免疫功能和软坚散结作用的食物，如海龟、乌龟、甲鱼、牡蛎、桑椹子、蘑菇、刀豆、蜂蜜、荸荠、佛手、山楂等。

（2）肝癌发热时，宜食用具有清热作用的食物，如西瓜、丝瓜等；出现腹水时，宜食用具有利水渗湿作用的食物，如冬瓜、赤小豆、鲤鱼等。

（3）忌烟、酒及辛辣刺激性食物。

肠　癌

肠癌是指结肠癌和直肠癌。为我国常见的恶性肿瘤之一。根据本病的证候特点，属于中医学"脏毒"、"下焦湿热"、"肠风"、"锁肛痔"等范畴。中年以上的男性发病率较高。发病原因多由于溃疡性结肠炎、结肠瘤、息肉等所致。早期症状有腹部坠胀，阵发性腹痛，肠鸣，便秘，或便秘与腹泻交替出现，粪便如羊屎或呈细条，且粪便夹带血或粘液，时有呕吐；晚期有大便失禁，贫血，如有肝脏转移时，则有腹水、黄疸等症状。

中医学认为，本病形成的原因，多由于饮食不节，恣食肥腻，湿热内生，流注肛门，结而为肿；或酒色无度，损伤脾肾，脾肾亏虚，气机不畅，营血失道，渗入大肠，蕴注肛门，聚而成结；或外感邪毒，留滞于内，使阴络受伤，肠胃虚损，久不大便，关格壅塞，凝聚成块。

本病食疗首先应纠正偏食，调整不合理的饮食习惯，注意科学用膳。另外，应增加营养，增强抵抗力，防止手术后复发。同时应辨证施食，以起到辅助治疗的效果。

【辨证施食】

1．湿热蕴结　症见腹部阵痛，泻下赤白，里急后重，肛门灼热，胸闷烦渴，恶心纳呆，大便次数频，5~6次/日，有排便不尽感，小腹坠胀，舌苔黄腻，舌质红或绛红，脉滑而数。治宜清热除湿，解毒破滞。

（1）马齿苋绿豆汤　新鲜马齿苋 120 克（或干品 60 克），绿豆 60 克。将鲜马齿苋切段，与绿豆一同入砂锅中煎煮，至绿豆熟烂后，调入白糖即可。饮汤食绿豆。每日食 1～2 克。

（2）木香黄连炖大肠　木香 10 克，黄连 6 克，肥猪大肠 30 厘米，调料适量。将猪大肠翻洗干净，木香、黄连焙干研末，纳入猪大肠内，两头扎紧，放砂锅内，加入调料煨炖，至熟烂后去药渣，猪肠切成段，饮汤食肠。每日 1 剂，分 3 次食完。

（3）猕猴桃根炖猪肠　猕猴桃根 30 克，猪大肠 20 厘米，生姜等调料适量。将猕猴桃根洗净切碎，与姜末等调料同纳入洗净的猪大肠中，两头扎紧，入砂锅内炖煮，至熟烂后去药渣，切段服食。每日 1 剂，分 2 次食完。

2．脾胃阳虚　症见少腹坠胀，隐隐作痛，大便稀溏，便中夹带血丝或粘液，纳食减少，面色苍白，四肢欠温，时有呕吐，消瘦乏力，舌淡苔白，脉细弱。治宜健脾益胃，兼以散结。

（1）白胡椒煲猪肚　白胡椒 15 克，猪肚 250 克，生姜等调料适量。将猪肚翻洗净，白胡椒、姜末纳入猪肚中，扎好开口处，置砂锅中，加入食盐等调料，文火炖至熟烂即可。每日 1 剂，分 2 次食完。

（2）菱角糯米粥　菱角肉 30 克，蜂蜜 20 克，糯米 100 克。将菱角肉洗净捣碎，置砂锅中煮成半糊状，然后加入糯米及适量清水再煮，至粥熟，加入蜂蜜略煮即可。每日 1 剂，分 2 次食完。

（3）附桂粥　熟附子 3 克，肉桂 3 克，熟地 10 克，山药 10 克，山萸肉 12 克，丹皮 10 克，泽泻 8 克，茯苓 15 克，侧柏叶 9 克，藕节炭 8 克，粳米 300 克，白糖适量。将各药一并置砂锅中煎煮，煮沸约 50 分钟后，去渣取汁备用；粳米煮粥至熟，兑入药汁与白糖，再煮 1～2 沸即可。每日 1 剂，分 3 次食完。

3．气血双亏　症见少气懒言，心悸气短，纳差腹胀，大便稀溏，四肢浮肿，颜面萎黄，腹大如鼓，青筋暴露，消瘦，脱肛下坠，苔少或光如镜面，舌体瘦小或有裂纹，脉细无力，治宜补气养血，兼以散结。

（1）气血双补粥　党参 12 克，白术 8 克，茯苓 15 克，全当归 12 克，熟地 10 克，白芍 10 克，山慈菇 20 克，粳米 150 克，白糖适量。将各药一并放砂锅中，文火煮沸约 15 分钟后，去渣取汁备用；再用粳米煮粥至熟，纳入药汁与白糖，略煮即可。每日 1 剂，分 2 次食完。

（2）参莲蛇舌草粥　党参 12 克，莲子肉 30 克，大枣 10 枚，半枝莲 30 克，白花蛇舌草 30 克，粳米 150 克，白糖适量。先将党参、半枝莲、白花蛇舌草煎煮约 60 分钟后，去渣取汁备用；粳米、枣肉、莲子肉用清水浸软，一并置砂锅中煮粥至熟，纳入药汁与白糖，略煮即可。每日 1 剂，分 2 次食完。

（3）肉豆蔻山药粥　肉豆蔻 8 克，山药 15 克，芡实 12 克，黄芪 10 克，丹参 15 克，夏枯草 20 克，牡蛎 25 克，粳米 100 克，白糖适量。先将各药煎煮，煮沸 30 分钟后，去渣取汁备用；待粳米煮粥至熟，纳入药汁、白糖，略煮即可。每日 1 剂，分 2 次食完。

【饮食宜忌】

（1）应食用易消化的新鲜蔬菜、水果，如白菜、苹果、黄瓜、四季豆等。

（2）宜食富含营养的蛋类、肉类，如鸡蛋、瘦肉等。

（3）忌烟、酒及辛辣刺激性食物。